Der Kommentar zu EBM und GOÄ

EBM 2022 –

Zusammenstellung der Gebührenordnungspositionen des EBM in Euro

Stand: 1. Januar 2022

asgard verlag

Information zur Aufnahme der Euro-Werte in den „Kommentar zu EBM und GOÄ“

Um den jeweiligen Wert der einzelnen Leistungen einerseits übersichtlich und andererseits schnell greifbar darzustellen, wird der „Kommentar zu EBM und GOÄ“ mit der vorliegenden 69. Lieferung wieder um eine Broschüre erweitert. Hier finden sich zu jeder Gebührenordnungsposition die wichtigsten Informationen, die Punktzahlen und die daraus sich ergebenden Euro-Beträge.

Die Euro-Beträge sind verlagsseitig durch Multiplikation der Punktzahlen mit dem aktuellen Orientierungspunktwert von 11,2662 Cent errechnet worden. Sie sind nicht Bestandteil der offiziellen Leistungsbeschreibungen des EBM.

Zeichenerklärung zu Prüfzeiten und Videosprechstunde:

XX Min. = Prüfzeit als Aufgreifkriterium i. R. der Plausibilitätsprüfung

Q = Prüfzeit nur anzurechnen auf Quartalsprofil

T = Prüfzeit anzurechnen sowohl auf Quartals- als auch Tagesprofil

= Diese Leistung ist im Rahmen der Videosprechstunde möglich und ggf. nach Maßgabe der zuständigen Kassenärztlichen Vereinigung mit einem Buchstaben (V, W, Y oder Z) zu kennzeichnen, oder der Fall ist mit der Pseudogebührenordnungsposition 88 200 zu markieren (s. Allgemeine Bestimmungen I 4.3.1).

Anfragen, Bestellungen richten Sie bitte an:
Asgard-Verlag Dr. Werner Hippe GmbH,
Hohenzollernstraße 117, 53721 Siegburg,
Telefon 02241 316414, Telefax 02241 316436
E-Mail: info@asgard.de · Internet: www.asgard.de

Titel-Nr. 731230 · ISBN 978-3-537-73123-4

Herstellung: Druckagentur Berthold Arend GmbH, Kassel

Inhaltsverzeichnis

II Arztgruppenübergreifende allgemeine Gebührenordnungspositionen

1 Allgemeine Gebührenordnungspositionen

1.1 Aufwandserstattung für die besondere Inanspruchnahme des Vertragsarztes durch einen Patienten

01 100 Unvorhergesehene Inanspruchnahme des Vertragsarztes durch einen Patienten

k.A.

- zwischen 19.00 und 22.00 Uhr
- an Samstagen, Sonntagen und gesetzlichen Feiertagen, am 24.12. und 31.12. zwischen 07.00 und 19.00 Uhr

196 | € 22,08

01 101 Unvorhergesehene Inanspruchnahme des Vertragsarztes durch einen Patienten

k.A.

- zwischen 22.00 und 07.00 Uhr
- an Samstagen, Sonntagen und gesetzlichen Feiertagen, am 24.12. und 31.12. zwischen 19.00 und 07.00 Uhr

313 | € 35,26

01 102 Inanspruchnahme des Vertragsarztes an Samstagen zwischen 7.00 und 19.00 Uhr

k.A.

101 | € 11,38

1.2 Gebührenordnungspositionen für die Versorgung im Notfall und im organisierten ärztlichen Not(-fall)dienst

01 205 Notfallpauschale im organisierten Not(-fall)dienst und für nicht an der vertragsärztlichen Versorgung teilnehmende Ärzte, Institute und Krankenhäuser für die Abklärung der Behandlungsnotwendigkeit bei Inanspruchnahme

k.A.

- zwischen 07:00 und 19:00 Uhr (außer an Samstagen, Sonntagen, gesetzlichen Feiertagen und am 24.12. und 31.12.)

einmal im Behandlungsfall | 45 | € 5,07

Nr.		Punkte	EUR
01 207	**Notfallpauschale im organisierten Not(-fall)dienst und für nicht an der vertragsärztlichen Versorgung teilnehmende Ärzte, Institute und Krankenhäuser für die Abklärung der Behandlungsnotwendigkeit bei Inanspruchnahme**		
⏱ k.A.	– zwischen 19:00 und 07:00 Uhr des Folgetages – ganztägig an Samstagen, Sonntagen, gesetzlichen Feiertagen und am 24.12. und 31.12.		
	einmal im Behandlungsfall	80	€ 9,01
01 210	**Notfallpauschale im organisierten Not(-fall)dienst und für nicht an der vertragsärztlichen Versorgung teilnehmende Ärzte, Institute und Krankenhäuser bei Inanspruchnahme**		
⏱ k.A.	– zwischen 07.00 und 19.00 Uhr (außer an Samstagen, Sonntagen, gesetzlichen Feiertagen und am 24.12. und 31.12.)		
	einmal im Behandlungsfall	120	€ 13,52
01 212	**Notfallpauschale im organisierten Not(-fall)dienst und für nicht an der vertragsärztlichen Versorgung teilnehmende Ärzte, Institute und Krankenhäuser bei Inanspruchnahme**		
⏱ k.A.	– zwischen 19.00 und 7.00 Uhr des Folgetages – ganztägig an Samstagen, Sonntagen, gesetzlichen Feiertagen und am 24.12. und 31.12.		
	einmal im Behandlungsfall	195	€ 21,97
01 214	**Notfallkonsultationspauschale I im organisierten Not(-fall) dienst und für nicht an der vertragsärztlichen Versorgung teilnehmende Ärzte, Institute und Krankenhäuser**		
⏱ k.A.	je Arzt-Patienten-Kontakt	50	€ 5,63
01 216	**Notfallkonsultationspauschale II im organisierten Not(-fall) dienst und für nicht an der vertragsärztlichen Versorgung teilnehmende Ärzte, Institute und Krankenhäuser bei Inanspruchnahme**		
⏱ k.A.	– zwischen 19.00 und 22.00 Uhr – an Samstagen, Sonntagen und gesetzlichen Feiertagen, am 24.12. und 31.12 zwischen 7.00 und 19.00 Uhr		
	je Arzt-Patienten-Kontakt	140	€ 15,77

Nr.		Punkte	EUR
01 218	**Notfallkonsultationspauschale III im organisierten Not(-fall)dienst und für nicht an der vertragsärztlichen Versorgung teilnehmende Ärzte, Institute und Krankenhäuser bei Inanspruchnahme** – zwischen 22.00 und 7.00 Uhr – an Samstagen, Sonntagen und gesetzlichen Feiertagen, am 24.12. und 31.12. zwischen 19.00 und 7.00 Uhr je Arzt-Patienten-Kontakt	170	€ 19,15
k.A.			
01 220	**Reanimationskomplex**	1027	€ 115,70
k.A.			
01 221	**Zuschlag zu der Gebührenordnungsposition 01 220** Obligater Leistungsinhalt – Koniotomie und/oder – Endotracheale Intubation(en)	203	€ 22,87
k.A.			
01 222	**Zuschlag zu der Gebührenordnungsposition 01 220** Obligater Leistungsinhalt – Elektrodefibrillation(en) und/oder – Elektrostimulation(en) des Herzens	288	€ 32,45
k.A.			
01 223	**Zuschlag zu der Gebührenordnungsposition 01 210 bei Erfüllung der Voraussetzungen gemäß der Nr. 8 der Bestimmung zum Abschnitt 1.2** einmal im Behandlungsfall	128	€ 14,42
k.A.			

Hinweis:

Die Gebührenordnungspositionen 01 223 und 01 224 können nur bei Erfüllung mindestens einer der nachfolgenden gesicherten Behandlungsdiagnosen berechnet werden:

- Frakturen im Bereich der Extremitäten proximal des Metacarpus und Metatarsus
- Schädel-Hirn-Trauma mit Bewusstlosigkeit von weniger als 30 Minuten (S06.0 und S06.70)
- Akute tiefe Beinvenenthrombose
- Hypertensive Krise Angina pectoris (ausgenommen: ICD I20.9)
- Pneumonie
- Akute Divertikulitis.

Nr.		Punkte	EUR

In Ausnahmefällen, bei vergleichbarer Art, Schwere und Komplexität mit ausführlicher schriftlicher medizinischer Begründung ebenfalls möglich.

01 224 Zuschlag zu der Gebührenordnungsposition 01 212 bei Erfüllung der Voraussetzungen gemäß der Nr. 8 der Bestimmung zum Abschnitt 1.2

k.A. **einmal im Behandlungsfall** **195** **€ 21,97**

Hinweis:

S. Kommentar zur Nr. 01 223.

01 226 Zuschlag zu der Gebührenordnungsposition 01 212 bei Erfüllung der Voraussetzungen gemäß der Nr. 9 der Bestimmung zum Abschnitt 1.2

k.A. **einmal im Behandlungsfall** **90** **€ 10,14**

Hinweis:

Die Gebührenordnungsposition 01226 ist nur berechnungsfähig bei Neugeborenen, Säuglingen und Kleinkindern oder

Patienten mit krankheitsbedingt erheblich komplexer Beeinträchtigung kognitiver, emotionaler und verhaltensbezogener Art (ausgenommen Beeinträchtigung kognitiver, emotionaler und verhaltensbezogener Art infolge psychotroper Substanzen) und/oder

Patienten ab dem vollendeten 70. Lebensjahr mit geriatrischem Versorgungsbedarf und Frailty-Syndrom (Kombination von unbeabsichtigtem Gewichtsverlust, körperlicher und/oder geistiger Erschöpfung, muskulärer Schwäche, verringerter Ganggeschwindigkeit und verminderter körperlicher Aktivität) und/oder

Patienten mit einer der folgenden Erkrankungen: F00-F02 demenzielle Erkrankungen, G30 Alzheimer-Erkrankung, G20.1 Primäres Parkinson-Syndrom mit mäßiger bis schwerer Beeinträchtigung und G20.2 Primäres Parkinson-Syndrom mit schwerster Beeinträchtigung.

1.3 Grundpauschalen für ermächtigte Ärzte, Krankenhäuser bzw. Institute

01 320 Grundpauschale für Ärzte, Institute und Krankenhäuser, die zur Erbringung von Leistungen innerhalb mindestens eines der Fachgebiete Anästhesiologie, Frauenheilkunde und Geburtshilfe, Haut- und Geschlechtskrankheiten, Mund-, Kiefer- und Gesichtschirurgie und Humangenetik ermächtigt sind.

Q 6 Min. **einmal im Behandlungsfall** **92** **€ 10,36**

Nr.		Punkte	EUR
01 321	Grundpauschale für Ärzte, Institute und Krankenhäuser, die zur Erbringung von Leistungen innerhalb mindestens eines der nicht in der Gebührenordnungsposition 01 320 aufgeführten Fachgebiete ermächtigt sind, mit Ausnahme der Ärzte, die nach § 13 Abs. 4 Bundesmantelvertrag-Ärzte (BMV-Ä) nur auf Überweisung in Anspruch genommen werden können.		
Q 11 Min.	einmal im Behandlungsfall	159	€ 17,91
01 322	Zuschlag zu der Gebührenordnungsposition 01 320 für die Behandlung aufgrund einer TSS-Vermittlung gemäß Allgemeiner Bestimmung 4.3.10.1 oder 4.3.10.2		
k.A.	einmal im Arztgruppenfall		
01 323	Zuschlag zu der Gebührenordnungsposition 01 321 für die Behandlung aufgrund einer TSS-Vermittlung gemäß Allgemeiner Bestimmung 4.3.10.1 oder 4.3.10.2		
k.A.	einmal im Arztgruppenfall		

1.4 Besuche, Visiten, Prüfung der häuslichen Krankenpflege, Verordnung besonderer Behandlungsmaßnahmen, Verwaltungskomplex, telefonische Beratung, Konsultationspauschale, Verweilen

Nr.		Punkte	EUR
01 410	Besuch eines Kranken, wegen der Erkrankung ausgeführt		
T 13 Min.		212	€ 23,88
01 411	Dringender Besuch wegen der Erkrankung, unverzüglich nach Bestellung ausgeführt		
k.A.	– zwischen 19.00 und 22.00 Uhr, oder an Samstagen, Sonntagen und gesetzlichen Feiertagen, am 24.12. und 31.12. zwischen 07.00 und 19.00 Uhr	469	€ 52,84
01 412	Dringender Besuch/dringende Visite auf der Belegstation wegen der Erkrankung, unverzüglich nach Bestellung ausgeführt		
k.A.	– Dringender Besuch zwischen 22.00 und 07.00 Uhr oder – Dringender Besuch an Samstagen, Sonntagen und gesetzlichen Feiertagen, am 24.12. und 31.12. zwischen 19.00 und 07.00 Uhr oder – Dringender Besuch bei Unterbrechen der Sprechstundentätigkeit mit Verlassen der Praxisräume oder		

Nr.		Punkte	EUR
	– Dringende Visite auf der Belegstation bei Unterbrechung der Sprechstundentätigkeit mit Verlassen der Praxisräume	626	€ 70,53
01 413	Besuch eines weiteren Kranken in derselben sozialen Gemeinschaft (z. B. Familie) und/oder in beschützenden Wohnheimen bzw. Einrichtungen bzw. Pflege- oder Altenheimen mit Pflegepersonal		
T 6 Min.		106	€ 11,94
01 414	Visite auf der Belegstation		
k.A.	je Patient	87	€ 9,80
01 415	Dringender Besuch eines Patienten in beschützenden Wohnheimen bzw. Einrichtungen bzw. Pflege- oder Altenheimen mit Pflegepersonal wegen der Erkrankung, noch am Tag der Bestellung ausgeführt		
k.A.		546	€ 61,51
01 416	Begleitung eines Kranken durch den behandelnden Arzt beim Transport zur unmittelbar notwendigen stationären Behandlung		
T 10 Min.	je vollendete 10 Minuten	117	€ 13,18
01 418	Besuch im organisierten Not(-fall)dienst		
k.A.		778	€ 87,65
01 420	Überprüfung der Notwendigkeit und Koordination der verordneten häuslichen Krankenpflege gemäß der Richtlinie des Gemeinsamen Bundesausschusses		
Q 2 Min.	einmal im Behandlungsfall	94	€ 10,59
01 422	Erstverordnung von Behandlungsmaßnahmen zur psychiatrischen häuslichen Krankenpflege gemäß der Richtlinie des Gemeinsamen Bundesausschusses über die Verordnung von häuslicher Krankenpflege		
k.A.	einmal im Behandlungsfall	149	€ 16,79
01 424	Folgeverordnung von Behandlungsmaßnahmen zur psychiatrischen häuslichen Krankenpflege gemäß der Richtlinie des Gemeinsamen Bundesausschusses über die Verordnung von häuslicher Krankenpflege		
k.A.	zweimal im Behandlungsfall	154	€ 17,35

Nr.			Punkte	EUR
01 425	Erstverordnung der spezialisierten ambulanten Palliativversorgung gemäß der Richtlinie des Gemeinsamen Bundesausschusses nach § 37 b SGB V			
T, 15 Min.			253	€ 28,50
01 426	Folgeverordnung zur Fortführung der spezialisierten ambulanten Palliativversorgung gemäß der Richtlinie des Gemeinsamen Bundesausschusses nach § 37 b SGB V			
T, 9 Min.	höchstens zweimal im Behandlungsfall		152	€ 17,12
01 430	Verwaltungskomplex			
k.A.			12	€ 1,35
01 431	Zusatzpauschale zu den Gebührenordnungspositionen 01 430, 01 435 und 01 820 für ärztliche Tätigkeiten im Zusammenhang mit der elektronischen Patientenakte			
k.A.			3	€ 0,34
01 433	Zuschlag im Zusammenhang mit der Gebührenordnungsposition 01 435 oder der Grundpauschale für die telefonische Beratung durch einen Arzt gemäß Nr. 1 der Präambel 14.1, 16.1, 21.1, 22.1 und 23.1			
T, 11 Min.	je vollendete 10 Minuten		154	€ 17,35
01 434	Zuschlag im Zusammenhang mit der Gebührenordnungsposition 01 435 oder der Versichertenpauschale nach den Gebührenordnungspositionen 03 000 und 04 000 oder den Grundpauschalen der Kapitel 5 bis 11, 13, 15, 18, 20, 26 und 27 oder den Konsiliarpauschalen der Kapitel 12, 17, 19, 24 und 25 oder der Grundpauschale nach der Gebührenordnungsposition 30 700 für die telefonische Beratung durch einen Arzt			
T, 5 Min.	je vollendete 5 Minuten		65	€ 7,32
01 435	Haus-/Fachärztliche Bereitschaftspauschale			
k.A.	einmal im Behandlungsfall		88	€ 9,91
01 436	Konsultationspauschale			
k.A.			18	€ 2,03

Basierend auf einem Punktwert von 11,2662 Ct.

Nr.		Punkte	EUR
01 438	Telefonische Kontaktaufnahme im Zusammenhang mit den Gebührenordnungspositionen 04 414, 04 416, 13 574 oder 13 576		
k.A.	höchstens dreimal im Krankheitsfall	88	€ 9,91
01 440	Verweilen außerhalb der Praxis ohne Erbringung weiterer berechnungsfähiger Gebührenordnungspositionen, wegen der Erkrankung erforderlich		
T 30 Min.	je vollendete 30 Minuten	352	€ 39,66
01 442	Videofallkonferenz mit der/den an der Versorgung des Patienten beteiligten Pflege(fach)kraft/Pflege(fach)kräften gemäß Anlage 31b zum Bundesmantelvertrag-Ärzte (BMV-Ä)		
k.A.		86	€ 9,69
01 444	Zuschlag zu den Versichertenpauschalen nach den Gebührenordnungspositionen 03 000 und 04 000, zu den Grundpauschalen der Kapitel 5 bis 11, 13 bis 16, 18, 20 bis 23, 26 und 27 und zu den Grund- und Konsiliarpauschalen nach den Gebührenordnungspositionen 01 320, 01 321, 25 214 und 30 700 für die Authentifizierung eines unbekannten Patienten gemäß Anlage 4b zum Bundesmantelvertrag-Ärzte (BMV-Ä) im Rahmen einer Videosprechstunde gemäß Anlage 31b zum BMV-Ä durch das Praxispersonal		
k.A.	einmal im Behandlungsfall	10	€ 1,13
01 450	Zuschlag im Zusammenhang mit den Versichertenpauschalen nach den Gebührenordnungspositionen 03 000 und 04 000, den Grundpauschalen der Kapitel 5 bis 11, 13 bis 16, 18, 20 bis 23, 26 und 27 und den Gebührenordnungspositionen 01 320, 01 321, 01 442, 01 670 bis 01 672, 25 214, 30 210, 30 700, 30 706, 30 932, 30 933, 30 948, 35 110 bis 35 113, 35 141, 35 142, 35 152, 35 173 bis 35 178, 35 401, 35 402, 35 405, 35 411, 35 412, 35 415, 35 421, 35 422, 35 425, 35 431, 35 432, 35 435, 35 503 bis 35 508, 35 513 bis 35 518, 35 523 bis 35 528, 35 533 bis 35 538, 35 543 bis 35 548, 35 553 bis 35 558, 35 703 bis 35 708, 35 713 bis 35 718, 35 600, 35 601, 37 120, 37 320 und 37 400 für die Betreuung eines Patienten im Rahmen einer Videosprechstunde oder für eine Videofallkonferenz gemäß Anlage 31b zum Bundesmantelvertrag-Ärzte (BMV-Ä) oder für ein Videokonsilium gemäß § 1 Absatz 5 der Telekonsilien-Vereinbarung		
k.A.	je Arzt-Patienten-Kontakt im Rahmen einer Videosprechstunde oder Videofallkonferenz oder Videokonsilium	40	€ 4,51

Basierend auf einem Punktwert von 11,2662 Ct.

Nr.		Punkte	EUR
01 460	Aufklärung über die Begleiterhebung gemäß § 31 Absatz 6 SGB V i.V. mit § 3 Cannabis-Begleiterhebungs-Verordnung (CanBV)		
T 2 Min.		28	€ 3,15
01 461	Datenerfassung und Datenübermittlung im Rahmen der Begleiterhebung gemäß § 31 Absatz 6 SGB V i.V. mit § 4 Cannabis-Begleiterhebungs-Verordnung (CanBV)		
T 6 Min.		92	€ 10,36
01 470	Zusatzpauschale für das Ausstellen einer Erstverordnung einer digitalen Gesundheitsanwendung (DiGA) aus dem Verzeichnis gemäß § 139e SGB V		
k.A.	einmal im Behandlungsfall	18	€ 2,03
01 471	Zusatzpauschale für die Verlaufskontrolle und die Auswertung der digitalen Gesundheitsanwendung (DiGA) somnio		
k.A.	einmal im Behandlungsfall	64	€ 7,21

1.5 Ambulante Betreuung und Nachsorge

Zusatzpauschalen für Beobachtung und Betreuung

Nr.		Punkte	EUR
01 510	Dauer mehr als 2 Stunden		
T 4 Min.		443	€ 49,91
01 511	Dauer mehr als 4 Stunden		
T 6 Min.		872	€ 98,24
01 512	Dauer mehr als 6 Stunden		
T 8 Min.		1299	€ 146,35
01 514	Zusatzpauschale für die Beobachtung und Betreuung eines Kranken bei der Gabe von Velmanase alfa oder Sebelipase alfa		
T 4 Min.		443	€ 49,91
01 516	Zusatzpauschale für die Beobachtung und Betreuung eines Kranken bei der Gabe von Fingolimod		
T 8 Min.		1299	€ 146,35

Nr.		Punkte	EUR
01 517	Zusatzpauschale für die Beobachtung und Betreuung eines Kranken für die Dauer von mehr als sechs Stunden bei oraler Gabe von Siponimod gemäß aktuell gültiger Fachinformation		
T 8 Min.		1299	€ 146,35
01 520	Zusatzpauschale für Beobachtung und Betreuung eines Kranken, entsprechend den Inhalten der Vereinbarung zur invasiven Kardiologie gemäß § 135 Abs. 2 SGB V zur Ausführung und Abrechnung invasiver kardiologischer Leistungen		
T 6 Min.	einmal im Behandlungsfall	878	€ 98,92
01 521	Zusatzpauschale für Beobachtung und Betreuung eines Kranken, entsprechend den Inhalten der Vereinbarung zur invasiven Kardiologie gemäß § 135 Abs. 2 SGB V zur Ausführung und Abrechnung invasiver kardiologischer Leistungen		
T 9 Min.	einmal im Behandlungsfall	1521	€ 171,36
01 530	Zusatzpauschale für Beobachtung und Betreuung eines Kranken, entsprechend den Inhalten der Vereinbarung zur interventionellen Radiologie gemäß § 135 Abs. 2 SGB V zur Ausführung und Abrechnung diagnostischer angiologischer Leistungen		
T 6 Min.	einmal im Behandlungsfall	878	€ 98,92
01 531	Zusatzpauschale für Beobachtung und Betreuung eines Kranken, entsprechend den Inhalten der Vereinbarung zur interventionellen Radiologie gemäß § 135 Abs. 2 SGB V zur Ausführung und Abrechnung therapeutischer angiologischer Leistungen		
T 9 Min.	einmal im Behandlungsfall	1521	€ 171,36

1.6 Schriftliche Mitteilungen, Gutachten, Telekonsilien

Nr.		Punkte	EUR
01 600	Ärztlicher Bericht über das Ergebnis einer Patientenuntersuchung		
T 1 Min.		55	€ 6,20

Nr.		Punkte	EUR
01 601	Ärztlicher Brief in Form einer individuellen schriftlichen Information des Arztes an einen anderen Arzt über den Gesundheits- bzw. Krankheitszustand des Patienten		
2 Min. T		108	€ 12,17
01 602	Gebührenordnungsposition für die Mehrfertigung (z. B. Kopie) eines Berichtes oder Briefes nach den Gebührenordnungspositionen 01 600, 01 601, 01 794, 01 841 oder 08 575 an den Hausarzt gemäß § 73 Abs. 1b SGB		
k.A.		12	€ 1,35
01 610	Bescheinigung zur Feststellung der Belastungsgrenze (Muster 55)		
k.A.		14	€ 1,58
01 611	Verordnung von medizinischer Rehabilitation unter Verwendung des Vordrucks Muster 61 gemäß der Richtlinie des Gemeinsamen Bundesausschusses über Leistungen zur medizinischen Rehabilitation (Rehabilitations-Richtlinie) nach § 92 Abs. 1 SGB		
20 Min. T		302	€ 34,02
01 612	Konsiliarbericht eines Vertragsarztes vor Aufnahme einer Psychotherapie durch den Psychologischen Psychotherapeuten oder Kinder- und Jugendlichenpsychotherapeuten (Muster 22) gemäß der Psychotherapie-Richtlinie		
1 Min. T		37	€ 4,17
01 620	Kurze Bescheinigung oder kurzes Zeugnis, nur auf besonderes Verlangen der Krankenkasse oder Ausstellung des vereinbarten Vordruckes nach dem Muster 50		
k.A.		30	€ 3,38
01 621	Krankheitsbericht, nur auf besonderes Verlangen der Krankenkasse oder Ausstellung der vereinbarten Vordrucke nach den Mustern 11, 53 oder 56		
k.A.		44	€ 4,96
01 622	Ausführlicher schriftlicher Kurplan oder begründetes schriftliches Gutachten oder schriftliche gutachterliche Stellungnahme, nur auf besonderes Verlangen der Krankenkasse oder Ausstellung der vereinbarten Vordrucke nach den Mustern 20a – d, 51, 52 oder 65		
k.A.		83	€ 9,35

Basierend auf einem Punktwert von 11,2662 Ct.

Nr.		Punkte	EUR
01 623	Kurvorschlag des Arztes zum Antrag auf ambulante Kur, Ausstellung des vereinbarten Vordrucks nach Muster 25		
k.A.		53	€ 5,97
01 624	Verordnung medizinischer Vorsorge für Mütter oder Väter gemäß § 24 SGB V unter Verwendung des Vordrucks Muster 64		
T 14 Min.		210	€ 23,66
01 626	Ärztliche Stellungnahme für die Krankenkasse bei der Beantragung einer Genehmigung gemäß § 31 Absatz 6 SGB V zur Verordnung von – Cannabis in Form von getrockneten Blüten oder – Cannabis in Form von Extrakten oder – Arzneimitteln mit dem Wirkstoff Dronabinol oder – Arzneimitteln mit dem Wirkstoff Nabilon,		
T 8 Min.	einmal je Erstverordnung	143	€ 16,11
01 630	Zuschlag zu den Gebührenordnungspositionen 03 000, 04 000, 07 345, 08 345, 09 345, 10 345, 13 435, 13 437, 13 439, 13 561, 13 601, 13 675, 13 677, 15 345, 26 315 und 30 700 für die Erstellung eines Medikationsplans gemäß § 29a Bundesmantelvertrag-Ärzte (BMV-Ä)		
Q 2 Min.		39	€ 4,39
01 640	Zuschlag zu den Versichertenpauschalen der Kapitel 3 und 4, den Grundpauschalen der Kapitel 5 bis 11, 13 bis 16, 18, 20 bis 23, 26 und 27, den Konsiliarpauschalen der Kapitel 12, 17, 19, 24 und 25 und der Gebührenordnungsposition 30 700 für die Anlage eines Notfalldatensatzes gemäß Anhang 2 der Anlage 4a zum Bundesmantelvertrag-Ärzte (BMV-Ä)		
k.A.	einmal im Krankheitsfall	80	€ 9,01
01 641	Zuschlag zu den Versichertenpauschalen der Kapitel 3 und 4, den Grundpauschalen der Kapitel 5 bis 11, 13 bis 16, 18, 20 bis 23, 26 und 27, den Konsiliarpauschalen der Kapitel 12, 17, 19, 24 und 25 und der Gebührenordnungsposition 30 700 für den Notfalldatensatz gemäß Anhang 2 der Anlage 4a zum Bundesmantelvertrag-Ärzte (BMV-Ä)		
k.A.	einmal im Behandlungsfall	4	€ 0,45

Nr.		Punkte	EUR
01 642	Löschen eines Notfalldatensatzes gemäß Anlage 4a zum Bundesmantelvertrag-Ärzte (BMV-Ä)		
k.A.	einmal im Behandlungsfall	1	€ 0,11
01 645	Aufklärung und Beratung im Zusammenhang mit einem ärztlichen Zweitmeinungsverfahren sowie die Zusammenstellung, Mehrfertigung und Aushändigung von Befundmitteilungen, Berichten, Arztbriefen und anderen patientenbezogenen Unterlagen an den Patienten gemäß § 6 Abs. 4 der Richtlinie des Gemeinsamen Bundesausschusses zum Zweitmeinungsverfahren		
k.A.	einmal im Krankheitsfall	75	€ 8,45
01 647	Zusatzpauschale zu den Versichertenpauschalen der Kapitel 3 und 4, den Grundpauschalen der Kapitel 5 bis 11, 13 bis 16, 18, 20 bis 23, 26 und 27, zu den Konsiliarpauschalen der Kapitel 12, 17, 19, 24 und 25, den Gebührenordnungspositionen 01 320, 01 321 und 30 700 und den Leistungen des Abschnitts 1.7 (ausgenommen in-vitro-diagnostische Leistungen) im Zusammenhang mit der elektronischen Patientenakte		
Q 1 Min.	einmal im Behandlungsfall	15	€ 1,69
01 650	Zuschlag zu den Gebührenordnungspositionen 31 112, 31 114, 31 121 bis 31 126, 31 131 bis 31 135, 31 142 bis 31 146, 31 152 bis 31 155, 31 162 bis 31 164, 31 202 bis 31 205, 31 212 bis 31 215, 31 271 bis 31 275, 31 284, 31 302, 31 303, 31 312 bis 31 314, 36 112, 36 114, 36 121 bis 36 126, 36 131 bis 36 135, 36 142 bis 36 146, 36 152 bis 36 155, 36 162 bis 36 164, 36 202 bis 36 205, 36 212 bis 36 215, 36 271 bis 36 275, 36 284, 36 302, 36 303 und 36 312 bis 36 314		
k.A.		47	€ 5,30
01 660	Zuschlag zur eArztbrief-Versandpauschale gemäß Anlage 8 § 2 Absatz 3 der Vereinbarung zur Finanzierung und Erstattung der bei den Vertragsärzten entstehenden Kosten im Rahmen der Einführung und des Betriebes der Telematikinfrastruktur zur Förderung der Versendung elektronischer Briefe		
k.A.		1	€ 0,11
01 670	Zuschlag im Zusammenhang mit den Versicherten-, Grund- oder Konsiliarpauschalen für die Einholung eines Telekonsiliums		
T 6 Min.	zweimal im Behandlungsfall	110	€ 12,39

Nr.		Punkte	EUR
01 671	Telekonsiliarische Beurteilung einer medizinischen Fragestellung		
T 10 Min.	einmal im Arztgruppenfall	128	€ 14,42
01 672	Zuschlag zur Gebührenordnungsposition 01 671 für die Fortsetzung der telekonsiliarischen Beurteilung		
T 5 Min.	je weitere vollendete 5 Minuten, bis zu dreimal im Arztgruppenfall	65	€ 7,32

1.7 Gesundheits- und Früherkennungsuntersuchungen, Mutterschaftsvorsorge, Empfängnisregelung und Schwangerschaftsabbruch (vormals Sonstige Hilfen)

Nr.		Punkte	EUR
01 699	Zuschlag zu der Gebührenordnungsposition 01 700		
k.A.	einmal im Behandlungsfall	6	€ 0,68
01 700	Grundpauschale für Fachärzte für Laboratoriumsmedizin, Mikrobiologie und Infektionsepidemiologie, Transfusionsmedizin und ermächtigte Fachwissenschaftler der Medizin für die Erbringung von Laborleistungen gemäß den Richtlinien des Gemeinsamen Bundesausschusses über die ärztliche Betreuung während der Schwangerschaft und nach der Entbindung (Mutterschafts-Richtlinien) und/oder der Richtlinien des Gemeinsamen Bundesausschusses zur Empfängnisregelung und zum Schwangerschaftsabbruch sowie von Laborleistungen nach den Gebührenordnungspositionen 01 763, 01 767, 01 769, 01 865 bis 01 867 und des Abschnitts 1.7.8 bei Probeneinsendung,		
T 1 Min.	je Behandlungsfall mit Auftragsleistung(en)	23	€ 2,59
01 701	Grundpauschale für Vertragsärzte aus nicht in der Gebührenordnungsposition 01 700 aufgeführten Arztgruppen für die Erbringung von Laborleistungen gemäß der Richtlinien des Gemeinsamen Bundesausschusses über die ärztliche Betreuung während der Schwangerschaft und nach der Entbindung (Mutterschafts-Richtlinien) und/oder der Richtlinien des Gemeinsamen Bundesausschusses zur Empfängnisregelung und zum Schwangerschaftsabbruch sowie nach den Gebührenordnungspositionen 01 763, 01 767 und 01 769		
T 1 Min.	je Behandlungsfall bei Erbringung von Laboratoriumsuntersuchungen	5	€ 0,56

Nr.		Punkte	EUR

1.7.1 Früherkennung von Krankheiten bei Kindern

Nr.	Leistung	Punkte	EUR
01 702	Beratung im Rahmen des Pulsoxymetrie-Screenings gemäß Abschnitt C Kapitel V der Kinder-Richtlinie des Gemeinsamen Bundesausschusses		
T 2 Min.		28	€ 3,15
01 703	Pulsoxymetrie-Screening gemäß Abschnitt C Kapitel V der Kinder-Richtlinie des Gemeinsamen Bundesausschusses		
T 2 Min.		157	€ 17,69
01 704	Zuschlag für die Beratung im Rahmen des Neugeborenen-Hörscreenings gemäß Abschnitt C Kapitel IV der Kinder-Richtlinie des Gemeinsamen Bundesausschusses im Zusammenhang mit der Erbringung der Gebührenordnungsposition 01 711		
T 2 Min.		28	€ 3,15
01 705	Neugeborenen-Hörscreening gemäß Abschnitt C Kapitel IV der Kinder-Richtlinie des Gemeinsamen Bundesausschusses		
T 2 Min.	einmal im Krankheitsfall	157	€ 17,69
01 706	Kontroll-AABR gemäß Abschnitt C Kapitel IV der Kinder-Richtlinie des Gemeinsamen Bundesausschusses nach auffälliger Erstuntersuchung entsprechend der Leistung nach der Gebührenordnungsposition 01 705		
T 4 Min.	einmal im Krankheitsfall	249	€ 28,05
01 707	Erweitertes Neugeborenen-Screening gemäß Abschnitt C Kapitel I und II der Kinder-Richtlinie des Gemeinsamen Bundesausschusses		
T 7 Min.		184	€ 20,73
01 709	Screening auf Mukoviszidose gemäß Abschnitt C Kapitel II der Kinder-Richtlinie des Gemeinsamen Bundesausschusses		
T 2 Min.		50	€ 5,63
01 710	Zusatzpauschale für die Durchführung von Früherkennungsuntersuchungen bei Kindern aufgrund einer TSS-Vermittlung gemäß Allgemeiner Bestimmung 4.3.10.1		
k.A.	einmal im Arztgruppenfall		

Nr.		Punkte	EUR
	Komplexe für ärztliche Maßnahmen bei Kindern zur Früherkennung von Krankheiten, die ihre körperliche oder geistige Entwicklung in nicht geringfügigem Maße gefährden, entsprechend der Richtlinie des Gemeinsamen Bundesausschusses über die Früherkennung von Krankheiten bei Kindern (Kinder-Richtlinie) bzw. Jugendlichen (Richtlinien zur Jugendgesundheitsuntersuchung)		
01 711	Neugeborenen-Erstuntersuchung (U1)		
T 6 Min.		126	€ 14,20
01 712	Neugeborenen-Basisuntersuchung am 3. bis 10. Lebenstag (U2) einschließlich der Überprüfung der erfolgten Blutentnahme zum erweiterten Neugeborenen-Screening		
T 16 Min.		401	€ 45,18
01 713	Untersuchung in der 4. bis 5. Lebenswoche (U3)		
T 16 Min.		402	€ 45,29
01 714	Untersuchung im 3. bis 4. Lebensmonat (U4)		
T 16 Min.		402	€ 45,29
01 715	Untersuchung im 6. bis 7. Lebensmonat (U5)		
T 16 Min.		402	€ 45,29
01 716	Untersuchung im 10. bis 12. Lebensmonat (U6)		
T 16 Min.		402	€ 45,29
01 717	Untersuchung im 21. bis 24. Lebensmonat (U7)		
T 16 Min.		402	€ 45,29
01 718	Untersuchung im 46. bis 48. Lebensmonat (U8)		
T 16 Min.		402	€ 45,29
01 719	Untersuchung im 60. bis 64. Lebensmonat (U9)		
T 16 Min.		402	€ 45,29
01 720	Jugendgesundheitsuntersuchung (J1)		
T 15 Min.		356	€ 40,11

Nr.		Punkte	EUR
01 723	Untersuchung im 34. bis 36. Lebensmonat (U7a)		
T 16 Min.		402	€ 45,29
01 721	Besuch im Rahmen einer Kinderfrüherkennungsuntersuchung nach den Gebührenordnungspositionen 01 711 und 01 712		
T 12 Min.		198	€ 22,31
01 722	Sonographische Untersuchung der Säuglingshüften entsprechend der Durchführungsempfehlung nach Abschnitt C Kapitel III der Kinder-Richtlinie		
T 7 Min.		170	€ 19,15
	Laboruntersuchungen gemäß Abschnitt C Kapitel I und II der Kinder-Richtlinie, einschließlich der Befundübermittlung an den verantwortlichen Einsender, gilt für die Gebührenordnungspositionen 01 724 bis 01 727, je Untersuchung		
01 724	Erweiterte Neugeborenen-Screeninguntersuchung der Zielkrankheiten gemäß Abschnitt C Kapitel I § 17 der Kinder-Richtlinie		
T 1 Min.		297	€ 33,46
01 725	Immunologische Bestimmung des immunreaktiven Trypsins (IRT)		
k.A.		23	€ 2,59
01 726	Immunologische Bestimmung Pankreatitis-assoziiertes Protein (PAP)		
k.A.		399	€ 44,95
01 727	Gezielte molekulargenetische Untersuchung des Cystic-Fibrosis-Transmembran-Regulator-Gens (CFTR-Gens) gemäß Anlage 4a „DNA-Mutationsanalyse" der Kinder-Richtlinie		
k.A.		3746	€ 422,03

Nr.		Punkte	EUR

1.7.2 Früherkennung von Krankheiten bei Erwachsenen

Nr.		Punkte	EUR
01 731	Untersuchung zur Früherkennung von Krebserkrankungen beim Mann gemäß Abschnitt C. § 25 der Krebsfrüherkennungs-Richtlinie		
T 7 Min.		144	€ 16,22
01 732	Gesundheitsuntersuchung bei Erwachsenen ab dem vollendeten 18. Lebensjahr gemäß Teil B I. der Gesundheitsuntersuchungs-Richtlinie		
T 15 Min.		326	€ 36,73
01 734	Zuschlag zur Gebührenordnungsposition 01 732 für das Screening auf Hepatitis-B- und/oder auf Hepatitis-C-Virusinfektion gemäß Teil B. III. der Gesundheitsuntersuchungs-Richtlinie		
T 2 Min.		41	€ 4,62
01 735	Beratung gemäß § 4 der Richtlinie des Gemeinsamen Bundesausschusses zur Umsetzung der Regelungen in § 62 SGB V für schwerwiegend chronisch Erkrankte („Chroniker-Richtlinie“) zu Früherkennungsuntersuchungen für nach dem 1. April 1987 geborene Frauen		
T 5 Min.		103	€ 11,60
01 737	Ausgabe und Weiterleitung eines Stuhlprobenentnahmesystems gemäß Teil II. § 6 der Richtlinie für organisierte Krebsfrüherkennungsprogramme (oKFE-RL), inkl. Beratung		
k.A.		57	€ 6,42
01 738	Automatisierte quantitative immunologische Bestimmung von occultem Blut im Stuhl (iFOBT) gemäß Teil II. § 6 Abs. 4 und § 9 der Richtlinie für organisierte Krebsfrüherkennungsprogramme (oKFE-RL), einschließlich der Kosten für das Stuhlprobenentnahmesystem und das Probengefäß		
k.A.		75	€ 8,45
01 740	Beratung zur Früherkennung des kolorektalen Karzinoms gemäß Teil II. § 5 der Richtlinie für organisierte Krebsfrüherkennungsprogramme (oKFE-RL)		
T 5 Min.		116	€ 13,07

Nr.		Punkte	EUR
01 741	**Koloskopischer Komplex gemäß Teil II. § 3 der Richtlinie für organisierte Krebsfrüherkennungsprogramme (oKFE-RL)**		
T 30 Min.		1765	€ 198,85
01 742	**Zuschlag zu der Gebührenordnungsposition 01 741** – Polypektomie(n) von Polypen mit einer Größe > 5 mm mittels Hochfrequenzdiathermieschlinge und/oder – Schlingenbiopsie(n) mittels Hochfrequenzdiathermieschlinge und/oder – Blutstillung(en)		
T 5 Min.		259	€ 29,18
01 743	**Histologie bei Früherkennungskoloskopie**		
T 2 Min.		131	€ 14,76
01 744	**Screening auf Hepatitis-B- und/oder auf Hepatitis-C-Virusinfektion im Rahmen der Übergangsregelung gemäß Teil B. III. § 7 der Gesundheitsuntersuchungs-Richtlinie**		
T 2 Min.		41	€ 4,62
01 745	**Früherkennungsuntersuchung auf Hautkrebs gemäß Abschnitt D. II. der Krebsfrüherkennungs-Richtlinie**		
T 13 Min.		253	€ 28,50
01 746	**Zuschlag zur Gebührenordnungsposition 01 732 für die Früherkennungsuntersuchung auf Hautkrebs gemäß Abschnitt D. II. der Krebsfrüherkennungs-Richtlinie**		
T 10 Min.		209	€ 23,55
01 747	**Beratung zum Ultraschallscreening auf Bauchaortenaneurysmen gemäß Teil B. II. der Gesundheitsuntersuchungs-Richtlinie (GU-RL)**		
T 4 Min.		82	€ 9,24
01 748	**Sonographische Untersuchung auf Bauchaortenaneurysmen gemäß Teil B. II. der Gesundheitsuntersuchungs-Richtlinie (GU-RL)**		
T 5 Min.		124	€ 13,97

Nr.		Punkte	EUR
01 865	Nachweis von HBs-Antigen und/oder HCV-Antikörpern gemäß Teil B III. der Gesundheitsuntersuchungs-Richtlinie (GU-RL)		
k.A.		105	€ 11,83
01 866	Zuschlag zur Gebührenordnungsposition 01 865 für die Bestimmung der Hepatitis B-Virus-DNA bei reaktivem Ergebnis der Untersuchung auf HBs-Antigen gemäß Teil B III. der Gesundheitsuntersuchungs-Richtlinie (GU-RL)		
k.A.		805	€ 90,69
01 867	Zuschlag zur Gebührenordnungsposition 01 865 für den Nukleinsäurenachweis von Hepatitis C-Virus-RNA bei reaktivem Ergebnis der Untersuchung auf HCV-Antikörper gemäß Teil B III. der Gesundheitsuntersuchungs-Richtlinie (GU-RL)		
k.A.		360	€ 40,56

1.7.3 Früherkennung von Krebserkrankungen bei Frauen

1.7.3.1 Früherkennung von Brustkrebs durch Mammographie-Screening

Nr.		Punkte	EUR
01 750	Röntgenuntersuchung beider Mammae in zwei Ebenen (Cranio-caudal, Medio-lateral-oblique) im Rahmen des Programms zur Früherkennung von Brustkrebs durch Mammographie-Screening		
k.A.		558	€ 62,87
01 751	Aufklärungsgespräch im Rahmen des Programms zur Früherkennung von Brustkrebs durch Mammographie-Screening		
T 5 Min.	je vollendete 5 Minuten	92	€ 10,36
01 752	Konsiliarische Beurteilung von Mammographieaufnahmen je Frau im Rahmen des Programms zur Früherkennung von Brustkrebs gemäß den Richtlinien über die Früherkennung von Krebserkrankungen		
T 1 Min.		41	€ 4,62
01 753	Abklärungsdiagnostik I gemäß § 12 der Anlage 9.2 des Bundesmantelvertrags-Ärzte (BMV-Ä)		
T 20 Min.		897	€ 101,06

Nr.		Punkte	EUR
01 754	Abklärungsdiagnostik II gemäß § 12 der Anlage 9.2 des Bundesmantelvertrags-Ärzte (BMV-Ä)		
16 Min. T		630	€ 70,98
01 755	Stanzbiopsie(n) unter Röntgenkontrolle im Rahmen der Abklärungsdiagnostik gemäß § 19 der Anlage 9.2 des Bundesmantelvertrags-Ärzte (BMV-Ä) durch den Arzt, der nicht die Abklärungsdiagnostik nach der Gebührenordnungsposition 01 753 oder 01 754 durchführt		
12 Min. T	je Seite	1124	€ 126,63
01 756	Histologische Untersuchung eines durch eine Biopsie gewonnenen Materials gemäß § 20 der Anlage 9.2 des Bundesmantelvertrags-Ärzte (BMV-Ä)		
5 Min. T	je 3 Stanzen	97	€ 10,93
01 757	Zuschlag zu der Gebührenordnungsposition 01 756 für die Aufarbeitung eines durch eine Biopsie gewonnenen Materials der weiblichen Brust im Rahmen des Programms zur Früherkennung von Brustkrebs		
k.A.	je 3 Stanzen	106	€ 11,94
01 758	Teilnahme an einer multidisziplinären Fallkonferenz gemäß § 13 der Anlage 9.2 des Bundesmantelvertrags-Ärzte (BMV-Ä), ggf. auch Teilnahme des behandelnden Frauen- und Hausarztes		
11 Min. T		86	€ 9,69
01 759	Zuschlag zu der Gebührenordnungsposition 01 753 oder 01 755 für Vakuumbiopsie(n) der Mamma gemäß § 19 der Anlage 9.2 des Bundesmantelvertrags-Ärzte (BMV-Ä) und gemäß der Qualitätssicherungsvereinbarung zur Vakuumbiopsie der Brust nach § 135 Abs. 2 SGB V		
3 Min. T	je Seite	289	€ 32,56

1.7.3.2 Früherkennung von Krebserkrankungen der Brust und des Genitales, organisiertes Programm zur Früherkennung des Zervixkarzinoms

Nr.		Punkte	EUR
01 760	Untersuchung zur Früherkennung von Krebserkrankungen bei der Frau gemäß Abschnitt B. II. §§ 6 und 8 der Krebsfrüherkennungs-Richtlinie		
7 Min. T		159	€ 17,91

Nr.		Punkte	EUR

1.7.3.2.1 Primärscreening zur Früherkennung des Zervixkarzinoms gemäß Teil III. C. § 6 der Richtlinie für organisierte Krebsfrüherkennungsprogramme (oKFE-RL)

Nr.	Leistung	Punkte	EUR
01 761	Untersuchung zur Früherkennung des Zervixkarzinoms gemäß Teil III. C. § 6 der Richtlinie für organisierte Krebsfrüherkennungsprogramme (oKFE-RL)		
T 10 Min.		215	€ 24,22
01 762	Zytologische Untersuchung gemäß Teil III. C. § 6 der Richtlinie für organisierte Krebsfrüherkennungsprogramme (oKFE-RL)		
Q 1 Min.		81	€ 9,13
01 763	Nachweis von Humanen Papillom-Viren gemäß Teil III. C. § 6 der Richtlinie für organisierte Krebsfrüherkennungsprogramme (oKFE-RL)		
k.A.		153	€ 17,24

1.7.3.2.2 Abklärungsdiagnostik zur Früherkennung des Zervixkarzinoms gemäß Teil III. C. § 7 der Richtlinie für organisierte Krebsfrüherkennungsprogramme (oKFE-RL)

Nr.	Leistung	Punkte	EUR
01 764	Abklärungsdiagnostik gemäß Teil III. C. § 7 der Richtlinie für organisierte Krebsfrüherkennungsprogramme (oKFE-RL)		
T 6 Min.		93	€ 10,48
01 765	Abklärungskolposkopie gemäß Teil III. C. §§ 7 und 8 der Richtlinie für organisierte Krebsfrüherkennungsprogramme (oKFE-RL)		
T 29 Min.		728	€ 82,02
01 766	Zytologische Untersuchung gemäß Teil III. C. § 7 mittels Zytologie der Richtlinie für organisierte Krebsfrüherkennungsprogramme (oKFE-RL)		
Q 10 Min.		288	€ 32,45
01 767	Nachweis von Humanen Papillom-Viren gemäß Teil III. C. § 7 der Richtlinie für organisierte Krebsfrüherkennungsprogramme (oKFE-RL)		
k.A.		153	€ 17,24

Nr.		Punkte	EUR
01 768	**Histologie bei Abklärungskolposkopie gemäß Teil III. C. § 7 der Richtlinie für organisierte Krebsfrüherkennungsprogramme (oKFE-RL)**		
Q 6 Min.	**je Material**	**248**	**€ 27,94**
01 769	**Zuschlag zu den Gebührenordnungspositionen 01 763 und 01 767 für die Genotypisierung auf HPV-Typ 16 und HPV-Typ 18 bei einem positiven Nachweis von High-Risk-HPV-Typen**		
k.A.		**153**	**€ 17,24**

1.7.4 Mutterschaftsvorsorge

Nr.		Punkte	EUR
01 770	**Betreuung einer Schwangeren gemäß den Richtlinien des Gemeinsamen Bundesausschusses über die ärztliche Betreuung während der Schwangerschaft und nach der Entbindung (Mutterschafts-Richtlinien)**		
Q 36 Min.	**einmal im Behandlungsfall**	**1172**	**€ 132,04**
01 771	**Zuschlag im Zusammenhang mit der Gebührenordnungsposition 01 770 bei der Ultraschalluntersuchung mit Biometrie und systematischer Untersuchung der fetalen Morphologie im 2. Trimenon gemäß Anlage 1a der Mutterschafts-Richtlinien**		
Q 12 Min.	**einmal im Behandlungsfall**	**418**	**€ 47,09**
	Hinweis: einmal je Schwangerschaft und Fetus		
01 772	**Weiterführende sonographische Diagnostik I**		
Q 8 Min.	**einmal im Behandlungsfall**	**363**	**€ 40,90**
01 773	**Weiterführende sonographische Diagnostik II**		
Q 21 Min.	**einmal im Behandlungsfall**	**565**	**€ 63,65**
01 774	**Weiterführende sonographische Diagnostik des fetalen kardiovaskulären Systems bei Verdacht auf Fehlbildung oder Erkrankung des Föten gemäß Anlage 1d der Mutterschafts-Richtlinien**		
Q 17 Min.	**einmal im Behandlungsfall**	**749**	**€ 84,38**

Nr.		Punkte	EUR
01 775	**Weiterführende sonographische Diagnostik des fetomaternalen Gefäßsystems bei Verdacht auf Gefährdung oder Schädigung des Föten durch die in Anlage 1d der Mutterschafts-Richtlinien aufgeführten Indikationen**		
Q 14 Min.	je Sitzung	448	€ 50,47
01 776	**Vortest auf Gestationsdiabetes gemäß Abschnitt A Nr. 8 der Richtlinien des Gemeinsamen Bundesausschusses (G-BA) über die ärztliche Betreuung während der Schwangerschaft und nach der Entbindung (Mutterschafts-Richtlinien)**		
T 4 Min.	höchstens zweimal im Krankheitsfall	104	€ 11,72
01 777	**Oraler Glukosetoleranztest (oGTT) zum Ausschluss/Nachweis eines Gestationsdiabetes gemäß Abschnitt A Nr. 8 der Richtlinien des Gemeinsamen Bundesausschusses (G-BA) über die ärztliche Betreuung während der Schwangerschaft und nach der Entbindung (Mutterschafts-Richtlinien)**		
T 4 Min.	höchstens zweimal im Krankheitsfall	118	€ 13,29
01 780	**Planung der Geburtsleitung durch den betreuenden Arzt der Entbindungsklinik gemäß den Mutterschafts-Richtlinien**		
T 10 Min.		348	€ 39,21
01 781	**Fruchtwasserentnahme durch Amniozentese unter Ultraschallsicht**		
T 6 Min.		523	€ 58,92
01 782	**Transabdominale Blutentnahme aus der Nabelschnur unter Ultraschallsicht**		
T 13 Min.		728	€ 82,02
01 783	**Quantitative Bestimmung von Alpha-1-Feto-Protein (AFP) im Fruchtwasser oder im Serum im Rahmen der Mutterschaftsvorsorge**		
k.A.		60	€ 6,76
01 784	**Amnioskopie**		
T 2 Min.		56	€ 6,31

Nr.		Punkte	EUR
01 785	Tokographische Untersuchung vor der 28. Schwangerschaftswoche bei Verdacht auf vorzeitige Wehentätigkeit oder bei medikamentöser Wehenhemmung gemäß Abschnitt B 4b der Mutterschafts-Richtlinien		
T, 1 Min.		109	€ 12,28
01 786	Externe kardiotokographische Untersuchung (CTG) gemäß Abschnitt B 4c und Anlage 2 der Mutterschafts-Richtlinien		
T, 1 Min.		137	€ 15,43
01 787	Transzervikale Gewinnung von Chorionzottengewebe oder transabdominale Gewinnung von Plazentagewebe unter Ultraschallsicht		
T, 8 Min.		753	€ 84,83
01 788	Beratung nach GenDG zum nicht-invasiven Pränataltest Rhesus D (NIPT-RhD) gemäß Abschnitt C und Anlage 7 der Mutterschafts-Richtlinien		
Q, 5 Min.	je vollendete 5 Minuten	84	€ 9,46
01 793	Pränatale zytogenetische Untersuchung(en) im Rahmen der Mutterschaftsvorsorge		
T, 8 Min.	je Fötus, einmal im Krankheitsfall	5266	€ 593,28
01 794	Ausführliche humangenetische Beurteilung wegen evidenten genetischen und/oder teratogenen Risikos von bis zu 20 Minuten Dauer gemäß Abschnitt A. 3. der Mutterschafts-Richtlinien		
Q, 32 Min.	höchstens zweimal im Krankheitsfall	703	€ 79,20
01 795	Zuschlag zu der Gebührenordnungsposition 01 794		
Q, 32 Min.	je weitere vollendete 20 Minuten Arzt-Patienten-Kontaktzeit, bis zu dreimal im Krankheitsfall	703	€ 79,20
01 796	Zuschlag zu der Gebührenordnungsposition 01 794 für eine wissenschaftlich begründete humangenetische Beurteilung bei Vorliegen eines Befundes aus einer weiterführenden sonographischen Diagnostik, aus einer Untersuchung von Nabelschnurblut, Fruchtwasser und/oder Chorionzotten- oder Plazentagewebe hinweisend auf eine genetisch bedingte Erkrankung des Fötus		
Q, 43 Min.	je weitere vollendete 20 Minuten Arzt-Patienten-Kontaktzeit, bis zu neunmal im Krankheitsfall	1030	€ 116,04

Basierend auf einem Punktwert von 11,2662 Ct.

Nr.		Punkte	EUR
01 799	Beratung durch einen Facharzt für Kinder- und Jugendmedizin oder einen Facharzt für Kinderchirurgie gemäß Anlage 1c II.2 der Mutterschafts-Richtlinien in Verbindung mit § 2a Absatz 1 Schwangerschaftskonfliktgesetz (SchKG)		
Q 5 Min.	je vollendete 5 Minuten	65	€ 7,32
01 800	Treponemenantikörper-Nachweis mittels TPHA/TPPA-Test (Lues-Suchreaktion) und/oder Immunoassay im Rahmen der Mutterschaftsvorsorge		
k.A.		44	€ 4,96
01 802	Rötelnantikörper-Bestimmung mittels Immunoassay im Rahmen der Mutterschaftsvorsorge		
k.A.		97	€ 10,93
01 803	Untersuchung auf Rötelnantikörper der Klasse IgM mittels Immunoassay bei auffälliger Rötelnanamnese im Rahmen der Mutterschaftsvorsorge		
k.A.		97	€ 10,93
01 804	Bestimmung der Blutgruppe (A, B, 0) und des Rh-Faktors D einschl. der Serumeigenschaften im Rahmen der Mutterschaftsvorsorge		
k.A.		83	€ 9,35
01 805	Untersuchung auf D-^{weak} im Rahmen der Mutterschaftsvorsorge		
k.A.		65	€ 7,32
01 806	Bestimmung der Blutgruppenmerkmale C, c, E und e im Rahmen der Mutterschaftsvorsorge		
k.A.		41	€ 4,62
01 807	Antikörper-Nachweis mittels indirekter Antiglobulintests gegen mindestens 2 Testerythrozyten-Präparationen (Antikörper-Suchtest) im Rahmen der Mutterschaftsvorsorge		
k.A.		65	€ 7,32
01 808	Antikörper-Differenzierung mittels indirekter Antiglobulintests gegen mindestens 8 Testerythrozyten-Präparationen bei positivem Ausfall des Antikörper-Suchtests im Rahmen der Mutterschaftsvorsorge		
k.A.		138	€ 15,55

Nr.		Punkte	EUR
01 809	**Quantitativer Antikörpernachweis mittels indirektem Coombstest im Rahmen der Mutterschaftsvorsorge**		
k.A.		80	€ 9,01
01 810	**Untersuchung auf Hepatitis B-Virus-Antigen (HBs-Ag) bei einer Schwangeren im Rahmen der Mutterschaftsvorsorge**		
k.A.		55	€ 6,20
01 811	**Untersuchung auf HIV-Antikörper bei einer Schwangeren mittels Immunoassay im Rahmen der Mutterschaftsvorsorge**		
k.A.		41	€ 4,62
01 812	**Glukosebestimmung im venösen Plasma im Rahmen des Screenings auf Gestationsdiabetes nach den Gebührenordnungspositionen 01 776 und 01 777 zum Ausschluss/Nachweis eines Gestationsdiabetes gemäß Abschnitt A Nr. 8 der Richtlinien des Gemeinsamen Bundesausschusses (G-BA) über die ärztliche Betreuung während der Schwangerschaft und nach der Entbindung (Mutterschafts-Richtlinien)**		
k.A.	je Untersuchung	16	€ 1,80
01 815	**Untersuchung und Beratung der Wöchnerin gemäß Abschnitt F.1. oder F.2. der Mutterschafts-Richtlinien**		
T 7 Min.		275	€ 30,98
01 816	**Chlamydia trachomatis-Nachweis im Urin gemäß Abschnitt A, Nr. 2b der Mutterschaftsrichtlinie**		
k.A.	höchstens zweimal im Krankheitsfall	85	€ 9,58
01 869	**Pränatale Bestimmung des fetalen Rhesusfaktors D durch Untersuchung des RHD-Gens an fetaler DNA aus mütterlichem Blut von RhD-negativen Schwangeren mit einer Einlingsschwangerschaft im Rahmen der Mutterschaftsvorsorge**		
k.A.	höchstens zweimal im Krankheitsfall	905	€ 101,96

Nr.		Punkte	EUR

1.7.5 Empfängnisregelung

Nr.	Leistung	Punkte	EUR
01 820	Ausstellung von Wiederholungsrezepten, Überweisungsscheinen oder Übermittlung von Befunden oder ärztlichen Anordnungen an den Patienten im Auftrag des Arztes durch das Praxispersonal, auch mittels technischer Kommunikationseinrichtungen, im Zusammenhang mit Empfängnisregelung, Sterilisation oder Schwangerschaftsabbruch		
k.A.		11	€ 1,24
01 821	Beratung im Rahmen der Empfängnisregelung		
Q 6 Min.	einmal im Behandlungsfall	71	€ 8,00
01 822	Beratung einschließlich Untersuchung im Rahmen der Empfängnisregelung		
Q 9 Min.	höchstens zweimal im Krankheitsfall	113	€ 12,73
01 823	Zuschlag zu den Gebührenordnungspositionen 01 821 und 01 822 für die Beratung zum Chlamydienscreening gemäß Abschnitt B Nr. 6 der Richtlinie zur Empfängnisregelung und zum Schwangerschaftsabbruch des Gemeinsamen Bundesausschusses bei Patientinnen bis zum vollendeten 25. Lebensjahr		
k.A.	einmal im Krankheitsfall	50	€ 5,63
01 824	Veranlassung der Untersuchung der Urinprobe auf Chlamydia trachomatis nach der Gebührenordnungsposition 01 840		
k.A.	einmal im Krankheitsfall	50	€ 5,63
01 825	Entnahme von Zellmaterial von der Portio-Oberfläche im Rahmen der Empfängnisregelung		
T 1 Min.		19	€ 2,14
01 826	Zytologische Untersuchung des Portio-Abstrichs im Rahmen der Empfängnisregelung		
Q 1 Min.		58	€ 6,53
01 827	Mikroskopische Untersuchung des Nativabstrichs des Scheidensekrets im Rahmen der Empfängnisregelung		
T 1 Min.		27	€ 3,04

Nr.		Punkte	EUR
01 828	Entnahme von Venenblut für den Varicella-Zoster-Virus-Antikörper-Nachweis im Rahmen der Empfängnisregelung		
k.A.	einmal im Krankheitsfall	19	€ 2,14
01 830	Einlegen, Wechseln oder Entfernung eines Intrauterinpessars (IUP) im Rahmen der Empfängnisregelung bei Frauen bis zum vollendeten 22. Lebensjahr		
T 6 Min.		178	€ 20,05
01 831	Ultraschallkontrolle nach Applikation eines Intrauterinpessars (IUP) gemäß der Richtlinie des Gemeinsamen Bundesausschusses zur Empfängnisregelung und zum Schwangerschaftsabbruch		
T 4 Min.		130	€ 14,65
01 832	Subkutane Applikation eines Depot-Kontrazeptivums im Rahmen der Empfängnisregelung bei Frauen bis zum vollendeten 22. Lebensjahr		
T 3 Min.		62	€ 6,99
01 833	Varicella-Zoster-Virus-Antikörper-Nachweis bei ungeklärter Immunitätslage im Rahmen der Empfängnisregelung (mindestens IgG-Nachweis)		
k.A.	einmal im Krankheitsfall	106	€ 11,94
01 840	Chlamydia trachomatis-Nachweis im Urin gemäß Abschnitt B, Nr. 6 der Richtlinien des Gemeinsamen Bundesausschusses zur Empfängnisregelung und zum Schwangerschaftsabbruch		
k.A.	einmal im Krankheitsfall	67	€ 7,55
01 841	Ausführliche humangenetische Beurteilung wegen evidenten genetischen und/oder teratogenen Risikos gemäß B. 4. der Richtlinie des Gemeinsamen Bundesausschusses zur Empfängnisregelung und zum Schwangerschaftsabbruch		
Q 32 Min.	je vollendete 20 Minuten Arzt-Patienten-Kontaktzeit, bis zu sechsmal im Krankheitsfall	553	€ 62,30

Basierend auf einem Punktwert von 11,2662 Ct.

Nr.		Punkte	EUR
01 842	Zuschlag zu den Gebührenordnungspositionen 11 502, 11 503, 11 506 und 11 508 für Gemeinkosten und die wissenschaftliche ärztliche Beurteilung und Befundung im Zusammenhang mit einer in-vitro-Diagnostik zur Untersuchung eines möglichen genetischen Risikos gemäß der Richtlinie des Gemeinsamen Bundesausschusses zur Empfängnisregelung und zum Schwangerschaftsabbruch		
Q 24 Min.	einmal im Krankheitsfall	927	€ 104,44

1.7.6 Sterilisation

Nr.		Punkte	EUR
01 850	Beratung über Methoden, Risiken und Folgen einer Sterilisation sowie über alternative Maßnahmen zur Empfängnisverhütung		
Q 4 Min.	einmal im Behandlungsfall	71	€ 8,00
01 851	Untersuchung zur Durchführung des operativen Eingriffs bei Sterilisation		
Q 4 Min.	einmal im Behandlungsfall	73	€ 8,22
01 852	Präanästhesiologische Untersuchung einer Patientin im Zusammenhang mit der Durchführung einer Narkose nach der Gebührenordnungsposition 01 856		
T 7 Min.	einmal im Behandlungsfall	144	€ 16,22
01 853	Infiltrationsanästhesie zur Durchführung der Sterilisation beim Mann		
T 1 Min.		30	€ 3,38
01 854	Sterilisation des Mannes bei einer Indikation gemäß der Richtlinien des Gemeinsamen Bundesausschusses		
T 25 Min.		801	€ 90,24
01 855	Sterilisation der Frau bei einer Indikation gemäß der Richtlinien des Gemeinsamen Bundesausschusses		
T 38 Min.		1303	€ 146,80
01 856	Narkose im Zusammenhang mit einer Sterilisation		
Q 62 Min.		1640	€ 184,77

Nr.		Punkte	EUR
01 857	**Beobachtung und Betreuung nach Sterilisation im Anschluss an die Leistung entsprechend der Gebührenordnungsposition 01 856**		
Q 4 Min.	einmal im Behandlungsfall	443	€ 49,91

1.7.7 Schwangerschaftsabbruch

Nr.		Punkte	EUR
01 900	**Beratung über die Erhaltung einer Schwangerschaft und über die ärztlich bedeutsamen Gesichtspunkte bei einem Schwangerschaftsabbruch**		
Q 6 Min.	einmal im Behandlungsfall	79	€ 8,90
01 901	**Untersuchung zur Durchführung des operativen Eingriffs bei Schwangerschaftsabbruch**		
Q 7 Min.	einmal im Behandlungsfall	95	€ 10,70
01 902	**Ultraschalluntersuchung zur Feststellung des Schwangerschaftsalters vor einem geplanten Schwangerschaftsabbruch**		
Q 5 Min.	einmal im Behandlungsfall	130	€ 14,65
01 903	**Präanästhesiologische Untersuchung einer Patientin im Zusammenhang mit der Durchführung einer Narkose nach der Gebührenordnungsposition 01 913**		
Q 7 Min.	einmal im Behandlungsfall	144	€ 16,22
01 904	**Durchführung eines Schwangerschaftsabbruchs unter medizinischer oder kriminologischer Indikation bis zur vollendeten 12. Schwangerschaftswoche p. c. bzw. bis zur vollendeten 14. Schwangerschaftswoche p. m.**		
T 24 Min.		964	€ 108,61
01 905	**Durchführung eines Schwangerschaftsabbruchs unter medizinischer Indikation ab der 13. Schwangerschaftswoche p. c. bzw. ab der 15. Schwangerschaftswoche p. m.**		
T 30 Min.		1102	€ 124,15
01 906	**Durchführung eines medikamentösen Schwangerschaftsabbruchs unter medizinischer oder kriminologischer Indikation bis zum 63. Tag p. m.**		
T 25 Min.		561	€ 63,20

Basierend auf einem Punktwert von 11,2662 Ct.

Nr.		Punkte	EUR
	Beobachtung und Betreuung nach Durchführung eines Schwangerschaftsabbruchs		
	einmal im Behandlungsfall		
01 910	Dauer mehr als 2 Stunden		
T 4 Min.		443	€ 49,91
01 911	Dauer mehr als 4 Stunden		
T 8 Min.		888	€ 100,04
01 912	Kontrolluntersuchung(en) nach einem durchgeführten Schwangerschaftsabbruch nach den Gebührenordnungspositionen 01 904, 01 905 oder 01 906 zwischen dem 7. und 14. Tag nach Abbruch		
Q 6 Min.	einmal im Behandlungsfall	183	€ 20,62
01 913	Narkose im Zusammenhang mit einem Schwangerschaftsabbruch		
Q 62 Min.		1640	€ 184,77
01 915	Chlamydia trachomatis-Nachweis im Urin gemäß Abschnitt D, Nr. 3.3, a, (aa) der Richtlinien des Gemeinsamen Bundesausschusses zur Empfängnisregelung und zum Schwangerschaftsabbruch		
k.A.	einmal im Krankheitsfall	67	€ 7,55

1.7.8 HIV-Präexpositionsprophylaxe

Nr.		Punkte	EUR
01 920	Beratung vor Beginn einer HIV-Präexpositionsprophylaxe (PrEP) gemäß Anlage 33 zum BMV-Ä		
T 10 min.	je vollendete 10 Minuten	163	€ 18,36
01 921	Einleitung einer HIV-Präexpositionsprophylaxe (PrEP) gemäß Anlage 33 zum BMV-Ä		
T 8 min.	einmal im Krankheitsfall	163	€ 18,36
01 922	Kontrolle im Rahmen einer HIV-Präexpositionsprophylaxe (PrEP) gemäß Anlage 33 des BMV-Ä		
T 5 min.	je vollendete 5 Minuten	82	€ 9,24

Nr.		Punkte	EUR
01 930	Bestimmung des Kreatinin im Serum und/oder Plasma und Berechnung der eGFR im Rahmen einer Präexpositionsprophylaxe,		
⏱ k.A.	zweimal im Krankheitsfall	3	€ 0,34
01 931	Nachweis von HIV-1- und HIV-2-Antikörpern und von HIV-p24-Antigen im Rahmen einer Präexpositionsprophylaxe,		
⏱ k.A.	einmal im Behandlungsfall	41	€ 4,62
01 932	Nachweis von HBs-Antigen und HBc-Antikörpern vor Beginn einer Präexpositionsprophylaxe,		
⏱ k.A.	einmal im Krankheitsfall	105	€ 11,83
01 933	Nachweis von HBs-Antikörpern vor Beginn einer Präexpositionsprophylaxe ohne dokumentierte Impfung gegen Hepatitis B,		
⏱ k.A.	einmal im Krankheitsfall	51	€ 5,75
01 934	Nachweis von HCV-Antikörpern		
⏱ k.A.	– vor Beginn einer Präexpositionsprophylaxe oder – während einer Präexpositionsprophylaxe nur bei seronegativen Anwendern, höchstens zweimal im Krankheitsfall	91	€ 10,25
01 935	Nachweis von Treponemenantikörpern mittels TPHA/TPPA-Test (Lues-Suchreaktion) und/oder Immunoassay nach individueller und situativer Risikoüberprüfung im Rahmen einer Präexpositionsprophylaxe,		
⏱ k.A.	einmal im Behandlungsfall	42	€ 4,73
01 936	Nachweis von Neisseria gonorrhoeae und/oder Chlamydien in pharyngealen, anorektalen und/oder genitalen Abstrichen mittels Nukleinsäureamplifikationsverfahren (NAT) nach individueller und situativer Risikoüberprüfung im Rahmen einer Präexpositionsprophylaxe ggf. einschl. Pooling der Materialien der Abstrichorte,		
⏱ k.A.	einmal im Behandlungsfall	320	€ 36,05

Nr.		Punkte	EUR

1.8 Gebührenordnungspositionen bei Substitutionsbehandlung und diamorphingestützter Behandlung der Drogenabhängigkeit

01 949 Substitutionsgestützte Behandlung Opioidabhängiger gemäß Nr. 2 Anlage I „Anerkannte Untersuchungs- oder Behandlungsmethoden" der Richtlinie Methoden vertragsärztliche Versorgung des Gemeinsamen Bundesausschusses im Rahmen einer Take-Home-Vergabe gemäß § 5 Abs. 9 Betäubungsmittel-Verschreibungsverordnung (BtMVV)

7 Min.	je Behandlungstag	84	€ 9,46

01 950 Substitutionsgestützte Behandlung Opioidabhängiger gemäß Nr. 2 Anlage I „Anerkannte Untersuchungs- oder Behandlungsmethoden" der Richtlinie Methoden vertragsärztliche Versorgung des Gemeinsamen Bundesausschusses,

4 Min.	je Behandlungstag	46	€ 5,18

Allgemeine Bestimmung:

Die Gebührenordnungsposition 01 950 ist nur bei persönlichem Arzt-Patienten-Kontakt berechnungsfähig.

01 951 Zuschlag zu den Gebührenordnungspositionen 01 949 und 01 950 für die Behandlung an Samstagen, an Sonn- und gesetzlichen Feiertagen, am 24. und 31. Dezember

k.A.		101	€ 11,38

01 952 Zuschlag im Zusammenhang mit den Gebührenordnungspositionen 01 949, 01 950, 01 953 oder 01 955 für das therapeutische Gespräch

10 Min.	je vollendete 10 Minuten	154	€ 17,35

01 953 Substitutionsgestützte Behandlung Opioidabhängiger gemäß Nr. 2 Anlage I „Anerkannte Untersuchungs- oder Behandlungsmethoden" der Richtlinie Methoden vertragsärztliche Versorgung des Gemeinsamen Bundesausschusses mit einem Depotpräparat

10 Min.	je Behandlungswoche	130	€ 14,65

Nr.		Punkte	EUR
01 955	**Diamorphingestützte Behandlung Opioidabhängiger gemäß Nr. 2 Anlage I „Anerkannte Untersuchungs- oder Behandlungsmethoden" der Richtlinie Methoden vertragsärztliche Versorgung des Gemeinsamen Bundesausschusses und der Betäubungsmittelverschreibungsverordnung (BtMVV), einschl. Kosten**		
T 8 Min.	je Behandlungstag	331	€ 37,29
01 956	**Zuschlag zu der Gebührenordnungsposition 01 955 für die Behandlung an Samstagen, an Sonn- und gesetzlichen Feiertagen, am 24. und 31. Dezember,**		
k.A.	je Behandlungstag	203	€ 22,87
01 960	**Konsiliarische Untersuchung und Beratung eines Patienten im Rahmen des Konsiliariusverfahrens gemäß § 5 Abs. 4 Betäubungsmittel-Verschreibungsverordnung**		
k.A.	einmal im Behandlungsfall	110	€ 12,39

Nr.		Punkte	EUR

2 Allgemeine diagnostische und therapeutische Gebührenordnungspositionen

2.1 Infusionen, Transfusionen, Retransfusion, Programmierung von Medikamentenpumpen

Nr.		Punkte	EUR
02 100	**Infusion**		
T, 1 Min.	**Dauer mindestens 10 Minuten**	67	€ 7,55
02 101	**Infusionstherapie**		
T, 2 Min.	**Dauer mindestens 60 Minuten**	165	€ 18,59

Hinweis:

Nur i. R. weniger Indikationen ansetzbar.

Nr.		Punkte	EUR
02 102	**Infusionstherapie mit Sebelipase alfa**		
T, 2 Min.		165	€ 18,59
02 110	**Erste Transfusion**		
T, 4 Min.		182	€ 20,50
02 111	**Jede weitere Transfusion im Anschluss an die Gebührenordnungsposition 02 110**		
T, 3 Min.	**je Konserve bzw. Blutpräparation (auch Frischblut)**	149	€ 16,79
02 112	**Retransfusion**		
T, 2 Min.		141	€ 15,89
02 120	**Erstprogrammierung einer externen elektronisch programmierbaren Medikamentenpumpe zur Applikation von Zytostatika**		
T, 7 Min.		101	€ 11,38

2.2 Tuberkulintestung

Nr.		Punkte	EUR
02 200	**Tuberkulintestung**		
k.A.	**je Test**	9	€ 1,01

Basierend auf einem Punktwert von 11,2662 Ct.

Nr.		Punkte	EUR

2.3 Kleinchirurgische Eingriffe, Allgemeine therapeutische Leistungen

Nr.	Leistung	Punkte	EUR
02 300	Kleinchirurgischer Eingriff I und/oder primäre Wundversorgung und/oder Epilation		
T, 3 Min.	einmal am Behandlungstag	68	€ 7,66
02 301	Kleinchirurgischer Eingriff II und/oder primäre Wundversorgung mittels Naht		
T, 5 Min.	einmal am Behandlungstag	133	€ 14,98
02 302	Kleinchirurgischer Eingriff III und/oder primäre Wundversorgung bei Säuglingen, Kleinkindern und Kindern		
T, 8 Min.	einmal am Behandlungstag	230	€ 25,91
02 310	Behandlung einer/eines/von sekundär heilenden Wunde(n) und/oder Decubitalulcus (-ulcera)		
Q, 7 Min.	einmal im Behandlungsfall	212	€ 23,88
02 311	Behandlung des diabetischen Fußes		
T, 4 Min.	je Bein, je Sitzung	138	€ 15,55
02 312	Behandlungskomplex eines oder mehrerer chronisch venösen/r Ulcus/Ulcera cruris		
T, 2 Min.	je Bein, je Sitzung	55	€ 6,20
02 313	Kompressionstherapie bei der chronisch venösen Insuffizienz, beim postthrombotischen Syndrom, bei oberflächlichen und tiefen Beinvenenthrombosen und/oder beim Lymphödem		
T, 1 Min.	je Bein, je Sitzung	50	€ 5,63
02 314	Zusatzpauschale für die Vakuumversiegelungstherapie zum intendierten sekundären Wundverschluss gemäß Nr. 33 der Anlage I „Anerkannte Untersuchungs- oder Behandlungsmethoden" der Richtlinie Methoden vertragsärztliche Versorgung des Gemeinsamen Bundesausschusses		
T, 4 Min.	einmal am Behandlungstag	135	€ 15,21
02 320	Einführung einer Magenverweilsonde		
T, 2 Min.		48	€ 5,41

Basierend auf einem Punktwert von 11,2662 Ct.

Nr.		Punkte	EUR
02 321	**Legen eines suprapubischen Harnblasenkatheters**		
T 6 Min.		125	€ 14,08
02 322	**Wechsel oder Entfernung eines suprapubischen Harnblasenkatheters**		
T 2 Min.		53	€ 5,97
02 323	**Legen und/oder Wechsel eines transurethralen Dauerkatheters**		
T 3 Min.		68	€ 7,66
	Epilation mittels Lasertechnik bei Mann-zu-Frau-Transsexualismus im Rahmen geschlechtsangleichender Maßnahmen		
02 325	**im Gesicht und/oder am Hals**		
T 2 Min.		88	€ 9,91
02 326	**an einer Hand und/oder den Händen**		
T 2 Min.		88	€ 9,91
	Fortsetzung der Epilation mittels Lasertechnik bei Mann-zu-Frau-Transsexualismus im Rahmen geschlechtsangleichender Maßnahmen,		
	je weitere vollendete 5 Minuten		
02 327	**Zuschlag zur Gebührenordnungsposition 02 325**		
T 0 Min.		70	€ 7,89
02 328	**Zuschlag zur Gebührenordnungsposition 02 326**		
T 0 Min.		70	€ 7,89
02 330	**Blutentnahme durch Arterienpunktion**		
T 1 Min.		49	€ 5,52
02 331	**Intraarterielle Injektion**		
T 1 Min.		62	€ 6,99

Nr.		Punkte	EUR
02 340	**Punktion I**		
T 1 Min.		45	€ 5,07

Hinweis:

Ascites weniger als 250 ml, Schleimbeutel, Serome und/oder Hämatome

02 341	**Punktion II**		
T 6 Min.		137	€ 15,43

Hinweis:

Ascites mindestens 250 ml, Knochenmark, Gelenke und/oder Leber

02 342	**Lumbalpunktion**		
T 7 Min.		582	€ 65,57
02 343	**Entlastungspunktion des Pleuraraums und/oder nichtoperative Pleuradrainage**		
Q 8 Min.		260	€ 29,29

Hinweis:

Mindestmenge 250 ml i. R. der Entlastungspunktion

02 350	**Fixierender Verband mit Einschluss mindestens eines großen Gelenkes unter Verwendung unelastischer, individuell anmodellierbarer, nicht weiter verwendbarer Materialien**		
Q 4 Min.		144	€ 16,22
02 360	**Behandlung mit Lokalanästhetika**		
Q 3 Min.	**einmal im Behandlungsfall**	94	€ 10,59

Hinweis:

Mindestens drei persönliche Arzt-Patienten-Kontakte (pAPK)

2.4 Diagnostische Verfahren, Tests, Corona-Abstrich

02 400	**Durchführung des ^{13}C-Harnstoff-Atemtests ohne Analyse nach der Gebührenordnungsposition 32 315**		
T 1 Min.		23	€ 2,59

Nr.		Punkte	EUR
02 401	H_2-Atemtest, einschl. Kosten		
⏱ T 1 Min.		78	€ 8,79
02 402	Zusatzpauschale im Zusammenhang mit der Entnahme von Körpermaterial für Untersuchungen nach der Gebührenordnungsposition 32 779 oder 32 816 bei begründetem Verdacht auf Vorliegen einer beta-Coronavirus SARS-CoV-2 Infektion zum Ausschluss einer Erkrankung		
⏱ k.A.	einmal am Behandlungstag	73	€ 8,22
02 403	Zuschlag zur Gebührenordnungsposition 02 402,		
⏱ k.A.	einmal am Behandlungstag	64	€ 7,21

2.5 Physikalisch-therapeutische Gebührenordnungspositionen

Nr.		Punkte	EUR
02 500	Einzelinhalationstherapie		
⏱ k.A.	je Sitzung	12	€ 1,35
02 501	Einzelinhalationstherapie mit speziellem Verneblersystem zur Pneumocystis carinii Prophylaxe		
⏱ k.A.	je Sitzung	44	€ 4,96
02 510	Wärmetherapie		
⏱ k.A.	je Sitzung	21	€ 2,37
02 511	Elektrotherapie unter Anwendung niederfrequenter und/oder mittelfrequenter Ströme		
⏱ k.A.	je Sitzung	9	€ 1,01
02 512	Gezielte Elektrostimulation bei spastischen und/oder schlaffen Lähmungen		
⏱ k.A.	je Sitzung	18	€ 2,03
02 520	Phototherapie eines Neugeborenen,		
⏱ k.A.	je Behandlungstag	96	€ 10,82

Nr.		Punkte	EUR

III.a Hausärztlicher Versorgungsbereich

3 Hausärztlicher Versorgungsbereich

3.1 Präambel

3.2 Gebührenordnungspositionen der allgemeinen hausärztlichen Versorgung

3.2.1 Hausärztliche Versichertenpauschalen, versorgungsbereichsspezifische Vorhaltung

3.2.1.1 Hausärztliche Versichertenpauschalen

Nr.	Leistung	Punkte	EUR
03 000	**Versichertenpauschale**		
	einmal im Behandlungsfall		
03 001	für Versicherte bis zum vollendeten 4. Lebensjahr		
Q 16 Min.		225	€ 25,35
03 002	für Versicherte ab Beginn des 5. bis zum vollendeten 18. Lebensjahr		
Q 11 Min.		142	€ 16,00
03 003	für Versicherte ab Beginn des 19. bis zum vollendeten 54. Lebensjahr		
Q 9 Min.		114	€ 12,84
03 004	für Versicherte ab Beginn des 55. bis zum vollendeten 75. Lebensjahr		
Q 11 Min.		148	€ 16,67
03 005	für Versicherte ab Beginn des 76. Lebensjahres		
Q 16 Min.		200	€ 22,53
03 008	Zuschlag zu der Versichertenpauschale nach der Gebührenordnungsposition 03 000 für die Vermittlung eines aus medizinischen Gründen dringend erforderlichen Behandlungstermins gemäß § 73 Abs. 1 Satz 2 Nr. 2 SGB V i.V.m. § 17a Bundesmantelvertrag-Ärzte (BMV-Ä)		
k.A.		93	€ 10,48

Basierend auf einem Punktwert von 11,2662 Ct.

Nr.		Punkte	EUR
03 010	Zuschlag zu der Gebührenordnungsposition 03 000 für die Behandlung aufgrund einer TSS-Vermittlung gemäß Allgemeiner Bestimmung 4.3.10.1 oder 4.3.10.2,		
k.A.	einmal im Arztgruppenfall		
03 020	Hygienezuschlag zu der Versichertenpauschale nach der Gebührenordnungsposition 03 000,		
k.A.	einmal im Behandlungsfall	2	€ 0,23
03 030	Versichertenpauschale bei unvorhergesehener Inanspruchnahme zwischen 19.00 und 7.00 Uhr, an Samstagen, Sonntagen, gesetzlichen Feiertagen, am 24.12. und 31.12. bei persönlichem Arzt-Patienten-Kontakt		
k.A.	höchstens zweimal im Behandlungsfall	77	€ 8,67

3.2.1.2 Versorgungsbereichsspezifische Vorhaltung, ärztlich angeordnete Hilfeleistungen

Nr.		Punkte	EUR
03 040	Zusatzpauschale zu den Gebührenordnungspositionen 03 000 und 03 030 für die Wahrnehmung des hausärztlichen Versorgungsauftrags gemäß § 73 Abs. 1 SGB V		
k.A.	einmal im Behandlungsfall	138	€ 15,55
03 060	Zuschlag zu der Gebührenordnungsposition 03 040		
k.A.	je Behandlungsfall gemäß Präambel 3.1 Nr. 10	22	€ 2,48
03 061	Zuschlag zur Gebührenordnungsposition 03 060,		
k.A.	je Behandlungsfall gemäß Präambel 3.1 Nr. 10	12	€ 1,35
03 062	Gebührenordnungsposition einschl. Wegekosten – entfernungsunabhängig – für ärztlich angeordnete Hilfeleistungen anderer Personen nach § 28 Abs. 1 Satz 2 SGB V, die in der Häuslichkeit der Patienten in Abwesenheit des Arztes erbracht werden, wenn die Voraussetzungen des § 3 der Anlage 8 zum Bundesmantelvertrag-Ärzte (BMV-Ä) vorliegen		
k.A.	je Sitzung	166	€ 18,70

Nr.		Punkte	EUR
03 063	Gebührenordnungsposition einschl. Wegekosten – entfernungsunabhängig – für ärztlich angeordnete Hilfeleistungen anderer Personen nach § 28 Abs. 1 Satz 2 SGB V, die in der Häuslichkeit der Patienten in Abwesenheit des Arztes erbracht werden, für einen weiteren Patienten in derselben sozialen Gemeinschaft und/oder für Patienten im Rahmen der weiteren postoperativen Behandlung gemäß der Gebührenordnungsposition 31 600 bei Vorliegen der Voraussetzungen des § 3 der Anlage 8 zum Bundesmantelvertrag-Ärzte (BMV-Ä)		
k.A.	je Sitzung	122	€ 13,74
03 064	Zuschlag zur Gebührenordnungsposition 03 062		
k.A.		20	€ 2,25
03 065	Zuschlag zur Gebührenordnungsposition 03 063		
k.A.		14	€ 1,58

3.2.2 Chronikerpauschalen, Gesprächsleistung

03 220	Zuschlag zu der Versichertenpauschale nach der Gebührenordnungsposition 03 000 für die Behandlung und Betreuung eines Patienten mit mindestens einer lebensverändernden chronischen Erkrankung		
Q 8 Min.	einmal im Behandlungsfall	130	€ 14,65
03 221	Zuschlag zu der Gebührenordnungsposition 03 220 für die intensive Behandlung und Betreuung eines Patienten mit mindestens einer lebensverändernden chronischen Erkrankung		
Q 2 Min.	einmal im Behandlungsfall	40	€ 4,51
03 222	Zuschlag zu der Gebührenordnungsposition 03 220,		
k.A.	einmal im Behandlungsfall	10	€ 1,13
03 230	Problemorientiertes ärztliches Gespräch, das aufgrund von Art und Schwere der Erkrankung erforderlich ist		
T 10 Min.	je vollendete 10 Minuten	128	€ 14,42

Nr.		Punkte	EUR

3.2.3 Besondere Leistungen

Nr.	Leistung	Punkte	EUR
03 241	Computergestützte Auswertung eines kontinuierlich aufgezeichneten Langzeit-EKG von mindestens 18 Stunden Dauer		
T 7 Min.		86	€ 9,69
03 242	Testverfahren bei Demenzverdacht		
Q 1 Min.	bis zu dreimal im Behandlungsfall	23	€ 2,59
03 321	Belastungs-Elektrokardiographie (Belastungs-EKG)		
T 6 Min.		198	€ 22,31
03 322	Aufzeichnung eines Langzeit-EKG von mindestens 18 Stunden Dauer		
T 1 Min.		48	€ 5,41
03 324	Langzeit-Blutdruckmessung		
T 2 Min.		57	€ 6,42
03 330	Spirographische Untersuchung		
T 2 Min.		53	€ 5,97
03 331	Prokto-/Rektoskopischer Untersuchungskomplex		
T 3 Min.		94	€ 10,59
03 335	Orientierende audiometrische Untersuchung nach vorausgegangener, dokumentierter, auffälliger Hörprüfung		
T 2 Min.		90	€ 10,14
03 350	Orientierende entwicklungsneurologische Untersuchung eines Neugeborenen, Säuglings, Kleinkindes oder Kindes		
T 8 Min.		123	€ 13,86
03 351	Orientierende Untersuchung der Sprachentwicklung eines Säuglings, Kleinkindes, Kindes oder Jugendlichen		
Q 10 Min.	einmal im Behandlungsfall	170	€ 19,15

Nr.		Punkte	EUR
03 352	Zuschlag zu den Gebührenordnungspositionen 01 712 bis 01 720 und 01 723 für die Erbringung des Inhalts der Gebührenordnungspositionen 03 350 und/oder 03 351 bei pathologischem Ergebnis einer Kinderfrüherkennungs- bzw. Jugendgesundheitsuntersuchung		
T 4 Min.		76	€ 8,56
03 355	Anleitung zur Selbstanwendung eines Real-Time-Messgerätes zur kontinuierlichen interstitiellen Glukosemessung (rtCGM)		
T 2 Min.	je vollendete 10 Minuten	72	€ 8,11

3.2.4 Hausärztliche geriatrische Versorgung

Nr.		Punkte	EUR
03 360	Hausärztlich-geriatrisches Basisassessment		
Q 4 Min.	einmal im Behandlungsfall	113	€ 12,73
03 362	Hausärztlich-geriatrischer Betreuungskomplex		
Q 9 Min.	einmal im Behandlungsfall	174	€ 19,60

3.2.5 Palliativmedizinische Versorgung

Nr.		Punkte	EUR
03 370	Palliativmedizinische Ersterhebung des Patientenstatus inkl. Behandlungsplan		
k.A.	einmal im Krankheitsfall	341	€ 38,42
03 371	Zuschlag zu der Versichertenpauschale 03 000 für die palliativmedizinische Betreuung des Patienten in der Arztpraxis		
T 12 Min.	einmal im Behandlungsfall	159	€ 17,91
03 372	Zuschlag zu den Gebührenordnungspositionen 01 410 oder 01 413 für die palliativmedizinische Betreuung in der Häuslichkeit		
T 12 Min.	je vollendete 15 Minuten	124	€ 13,97
03 373	Zuschlag zu den Gebührenordnungspositionen 01 411, 01 412 oder 01 415 für die palliativmedizinische Betreuung in der Häuslichkeit		
k.A.	je Besuch	124	€ 13,97

Nr.		Punkte	EUR

4 Versorgungsbereich Kinder- und Jugendmedizin

4.1 Präambel

4.2 Gebührenordnungspositionen der allgemeinen Kinder- und Jugendmedizin

4.2.1 Pädiatrische Versichertenpauschalen, versorgungsbereichsspezifische Vorhaltung

Nr.	Leistung	Punkte	EUR
04 000	**Versichertenpauschale** einmal im Behandlungsfall		
04 001 Q 16 Min.	für Versicherte bis zum vollendeten 4. Lebensjahr	225	€ 25,35
04 002 Q 11 Min.	für Versicherte ab Beginn des 5. bis zum vollendeten 18. Lebensjahr	142	€ 16,00
04 003 Q 9 Min.	für Versicherte ab Beginn des 19. bis zum vollendeten 54. Lebensjahr	114	€ 12,84
04 004 Q 11 Min.	für Versicherte ab Beginn des 55. bis zum vollendeten 75. Lebensjahr	148	€ 16,67
04 005 Q 16 Min.	für Versicherte ab Beginn des 76. Lebensjahres	200	€ 22,53
04 008 k.A.	**Zuschlag zu der Versichertenpauschale nach der Gebührenordnungsposition 04 000 für die Vermittlung eines aus medizinischen Gründen dringend erforderlichen Behandlungstermins gemäß § 73 Abs. 1 Satz 2 Nr. 2 SGB V i.V.m. § 17a Bundesmantelvertrag-Ärzte (BMV-Ä)**	93	€ 10,48

Nr.		Punkte	EUR
04 010	Zuschlag zu der Gebührenordnungsposition 04 000 für die Behandlung aufgrund einer TSS-Vermittlung gemäß Allgemeiner Bestimmung 4.3.10.1 oder 4.3.10.2,		
k.A.	einmal im Arztgruppenfall		
04 020	Hygienezuschlag zu der Versichertenpauschale nach der Gebührenordnungsposition 04 000,		
k.A.	einmal im Behandlungsfall	2	€ 0,23
04 030	Versichertenpauschale bei unvorhergesehener Inanspruchnahme zwischen 19.00 und 7.00 Uhr, an Samstagen, Sonntagen, gesetzlichen Feiertagen, am 24.12. und 31.12. bei persönlichem Arzt-Patienten-Kontakt		
k.A.	höchstens zweimal im Behandlungsfall	77	€ 8,67
04 040	Zusatzpauschale zu den Gebührenordnungspositionen 04 000 und 04 030 für die Wahrnehmung des hausärztlichen Versorgungsauftrags gemäß § 73 Abs. 1 SGB V		
k.A.	einmal im Behandlungsfall	138	€ 15,55

4.2.2 Chronikerpauschalen, Gesprächsleistung

Nr.		Punkte	EUR
04 220	Zuschlag zu der Versichertenpauschale nach der Gebührenordnungsposition 04 000 für die Behandlung und Betreuung eines Patienten mit mindestens einer lebensverändernden chronischen Erkrankung		
Q 8 Min.	einmal im Behandlungsfall	130	€ 14,65
04 221	Zuschlag zu der Gebührenordnungsposition 04 220 für die intensive Behandlung und Betreuung eines Patienten mit mindestens einer lebensverändernden chronischen Erkrankung		
Q 2 Min.	einmal im Behandlungsfall	40	€ 4,51
04 222	Zuschlag zu der Gebührenordnungsposition 04 220		
k.A.	einmal im Behandlungsfall	10	€ 1,13
04 230	Problemorientiertes ärztliches Gespräch, das aufgrund von Art und Schwere der Erkrankung erforderlich ist		
T 10 Min.	je vollendete 10 Minuten	128	€ 14,42

Basierend auf einem Punktwert von 11,2662 Ct.

Nr.		Punkte	EUR
04 231	**Gespräch, Beratung und/oder Erörterung (Abschnitte 4.4 und 4.5)**		
T 10 Min.	je vollendete 10 Minuten	128	€ 14,42

4.2.3 Besondere Leistungen

Nr.		Punkte	EUR
04 241	**Computergestützte Auswertung eines kontinuierlich aufgezeichneten Langzeit-EKG von mindestens 18 Stunden Dauer**		
T 7 Min.		86	€ 9,69
04 242	**Funktionelle Entwicklungstherapie bei Ausfallerscheinungen in bzw. im**		
T 2 Min.	– Motorik und/oder – Sensorik und/oder – Sprachbereich und/oder – Sozialverhalten je vollendete 15 Minuten	114	€ 12,84
04 243	**Funktionelle Entwicklungstherapie bei Ausfallerscheinungen in bzw. im**		
T 1 Min.	– Motorik und/oder – Sensorik und/oder – Sprachbereich und/oder – Sozialverhalten je Teilnehmer, je vollendete 15 Minuten	54	€ 6,08
04 321	**Belastungs-Elektrokardiographie (Belastungs-EKG)**		
T 6 Min.		198	€ 22,31
04 322	**Aufzeichnung eines Langzeit-EKG von mindestens 18 Stunden Dauer**		
T 1 Min.		48	€ 5,41
04 324	**Langzeit-Blutdruckmessung**		
T 2 Min.		57	€ 6,42
04 330	**Spirographische Untersuchung**		
T 2 Min.		53	€ 5,97

Nr.		Punkte	EUR
04 331	Prokto-/Rektoskopischer Untersuchungskomplex		
T 3 Min.		94	€ 10,59
04 335	Orientierende audiometrische Untersuchung nach vorausgegangener, dokumentierter, auffälliger Hörprüfung		
T 2 Min.		90	€ 10,14
04 350	Untersuchung und Beurteilung der funktionellen Entwicklung eines Säuglings, Kleinkindes oder Kindes bis zum vollendeten 6. Lebensjahr		
T 10 Min.	je Sitzung	183	€ 20,62
04 351	Orientierende entwicklungsneurologische Untersuchung eines Neugeborenen, Säuglings, Kleinkindes oder Kindes		
T 8 Min.		123	€ 13,86
04 352	Erhebung des vollständigen Entwicklungsstatus eines Neugeborenen, Säuglings, Kleinkindes, Kindes oder Jugendlichen mit Störungen im Bereich der Koordination, Visuomotorik, der kognitiven Wahrnehmungsfähigkeit unter Berücksichtigung entwicklungsneurologischer, psychologischer und sozialer Aspekte		
Q 18 Min.	einmal im Behandlungsfall	316	€ 35,60
04 353	Orientierende Untersuchung der Sprachentwicklung eines Säuglings, Kleinkindes, Kindes oder Jugendlichen		
Q 10 Min.	einmal im Behandlungsfall	170	€ 19,15
04 354	Zuschlag zu den Gebührenordnungspositionen 01 712 bis 01 720 und 01 723 für die Erbringung des Inhalts der Gebührenordnungspositionen 04 351 und/oder 04 353 bei pathologischem Ergebnis einer Kinderfrüherkennungs- bzw. Jugendgesundheitsuntersuchung		
T 4 Min.		76	€ 8,56

4.2.4 Sozialpädiatrische Versorgung

04 355	Sozialpädiatrisch orientierte eingehende Beratung, Erörterung und/oder Abklärung		
T 15 Min.	einmal im Behandlungsfall	184	€ 20,73

Basierend auf einem Punktwert von 11,2662 Ct.

Nr.		Punkte	EUR
04 356	Zuschlag im Zusammenhang mit der Gebührenordnungsposition 04 355 für die weiterführende sozialpädiatrisch orientierte Versorgung		
T 15 Min.	höchstens dreimal im Krankheitsfall	193	€ 21,74

4.2.5 Palliativmedizinische Versorgung

Nr.		Punkte	EUR
04 370	Palliativmedizinische Ersterhebung des Patientenstatus inkl. Behandlungsplan		
k.A.	einmal im Krankheitsfall	341	€ 38,42
04 371	Zuschlag zu der Versichertenpauschale 04 000 für die palliativmedizinische Betreuung des Patienten in der Arztpraxis		
T 12 Min.	einmal im Behandlungsfall	159	€ 17,91
04 372	Zuschlag zu den Gebührenordnungspositionen 01 410 oder 01 413 für die palliativmedizinische Betreuung in der Häuslichkeit		
T 12 Min.	je vollendete 15 Minuten	124	€ 13,97
04 373	Zuschlag zu den Gebührenordnungspositionen 01 411, 01 412 oder 01 415 für die palliativmedizinische Betreuung in der Häuslichkeit		
k.A.	je Besuch	124	€ 13,97

4.4 Gebührenordnungspositionen der schwerpunktorientierten Kinder- und Jugendmedizin

4.4.1 Gebührenordnungspositionen der Kinder-Kardiologie

Nr.		Punkte	EUR
04 410	Zusatzpauschale Kinderkardiologie		
Q 28 Min.	einmal im Behandlungsfall	739	€ 83,26
04 411	Funktionsanalyse eines Herzschrittmachers zur antibradykarden Therapie		
T 7 Min.		396	€ 44,61

Nr.		Punkte	EUR
04 413	Funktionsanalyse eines implantierten Kardioverters bzw. Defibrillators		
T 14 Min.		732	€ 82,47
04 414	Telemedizinische Funktionsanalyse eines implantierten Kardioverters bzw. Defibrillators		
Q 14 Min.		732	€ 82,47
04 415	Funktionsanalyse eines implantierten Systems zur kardialen Resynchronisationstherapie (CRT-P, CRT-D)		
T 18 Min.		901	€ 101,51
04 416	Telemedizinische Funktionsanalyse eines implantierten Systems zur kardialen Resynchronisationstherapie (CRT-P, CRT-D)		
Q 18 Min.		901	€ 101,51
04 417	Zuschlag zu den Gebührenordnungspositionen 04 411, 04 413 und 04 415		
k.A.		40	€ 4,51
04 419	Ergospirometrische Untersuchung		
T 9 Min.		394	€ 44,39
04 420	Behandlung eines Herz-Transplantatträgers		
Q 15 Min.	einmal im Behandlungsfall	211	€ 23,77

4.4.2 Neuropädiatrische Gebührenordnungspositionen

Nr.		Punkte	EUR
04 430	Neuropädiatrisches Gespräch, Behandlung, Beratung, Erörterung und/oder Abklärung (Einzelbehandlung)		
Q 10 Min.	je vollendete 10 Minuten	128	€ 14,42
04 431	Ausführliche neurologisch-motoskopische Untersuchung bei einem Säugling, Kleinkind, Kind oder Jugendlichen		
T 2 Min.	je vollendete 15 Minuten, höchstens zweimal im Behandlungsfall	114	€ 12,84

Basierend auf einem Punktwert von 11,2662 Ct.

Nr.		Punkte	EUR
04 433	**Zusatzpauschale Koordination der neuropädiatrischen Betreuung bei der fortgesetzten Betreuung von Patienten bei mindestens einer der Diagnosen:**		
Q 17 Min.	– Epilepsie (G40, G41), – Migräne (G43), – infantile Zerebralparese, sonstige Lähmung (G80 bis G83), – kombinierte Entwicklungsstörung (F83), – tiefgreifende Entwicklungsstörung (F84 bis F89), – geistige Behinderung (F70 bis F79), – schwerwiegendes Fehlbildungssyndrom, Myelomeningocele (Q01 bis Q18, Q71 bis Q74, Q76 bis Q78, Q85 bis Q87, Q90 bis Q99), – Hydrocephalus, Hypoxischer Hirnschaden (G91 bis G94), – metabolische Erkrankung, Neuropathien, neurodegenerative Erkrankung (G10 bis G25, G32 bis G37, G50 bis G64, G90.60), – Muskeldystrophie, Myopathien (G70 bis G73), – Zustand nach SHT III (S06.1 bis S06.9), – Aufmerksamkeitsstörungen (F90), einmal im Behandlungsfall	340	€ 38,31
04 434	**Elektroenzephalographische Untersuchung bei einem Neugeborenen, Säugling, Kleinkind, Kind oder Jugendlichen**		
T 9 Min.		274	€ 30,87
04 435	**Pädiatrische Kurz-Schlaf-EEG-Untersuchung bei einem Neugeborenen, Säugling, Kleinkind, Kind oder Jugendlichen**		
T 30 Min.		612	€ 68,95
04 436	**Neurophysiologische Untersuchung (SEP, VEP, AEP, MEP)**		
T 10 Min.	je Sitzung	263	€ 29,63
04 437	**Zusatzpauschale Abklärung einer peripheren neuromuskulären Erkrankung bei einem Neugeborenen, Säugling, Kleinkind, Kind oder Jugendlichen**		
T 8 Min.		209	€ 23,55
04 439	**Elektronystagmo-/Okulographie, Blinkreflexprüfung**		
Q 6 Min.	einmal im Behandlungsfall	118	€ 13,29

4.4.3 Gebührenordnungspositionen der pädiatrischen Hämatologie und Onkologie

Nr.	Leistung	Punkte	EUR
04 441	Zusatzpauschale Behandlung einer laboratoriumsmedizinisch oder histologisch/zytologisch gesicherten, primär hämatologischen und/oder onkologischen und/oder immunologischen Systemerkrankung		
Q, 13 Min.	einmal im Behandlungsfall	191	€ 21,52
04 442	Zusatzpauschale intensive, aplasieinduzierende und/oder toxizitätsadaptierte, antiproliferative Behandlung bei einem Säugling, Kleinkind, Kind oder Jugendlichen		
Q, 12 Min.	einmal im Behandlungsfall	177	€ 19,94
04 443	Zusatzpauschale intensivierte Nachbetreuung nach Tumorbehandlung und/oder allogener(n) oder autologer(n) Transplantation(en) hämatopoetischer Stammzellen bei einem Säugling, Kleinkind, Kind oder Jugendlichen		
Q, 12 Min.	einmal im Behandlungsfall	189	€ 21,29

4.5 Pädiatrische Gebührenordnungspositionen mit Zusatzweiterbildung

4.5.1 Pädiatrisch-gastroenterologische Gebührenordnungspositionen

Nr.	Leistung	Punkte	EUR
04 511	Zusatzpauschale Ösophago-Gastroduodenoskopie		
T, 11 Min.		878	€ 98,92
04 512	Langzeit-ph-Metrie des Ösophagus von mindestens 12 Stunden Dauer mit Sondeneinführung		
T, 6 Min.		468	€ 52,73
04 513	Perkutane Gastrostomie beim Säugling, Kleinkind, Kind oder Jugendlichen		
T, 26 Min.		1197	€ 134,86
04 514	Zusatzpauschale Koloskopie beim Säugling, Kleinkind, Kind oder Jugendlichen		
T, 30 Min.		1600	€ 180,26

Nr.		Punkte	EUR
04 515	**Zuschlag zu den Gebührenordnungspositionen 04 511, 04 513 und 04 514**		
T 6 Min.		518	€ 58,36
04 516	**Zusatzpauschale Rektoskopie beim Säugling, Kleinkind, Kind oder Jugendlichen**		
T 3 Min.		94	€ 10,59
04 518	**Zusatzpauschale (Teil-)Koloskopie und/oder Sigmoidoskopie beim Säugling, Kleinkind, Kind oder Jugendlichen**		
T 18 Min.		1048	€ 118,07
04 520	**Zusätzliche Leistung(en) im Zusammenhang mit den Gebührenordnungspositionen 04 514 oder 04 518**		
T 6 Min.		233	€ 26,25
04 523	**Zusatzpauschale Behandlung eines Dünndarm- und/oder Leber-Transplantatträgers**		
Q 15 Min.	einmal im Behandlungsfall	211	€ 23,77
04 527	**Zusatzpauschale Behandlung eines Bauchspeicheldrüsen-Transplantatträgers**		
Q 15 Min.	einmal im Behandlungsfall	211	€ 23,77
04 528	**Zusatzpauschale Durchführung einer Kapselendoskopie bei Erkrankungen des Dünndarms entsprechend der Richtlinie des Gemeinsamen Bundesausschusses (Nr. 16 der Anlage I „Anerkannte Untersuchungs- oder Behandlungsmethoden" der Richtlinie Methoden vertragsärztliche Versorgung) und entsprechend der Qualitätssicherungsvereinbarung Kapselendoskopie gemäß § 135 Abs. 2 SGB V**		
T 8 Min.	einmal im Behandlungsfall	1109	€ 124,94
04 529	**Zusatzpauschale Auswertung einer Untersuchung mittels Kapselendoskopie bei Erkrankungen des Dünndarms entsprechend der Richtlinie des Gemeinsamen Bundesausschusses (Nr. 16 der Anlage I „Anerkannte Untersuchungs- oder Behandlungsmethoden" der Richtlinie Methoden vertragsärztliche Versorgung) und entsprechend der Qualitätssicherungsvereinbarung Kapselendoskopie gemäß § 135 Abs. 2 SGB V**		
T 60 Min.	einmal im Behandlungsfall	2474	€ 278,73

Nr.		Punkte	EUR

4.5.2 Pädiatrisch-pneumologische Gebührenordnungspositionen

Nr.	Leistung	Punkte	EUR
04 530	**Zusatzpauschale pädiatrische Pneumologie**		
Q, 3 Min.	einmal im Behandlungsfall	311	€ 35,04
04 532	**Zuschlag zu der Gebührenordnungsposition 04 530 für die Durchführung eines unspezifischen bronchialen Provokationstests**		
T, 3 Min.		367	€ 41,35
04 534	**Ergospirometrische Untersuchung**		
T, 9 Min.		394	€ 44,39
04 535	**Schweißtest zur Mukoviszidose-Diagnostik**		
T, 1 Min.	je Untersuchung	69	€ 7,77
04 536	**Bestimmung des Säurebasenhaushalts und Blutgasanalyse**		
T, 1 Min.		84	€ 9,46
04 537	**Zusatzpauschale Behandlung eines Lungen- oder Herz-Lungen-Transplantatträgers**		
Q, 15 Min.	einmal im Behandlungsfall	211	€ 23,77
04 538	**FeNO-Messung zur Indikationsstellung einer Therapie mit Dupilumab**		
T, 1 Min.		88	€ 9,91

4.5.3 Gebührenordnungspositionen der pädiatrischen Rheumatologie

04 550 Zusatzpauschale pädiatrische Rheumatologie

Q, 15 Min.

Behandlung und/oder Betreuung eines Kindes oder Jugendlichen mit mindestens einer der nachfolgend genannten Indikationen:

- chronische Arthritis, Kollagenose, Vaskulitis,
- systemische autoinflammatorische Erkrankung (z. B. periodisches Fiebersyndrom, PAPA, Blau-Syndrom, chronische Osteitis/Osteomyelitis),

Nr.		Punkte	EUR
	– andere entzündlich rheumatische Systemerkrankung (z. B. M. Behcet, Sarkoidose, chronische idiopathische Uveitis), – chronisches, funktionsbeeinträchtigendes, lokalisiertes oder generalisiertes Schmerzsyndrom mit Manifestation am Bewegungsapparat (Fibromyalgie), einmal im Behandlungsfall	232	€ 26,14
04 551	**Zusatzpauschale spezielle kinderrheumatologische Funktionsdiagnostik**		
Q 11 Min.	Pädiatrisch-Rheumatologische Funktionsdiagnostik bzw. rheumatologisches Assessment zur Verlaufskontrolle mindestens einer gesicherten rheumatologischen Erkrankung oder zur Abklärung bei Verdacht auf mindestens eine der nachfolgenden Erkrankungen: – chronische Arthritis – Kollagenose – Vaskulitis – systematische autoinflammatorische Erkrankung (z. B. periodisches Fiebersyndrom, PAPA, Blau-Syndrom, chronische Osteitis/Osteomyelitis) – andere entzündlich rheumatische Systemerkrankung (z. B. M. Behcet, Sarkoidose, chronische idiopathische Uveitis) – chronisches, funktionsbeeinträchtigendes, lokalisiertes oder generalisiertes Schmerzsyndrom mit Manifestation am Bewegungsapparat (Fibromyalgie), einmal im Behandlungsfall	154	€ 17,35

4.5.4 Gebührenordnungspositionen der pädiatrischen Nephrologie und Dialyse

Nr.		Punkte	EUR
04 560	**Zusatzpauschale kontinuierliche Betreuung eines chronisch niereninsuffizienten Patienten**		
Q 15 Min.	einmal im Behandlungsfall	211	€ 23,77
04 561	**Zusatzpauschale kindernephrologische Behandlung eines Nieren- oder Nieren-Bauchspeicheldrüsen-Transplantatträgers**		
Q 15 Min.	einmal im Behandlungsfall	211	€ 23,77
04 562	**Zusatzpauschale kontinuierliche Betreuung eines dialysepflichtigen Patienten**		
Q 13 Min.	einmal im Behandlungsfall	302	€ 34,02

Basierend auf einem Punktwert von 11,2662 Ct.

Nr.		Punkte	EUR
04 563	Zuschlag zu der Versichertenpauschale nach der Gebührenordnungsposition 04 000 für die Wahrnehmung des Versorgungsauftrages gemäß § 3 Abs. 3 Buchstabe e) Anlage 9.1 BMV-Ä (Versorgung chronisch niereninsuffizienter Patienten),		
k.A.	einmal im Behandlungsfall	950	€ 107,03
04 564	Zusatzpauschale kindernephrologische Betreuung eines Säuglings, Kleinkindes, Kindes oder Jugendlichen bei Hämodialyse als Zentrums- bzw. Praxishämodialyse, Heimdialyse oder zentralisierter Heimdialyse, oder bei intermittierender Peritonealdialyse (IPD), einschl. Sonderverfahren (z. B. Hämofiltration, Hämodiafiltration nach der Vereinbarung zu den Blutreinigungsverfahren gemäß § 135 Abs. 2 SGB V),		
T 8 Min.	je Dialysetag	149	€ 16,79
04 565	Zusatzpauschale kindernephrologische Betreuung bei Durchführung einer Peritonealdialyse (CAPD oder CCPD) eines Säuglings, Kleinkindes, Kindes oder Jugendlichen,		
T 4 Min.	je Dialysetag	74	€ 8,34
04 566	Zuschlag zu den Gebührenordnungspositionen 04 564 und 04 565 für die Durchführung einer Trainingsdialyse,		
Q 12 Min.	je vollendeter Trainingswoche	225	€ 25,35
04 567	Zuschlag im Zusammenhang mit der Gebührenordnungsposition 04 562		
Q k.A.	einmal im Behandlungsfall	90	€ 10,14
04 572	Zusatzpauschale kindernephrologische Betreuung bei einem Neugeborenen, Säugling, Kleinkind, Kind oder Jugendlichen bei LDL-Apherese gemäß Nr. 1 Anlage I „Anerkannte Untersuchungs- oder Behandlungsmethoden“ der Richtlinie Methoden vertragsärztliche Versorgung des Gemeinsamen Bundesausschusses,		
T 8 Min.	je Apherese	149	€ 16,79
04 573	Zusatzpauschale kindernephrologische Betreuung bei einem Neugeborenen, Säugling, Kleinkind, Kind oder Jugendlichen bei einer Apherese bei rheumatoider Arthritis gemäß Nr. 1 Anlage I „Anerkannte Untersuchungs- oder Behandlungsmethoden“ der Richtlinie Methoden vertragsärztliche Versorgung des Gemeinsamen Bundesausschusses,		
T 8 Min.	je Apherese	149	€ 16,79

Basierend auf einem Punktwert von 11,2662 Ct.

Nr.		Punkte	EUR

4.5.5 Gebührenordnungspositionen der pädiatrischen Endokrinologie und Diabetologie

Nr.		Punkte	EUR
04 580	**Zusatzpauschale Diagnostik und Behandlung eines Patienten mit morphologischen Veränderungen einer Hormondrüse und/oder mit einer laboratoriumsmedizinisch gesicherten Hormonüber- oder -unterfunktion**		
Q 9 Min.	einmal im Behandlungsfall	139	€ 15,66
04 590	**Anleitung zur Selbstanwendung eines Real-Time-Messgerätes zur kontinuierlichen interstitiellen Glukosemessung (rtCGM)**		
T 2 Min.	je vollendete 10 Minuten	72	€ 8,11

Nr.		Punkte	EUR

III.b Fachärztlicher Versorgungsbereich

5 Anästhesiologische Gebührenordnungspositionen

5.1 Präambel

5.2 Anästhesiologische Grundpauschalen

Grundpauschale

einmal im Behandlungsfall

Nr.	Leistung	Punkte	EUR
05 210	**für Versicherte bis zum vollendeten 5. Lebensjahr**		
Q 5 Min.		100	€ 11,27
05 211	**für Versicherte ab Beginn des 6. bis zum vollendeten 59. Lebensjahr**		
Q 5 Min.		90	€ 10,14
05 212	**für Versicherte ab Beginn des 60. Lebensjahres**		
Q 6 Min.		105	€ 11,83
05 215	**Hygienezuschlag zu den Gebührenordnungspositionen 05 210 bis 05 212,**		
k.A.	**einmal im Behandlungsfall**	2	€ 0,23
05 220	**Zuschlag für die anästhesiologische Grundversorgung gemäß Allgemeiner Bestimmung 4.3.8 zu den Gebührenordnungspositionen 05 210 bis 05 212,**		
k.A.	**einmal im Behandlungsfall**	75	€ 8,45
05 222	**Zuschlag zu der Gebührenordnungsposition 05 220,**		
k.A.	**einmal im Behandlungsfall**	20	€ 2,25
05 227	**Zuschlag zu den Gebührenordnungspositionen 05 210 bis 05 212,**		
k.A.	**einmal im Behandlungsfall**	3	€ 0,34

Nr.		Punkte	EUR
05 228	Zuschlag zu den Gebührenordnungspositionen 05 210 bis 05 212 für die Behandlung aufgrund einer TSS-Vermittlung gemäß Allgemeiner Bestimmung 4.3.10.1 oder 4.3.10.2,		
k.A.	einmal im Arztgruppenfall		
05 230	Aufwandserstattung für das Aufsuchen eines Kranken in der Praxis eines anderen Arztes oder Zahnarztes zur Durchführung der Leistung entsprechend der Gebührenordnungspositionen 01 856, 01 913, 31 840, 31 841 oder von Anästhesien/Narkosen des Kapitels 5 oder 31.		
k.A.		53	€ 5,97

5.3 Diagnostische und therapeutische Gebührenordnungspositionen

Nr.		Punkte	EUR
05 310	Präanästhesiologische Untersuchung vor einer geplanten ambulanten oder belegärztlichen Operation der Abschnitte 31.2, 36.2 oder vor einer geplanten Leistung nach den Gebührenordnungspositionen 05 320, 05 330, 05 340, 05 341, 05 360 oder 05 370		
Q 7 Min.	einmal im Behandlungsfall	132	€ 14,87
05 315	Zuschlag zu den Gebührenordnungspositionen 31 840, 31 841, 36 840 und 36 841		
k.A.		14	€ 1,58
05 320	Leitungsanästhesie eines Nerven oder Ganglions an der Schädelbasis		
T 6 Min.		165	€ 18,59
05 330	Anästhesie und/oder Narkose, bis zu einer Schnitt-Naht-Zeit bzw. Eingriffszeit von 15 Minuten, einschließlich der prä- und postanästhesiologischen Rüstzeiten, mittels eines oder mehrerer der nachfolgend genannten Verfahren:		
T 32 Min.	– Plexusanästhesie und/oder – Spinal- und/oder Periduralanästhesie und/oder – Intravenöse regionale Anästhesie einer Extremität und/oder – Narkose mit Maske, Larynxmaske und/oder endotracheale Intubation einschließlich Kapnometrie		
		997	€ 112,32

Nr.		Punkte	EUR
05 331	Zuschlag zu der Gebührenordnungsposition 05 330 bei Fortsetzung einer Anästhesie und/oder Narkose,		
T 15 Min.	je weitere vollendete 15 Minuten Schnitt-Naht-Zeit bzw. Eingriffszeit	349	€ 39,32
05 340	Überwachung der Vitalfunktionen		
T 15 Min.	je vollendete 15 Minuten Schnitt-Naht-Zeit bzw. Eingriffszeit	197	€ 22,19
05 341	Einleitung und Unterhaltung einer Analgesie und/oder Sedierung während eines operativen oder stationsersetzenden Eingriffs gemäß § 115 b SGB		
T 10 Min.	je vollendete 10 Minuten	197	€ 22,19
05 350	Beobachtung und Betreuung eines Patienten nach einem operativen oder diagnostischen Eingriff im Anschluss an die Leistung entsprechend der Gebührenordnungsposition 05 330		
T 4 Min.	je Sitzung	443	€ 49,91

5.4 Anästhesien und Analgesien im Zusammenhang mit der Erbringung von Leistungen des Abschnitts 8.4

Nr.		Punkte	EUR
05 360	Periduralanästhesie im Zusammenhang mit der Erbringung einer Leistung entsprechend der Gebührenordnungspositionen 08 411 bis 08 416		
T 12 Min.		404	€ 45,52
05 361	Dokumentierte Überwachung im Anschluss an die Leistung entsprechend der Gebührenordnungsposition 05 360		
T 4 Min.		213	€ 24,00
05 370	Anästhesie und/oder Narkose, bis zu einer Schnitt-Naht-Zeit von 15 Minuten, einschließlich der prä- und postanästhesiologischen Rüstzeiten, im Zusammenhang mit der Erbringung der Leistung entsprechend der Gebührenordnungsposition 08 415, mittels eines oder mehrerer der nachfolgend genannten Verfahren:		
T 25 Min.	– Spinal- und/oder Periduralanästhesie und/oder – Intubationsnarkose	844	€ 95,09

Basierend auf einem Punktwert von 11,2662 Ct.

Nr.		Punkte	EUR
05 371	**Zuschlag zu der Gebührenordnungsposition 05 370 bei Fortsetzung einer Anästhesie und/oder Narkose,**		
T 10 Min.	**je weitere vollendete 15 Minuten Schnitt-Naht-Zeit**	318	€ 35,83
05 372	**Beobachtung und Betreuung eines Patienten im Anschluss an die Leistung entsprechend der Gebührenordnungsposition 05 370**		
T 8 Min.		465	€ 52,39

6 Augenärztliche Gebührenordnungspositionen

6.1 Präambel

6.2 Augenärztliche Grundpauschalen

Nr.		Punkte	EUR
	Grundpauschale		
	einmal im Behandlungsfall		
06 210	**für Versicherte bis zum vollendeten 5. Lebensjahr**		
Q 8 Min.		149	€ 16,79
06 211	**für Versicherte ab Beginn des 6. bis zum vollendeten 59. Lebensjahr**		
Q 7 Min.		117	€ 13,18
06 212	**für Versicherte ab Beginn des 60. Lebensjahres**		
Q 9 Min.		136	€ 15,32
06 215	**Hygienezuschlag zu den Gebührenordnungspositionen 06 210 bis 06 212,**		
k.A.	**einmal im Behandlungsfall**	2	€ 0,23
06 220	**Zuschlag für die augenärztliche Grundversorgung gemäß Allgemeiner Bestimmung 4.3.8 zu den Gebührenordnungspositionen 06 210 bis 06 212,**		
k.A.	**einmal im Behandlungsfall**	21	€ 2,37

Nr.		Punkte	EUR
06 222	**Zuschlag zu der Gebührenordnungsposition 06 220,**		
k.A.	**einmal im Behandlungsfall**	6	€ 0,68
06 225	**Zuschlag zu den Grundpauschalen nach den Nrn. 06 210 bis 06 212 für die Behandlung eines Versicherten ausschließlich durch (einen) konservativ tätige(n) Augenarzt/-ärzte gemäß Nr. 6 der Präambel 6.1**		
Q 7 Min.	**einmal im Behandlungsfall**	126	€ 14,20
06 227	**Zuschlag zu den Gebührenordnungspositionen 06 210 bis 06 212,**		
k.A.	**einmal im Behandlungsfall**	2	€ 0,23
06 228	**Zuschlag zu den Gebührenordnungspositionen 06 210 bis 06 212 für die Behandlung aufgrund einer TSS-Vermittlung gemäß Allgemeiner Bestimmung 4.3.10.1 oder 4.3.10.2,**		
k.A.	**einmal im Arztgruppenfall**		

6.3 Diagnostische und therapeutische Gebührenordnungspositionen

Nr.		Punkte	EUR
06 310	**Fortlaufende Tonometrie**		
T 5 Min.		101	€ 11,38

Hinweis:

Einmal am Kalendertag. Bei Tagesprofil mindestens vier Messungen obligat.

Nr.		Punkte	EUR
06 312	**Elektrophysiologische Untersuchung**		
Q 10 Min.	**einmal im Behandlungsfall**	200	€ 22,53
06 320	**Zusatzpauschale Untersuchung und ggf. Behandlung einer krankhaften Störung des binokularen Sehens für Versicherte bis zum vollendeten 5. Lebensjahr**		
Q 4 Min.	**einmal im Behandlungsfall**	242	€ 27,26
06 321	**Zusatzpauschale Untersuchung und ggf. Behandlung einer krankhaften Störung des binokularen Sehens für Versicherte ab Beginn des 6. Lebensjahres**		
Q 4 Min.	**einmal im Behandlungsfall**	205	€ 23,10

Nr.		Punkte	EUR
06 330	Perimetrie		
T 2 Min.		156	€ 17,58
06 331	Fluoreszenzangiographische Untersuchung der terminalen Strombahn am Augenhintergrund einschl. Applikation des Teststoffes (Fluoreszein-Natrium oder Indozyanin), einschl. Sachkosten		
T 8 Min.		439	€ 49,46
06 332	Photodynamische Therapie(n) mit Verteporfin gemäß den Beschlüssen des Bundesausschusses der Ärzte und Krankenkassen bzw. des Gemeinsamen Bundesausschusses einschließlich Sachkosten mit Ausnahme von Verteporfin		
Q 32 Min.	einmal im Behandlungsfall	2231	€ 251,35
06 333	Binokulare Untersuchung des gesamten Augenhintergrundes		
T 3 Min.		53	€ 5,97
06 334	Zusatzpauschale für die Betreuung eines Patienten nach Durchführung einer intravitrealen Medikamenteneingabe am rechten Auge nach den Gebührenordnungspositionen 31 371, 31 373, 36 371 oder 36 373		
T 7 Min.		129	€ 14,53
06 335	Zusatzpauschale für die Betreuung eines Patienten nach Durchführung einer intravitrealen Medikamenteneingabe am linken Auge nach den Gebührenordnungspositionen 31 372, 31 373, 36 372 oder 36 373		
T 7 Min.		129	€ 14,53
06 336	Optische Kohärenztomographie am rechten Auge zur Diagnostik gemäß Nr. 29 der Anlage I „Anerkannte Untersuchungs- oder Behandlungsmethoden“ der Richtlinie Methoden vertragsärztliche Versorgung des Gemeinsamen Bundesausschusses		
T 5 Min.	einmal im Behandlungsfall	404	€ 45,52
06 337	Optische Kohärenztomographie am linken Auge zur Diagnostik gemäß Nr. 29 der Anlage I „Anerkannte Untersuchungs- oder Behandlungsmethoden“ der Richtlinie Methoden vertragsärztliche Versorgung des Gemeinsamen Bundesausschusses		
T 5 Min.	einmal im Behandlungsfall	404	€ 45,52

Basierend auf einem Punktwert von 11,2662 Ct.

Nr.		Punkte	EUR
06 338	**Optische Kohärenztomographie am rechten Auge zur Therapiesteuerung gemäß Nr. 29 der Anlage I „Anerkannte Untersuchungs- oder Behandlungsmethoden" der Richtlinie Methoden vertragsärztliche Versorgung des Gemeinsamen Bundesausschusses**		
T 5 Min.	einmal am Behandlungstag	404	€ 45,52
06 339	**Optische Kohärenztomographie am linken Auge zur Therapiesteuerung gemäß Nr. 29 der Anlage I „Anerkannte Untersuchungs- oder Behandlungsmethoden" der Richtlinie Methoden vertragsärztliche Versorgung des Gemeinsamen Bundesausschusses**		
T 5 Min.	einmal am Behandlungstag	404	€ 45,52
06 340	**Anpassung einer Verbandlinse bei vorliegender Indikation gemäß den Richtlinien des Gemeinsamen Bundesausschusses über die Verordnung von Hilfsmitteln in der vertragsärztlichen Versorgung**		
Q 6 Min.	einmal im Behandlungsfall	143	€ 16,11
06 341	**Erstanpassung und Auswahl der Kontaktlinse(n) gemäß den Richtlinien des Gemeinsamen Bundesausschusses über die Verordnung von Hilfsmitteln in der vertragsärztlichen Versorgung**		
Q 31 Min.	einmal im Behandlungsfall	507	€ 57,12
06 342	**Prüfung auf Sitz und Verträglichkeit einer (von) gemäß den Richtlinien des Gemeinsamen Bundesausschusses über die Verordnung von Hilfsmitteln in der vertragsärztlichen Versorgung verordneten Kontaktlinse(n)**		
Q 6 Min.	einmal im Behandlungsfall	85	€ 9,58
06 343	**Bestimmung und/oder Anpassung von und/oder Einweisung in den Gebrauch von Fernrohr-, Lupenbrillen oder elektronischen Sehhilfen (z. B. Bildschirmvergrößerung),**		
Q 11 Min.	einmal im Behandlungsfall	254	€ 28,62
06 350	**Kleinchirurgischer Eingriff am Auge I und/oder primäre Wundversorgung am Auge**		
T 4 Min.	einmal am Behandlungstag	70	€ 7,89
06 351	**Kleinchirurgischer Eingriff am Auge II und/oder primäre Wundversorgung am Auge mittels Naht**		
T 5 Min.	einmal am Behandlungstag	133	€ 14,98

Basierend auf einem Punktwert von 11,2662 Ct.

Nr.		Punkte	EUR
06 352	Kleinchirurgischer Eingriff am Auge III und/oder primäre Wundversorgung am Auge bei Säuglingen, Kleinkindern und Kindern		
T 11 Min.	einmal am Behandlungstag	262	€ 29,52
06 362	Hornhauttomographie gemäß Nr. 27 Anlage I der Richtlinie Methoden vertragsärztliche Versorgung des Gemeinsamen Bundesausschusses		
T 2 Min.	je Auge einmal am Behandlungstag	231	€ 26,02

7 Chirurgische, kinderchirurgische und plastisch-chirurgische Gebührenordnungspositionen

7.1 Präambel

7.2 Chirurgische Grundpauschalen

	Grundpauschale		
	einmal im Behandlungsfall		
07 210	für Versicherte bis zum vollendeten 5. Lebensjahr		
Q 15 Min.		228	€ 25,69
07 211	für Versicherte ab Beginn des 6. bis zum vollendeten 59. Lebensjahr		
Q 14 Min.		231	€ 26,02
07 212	für Versicherte ab Beginn des 60. Lebensjahres		
Q 16 Min.		267	€ 30,08
07 215	Hygienezuschlag zu den Gebührenordnungspositionen 07 210 bis 07 212,		
k.A.	einmal im Behandlungsfall	2	€ 0,23
07 220	Zuschlag für die chirurgische Grundversorgung gemäß Allgemeiner Bestimmung 4.3.8 zu den Gebührenordnungspositionen 07 210 bis 07 212,		
k.A.	einmal im Behandlungsfall	32	€ 3,61

Nr.		Punkte	EUR
07 222	Zuschlag zu der Gebührenordnungsposition 07 220,		
k.A.	einmal im Behandlungsfall	9	€ 1,01
07 227	Zuschlag zu den Gebührenordnungspositionen 07 210 bis 07 212,		
k.A.	einmal im Behandlungsfall	2	€ 0,23
07 228	Zuschlag zu den Gebührenordnungspositionen 07 210 bis 07 212 für die Behandlung aufgrund einer TSS-Vermittlung gemäß Allgemeiner Bestimmung 4.3.10.1 oder 4.3.10.2,		
k.A.	einmal im Arztgruppenfall		

7.3 Diagnostische und therapeutische Gebührenordnungspositionen

Nr.		Punkte	EUR
07 310	Zusatzpauschale Behandlung und ggf. Diagnostik von Erkrankung(en) des Stütz- und Bewegungsapparates (angeboren, traumatisch, posttraumatisch, perioperativ), entzündlicher(n) Erkrankung(en) des Stütz- und Bewegungsapparates, Skelettanomalie(n) bei Neugeborenen, Säuglingen, Kleinkindern und Kindern		
Q 14 Min.	einmal im Behandlungsfall	233	€ 26,25
07 311	Zusatzpauschale Behandlung und ggf. Diagnostik von Erkrankung(en) des Stütz- und Bewegungsapparates (angeboren, erworben, degenerativ, posttraumatisch, perioperativ), entzündlicher(n) Erkrankung(en) des Stütz- und Bewegungsapparates bei Jugendlichen und Erwachsenen		
Q 12 Min.	einmal im Behandlungsfall	218	€ 24,56
07 320	Zusatzpauschale Diagnostik und/oder Therapie bei visceralchirurgischer(n) Erkrankung(en) und/oder Eingriff(en)		
Q 9 Min.	einmal im Behandlungsfall	159	€ 17,91
07 330	Zusatzpauschale Behandlung eines Patienten mit einer Funktionsstörung der Hand		
Q 12 Min.	einmal im Behandlungsfall	212	€ 23,88
07 340	Behandlung einer/eines/von sekundär heilenden Wunde(n), Verbrennung(en) ab 2. Grades, septischen Wundheilungsstörung(en), Abszesses/n, septischen Knochenprozesses/n und/oder Decubitalulcus (-ulcera)		
Q 11 Min.	einmal im Behandlungsfall	271	€ 30,53

Basierend auf einem Punktwert von 11,2662 Ct.

Nr.		Punkte	EUR
07 345	**Zusatzpauschale Behandlung und/oder Betreuung eines Patienten mit einer gesicherten onkologischen Erkrankung bei laufender onkologischer Therapie oder Betreuung im Rahmen der Nachsorge**		
Q 13 Min.	einmal im Behandlungsfall	191	€ 21,52

8 Frauenärztliche, geburtshilfliche und reproduktionsmedizinische Gebührenordnungspositionen

8.1 Präambel

8.2 Frauenärztliche Grundpauschalen

Nr.		Punkte	EUR
	Grundpauschale		
	einmal im Behandlungsfall		
08 210	**für Versicherte bis zum vollendeten 5. Lebensjahr**		
Q 7 Min.		113	€ 12,73
08 211	**für Versicherte ab Beginn des 6. bis zum vollendeten 59. Lebensjahr**		
Q 9 Min.		147	€ 16,56
08 212	**für Versicherte ab Beginn des 60. Lebensjahres**		
Q 9 Min.		151	€ 17,01
08 215	**Hygienezuschlag zu den Gebührenordnungspositionen 08 210 bis 08 212,**		
k.A.	einmal im Behandlungsfall	2	€ 0,23
08 220	**Zuschlag für die gynäkologische Grundversorgung gemäß Allgemeiner Bestimmung 4.3.8 zu den Gebührenordnungspositionen 08 210 bis 08 212,**		
k.A.	einmal im Behandlungsfall	24	€ 2,70
08 222	**Zuschlag zu der Gebührenordnungsposition 08 220,**		
k.A.	einmal im Behandlungsfall	6	€ 0,68

Basierend auf einem Punktwert von 11,2662 Ct.

Nr.		Punkte	EUR
08 227	Zuschlag zu den Gebührenordnungspositionen 08 210 bis 08 212,		
k.A.	einmal im Behandlungsfall	2	€ 0,23
08 228	Zuschlag zu den Gebührenordnungspositionen 08 210 bis 08 212 für die Behandlung aufgrund einer TSS-Vermittlung gemäß Allgemeiner Bestimmung 4.3.10.1 oder 4.3.10.2,		
k.A.	einmal im Arztgruppenfall		
08 230	Zuschlag zur Grundpauschale im Rahmen der Reproduktionsmedizin, bei denen die Gebührenordnungspositionen 08 530, 08 531, 08 535, 08 550, 08 555, 08 558 und/oder 08 635 berechnet werden,		
Q 13 Min.	einmal im Behandlungsfall	208	€ 23,43
08 231	Zuschlag zur Grundpauschale im Rahmen der Geburtshilfe, bei denen Gebührenordnungspositionen des Abschnitts 8.4 berechnet werden,		
Q 6 Min.	einmal im Behandlungsfall	98	€ 11,04

8.3 Diagnostische und therapeutische Gebührenordnungspositionen

Nr.		Punkte	EUR
08 310	Apparative Untersuchung einer Patientin mit Harninkontinenz		
Q 32 Min.	einmal im Behandlungsfall	605	€ 68,16
08 311	Urethro(-zysto)skopie		
T 5 Min.		281	€ 31,66
08 312	Zuschlag zu der Gebührenordnungsposition 08 311 für die transurethrale Therapie mit Botulinumtoxin,		
T 8 Min.	je vollendete 10 Minuten	282	€ 31,77
08 313	Zuschlag zu der Gebührenordnungsposition 08 312 für die Beobachtung eines Patienten im Anschluss an die transurethrale Therapie mit Botulinumtoxin		
T 4 Min.	einmal am Behandlungstag	143	€ 16,11
08 320	Stanzbiopsie(n) der Mamma unter Ultraschallsicht		
T 13 Min.	je Seite	395	€ 44,50

Nr.			Punkte	EUR
08 330	Einlegen, Wechseln oder Entfernen eines Ringes oder Pessars, intrauterin oder vaginal, wegen einer Krankheit			
T 3 Min.			62	€ 6,99
08 331	Subkutane Applikation eines Depot-Kontrazeptivums, wegen einer Krankheit			
T 3 Min.			62	€ 6,99
08 332	Vaginoskopie bei einem Kind bis zum vollendeten 12. Lebensjahr oder bei Patientinnen mit Vaginalstenose			
T 3 Min.			97	€ 10,93
08 333	Zusatzpauschale Prokto-/Rektoskopie			
T 3 Min.			94	€ 10,59
08 334	Zuschlag zu der Gebührenordnungsposition 08 333 für die Polypentfernung(en)			
T 4 Min.			54	€ 6,08
08 340	Gewinnung von Zellmaterial aus der Gebärmutterhöhle, einschl. Kosten			
T 3 Min.			53	€ 5,97
08 341	Prüfung der Eileiter auf Durchgängigkeit mittels sonographischer Kontrastmitteluntersuchung			
Q 6 Min.	einmal im Behandlungsfall		110	€ 12,39
08 345	Zusatzpauschale Behandlung und/oder Betreuung eines Patienten mit einer gesicherten onkologischen Erkrankung bei laufender onkologischer Therapie oder Betreuung im Rahmen der Nachsorge			
Q 13 Min.	einmal im Behandlungsfall		191	€ 21,52
08 347	Erörterung der Besonderheiten des biomarkerbasierten Tests bei Patientinnen mit primärem Mammakarzinom gemäß Nr. 30 der Anlage I „Anerkannte Untersuchungs- oder Behandlungsmethoden" der Richtlinie Methoden vertragsärztliche Versorgung des Gemeinsamen Bundesausschusses			
T 5 Min.	je vollendete 5 Minuten		65	€ 7,32

8.4 Geburtshilfe

Hinweis:

Die hier angegebenen Punktzahlen entsprechen den Bewertungen bei belegärztlich stationärer Abrechnung und weichen vom EBM ab. Die vom Bewertungsausschuss im November 2008 beschlossene Erhöhung der Punktzahl des Abschnitts 8.4 von 18,69 v. H. gilt nur für belegärztlich stationäre Leistungen aus 8.4. Der Kommentar vernachlässigt insofern, da sehr selten, den ambulanten Anteil.

Nr.	Leistung	Punkte	EUR
08 410	**Verweilen im Gebärraum ohne Erbringung weiterer berechnungsfähiger Leistungen, wegen der Betreuung einer Geburt erforderlich,**		
T 30 Min.	**je vollendete 30 Minuten**	352	€ 39,66
08 411	**Betreuung und Leitung einer Geburt**		
T 47 Min.		2990	€ 336,86
08 412	**Zuschlag zu der Gebührenordnungsposition 08 411 bei Leitung und Betreuung einer komplizierten Geburt**		
T 20 Min.		552	€ 62,19
08 413	**Äußere Wendung,**		
T 12 Min.	**je Sitzung**	357	€ 40,22
08 414	**Innere oder kombinierte Wendung**		
T 20 Min.		518	€ 58,36
08 415	**Zuschlag zur Gebührenordnungsposition 08 411 bei Leitung und Betreuung einer Geburt bei Schnittentbindung**		
T 28 Min.		815	€ 91,82
08 416	**Entfernung der Nachgeburt im Zusammenhang mit der Leistung entsprechend der Gebührenordnungsposition 08 411**		
T 12 Min.		315	€ 35,49

Nr.		Punkte	EUR

8.5 Reproduktionsmedizin

Nr.	Leistung	Punkte	EUR
08 510	Erstellung eines Behandlungsplans gemäß § 27a Abs. 3 SGB V		
k.A.		67	€ 7,55
08 520	Beratung des Ehepaares gemäß Nr. 16 der Richtlinien über künstliche Befruchtung,		
Q 12 Min.	einmal im Reproduktionsfall	81	€ 9,13
08 521	Beratung des Ehepaares gemäß Nr. 14 der Richtlinien über künstliche Befruchtung einschließlich einer Bescheinigung nach Nr. 15,		
Q 16 Min.	einmal im Reproduktionsfall	111	€ 12,51
08 530	Intrazervikale, intrauterine oder intratubare homologe Insemination im Spontanzyklus gemäß Nr. 10.1 der Richtlinien über künstliche Befruchtung, ggf. nach Auslösen der Ovulation durch HCG-Gabe, ggf. nach Stimulation mit Antiöstrogenen,		
Q 24 Min.	einmal im Zyklusfall	108	€ 12,17
08 531	Intrazervikale, intrauterine oder intratubare homologe Insemination nach hormoneller Stimulation gemäß Nr. 10.2 der Richtlinien über künstliche Befruchtung mit Gonadotropinen,		
Q 24 Min.	einmal im Zyklusfall	194	€ 21,86
08 535	Stimulationsbehandlung zur In-Vitro-Fertilisation (IVF), Intracytoplasmatischen Spermieninjektion (ICSI) oder zum intratubaren Gametentransfer (GIFT),		
Q 18 Min.	einmal im Zyklusfall	1991	€ 224,31
08 537	Ultraschallgezielte und/oder laparoskopische Follikelpunktion zur intendierten Eizellentnahme im Zusammenhang mit Nr. 10.3, 10.4, und 10.5 der Richtlinien über künstliche Befruchtung,		
Q 25 Min.	einmal im Zyklusfall	365	€ 41,12
08 538	Zuschlag zur Gebührenordnungsposition 08 537 bei ambulanter Durchführung		
k.A.		447	€ 50,36

Nr.		Punkte	EUR
08 539	Identifizierung von Eizelle(n) in der Follikelflüssigkeit und Beurteilung der Reifestadien der Eizelle(n), nach Durchführung einer ultraschallgezielten und/oder einer laparoskopischen Follikelpunktion entsprechend der Gebührenordnungsposition 08 537,		
Q 10 Min.	einmal im Zyklusfall	157	€ 17,69
08 540	Gewinnung und Untersuchung(en) des Spermas gemäß Nr. 12.2 der Richtlinien über künstliche Befruchtung, Aufbereitung und Kapazitation, ggf. einschl. laboratoriumsmedizinischer Untersuchung(en)		
k.A.		168	€ 18,93
08 550	Extrakorporale Befruchtung mit natürlicher Eizell-Spermien-Interaktion (In-vitro-Fertilisation [IVF]), einschl. Kultivierung bis längstens zum Embryo-Transfer (ET) gemäß Nr. 10.3 der Richtlinien über künstliche Befruchtung, einschl. aller zur Durchführung erforderlichen Leistungen im Zyklusfall außer den Maßnahmen nach Nr. 12.1, 12.2. und 12.6, einschl. der Kosten für Nährmedien,		
Q 40 Min.	einmal im Zyklusfall	5488	€ 618,29
08 555	Extrakorporale Befruchtung mittels intrazytoplasmatischer Spermieninjektion (ICSI), einschl. Kultivierung längstens bis zum Embryo-Transfer (ET) gemäß Nr. 10.5 der Richtlinien über künstliche Befruchtung, einschl. aller zur Durchführung erforderlichen Leistungen im Zyklusfall außer den Maßnahmen nach Nr. 12.1, 12.2 und 12.6, einschl. der Kosten für Nährmedien,		
Q 60 Min.	einmal im Zyklusfall	9074	€ 1022,29
08 558	Embryo-Transfer (ET), ggf. als Zygotentransfer und/oder als intratubarer Embryo-Transfer (EIFT) oder intratubarer Gameten- Transfer (GIFT), einschl. der Kosten für Nährmedien und Transferkatheter,		
Q 22 Min.	einmal im Zyklusfall	1293	€ 145,67
08 575	Humangenetische Beratung und Begutachtung im Zusammenhang mit einer Maßnahme nach Nr. 10.5 der Richtlinien über künstliche Befruchtung bei evidentem genetischen und/oder teratogenen Risiko		
Q 32 Min.	je vollendete 20 Minuten Arzt-Patienten-Kontaktzeit, bis zu sechsmal im Reproduktionsfall	553	€ 62,30

Basierend auf einem Punktwert von 11,2662 Ct.

Nr.		Punkte	EUR
08 576	Zuschlag zu den Gebührenordnungspositionen 11 351, 11 352, 11 502, 11 503, 11 506 und 11 508 für Gemeinkosten und die wissenschaftliche ärztliche Beurteilung und Befundung im Zusammenhang mit einer Maßnahme nach Nr. 10.5 der Richtlinien über künstliche Befruchtung		
Q 24 Min.	einmal im Reproduktionsfall	927	€ 104,44

8.6 Kryokonservierung von Ei- oder Samenzellen oder Keimzellgewebe sowie entsprechende medizinische Maßnahmen wegen keimzellschädigender Therapie

Nr.		Punkte	EUR
08 619	Beratung gemäß § 4 Satz 2 Nr. 1 Kryo-RL		
Q 6 Min.	einmal im Krankheitsfall	90	€ 10,14
08 621	Reproduktionsmedizinische Beratung und Aufklärung zur Kryokonservierung und der dazugehörigen medizinischen Maßnahmen gemäß § 4 Satz 2 Nr. 2 Kryo-RL		
Q 10 Min.	je vollendete 10 Minuten, höchstens zweimal im Krankheitsfall	128	€ 14,42
08 623	Andrologische Beratung und Aufklärung zur Kryokonservierung und der dazugehörigen medizinischen Maßnahmen gemäß § 4 Satz 2 Nr. 2 Kryo-RL		
Q 6 Min.	einmal im Krankheitsfall	90	€ 10,14
08 635	Stimulationsbehandlung zur Kryokonservierung von Eizellen gemäß § 5 Absatz 2 Nr. 2 Kryo-RL,		
Q 18 Min.	einmal im Zyklusfall	1991	€ 224,31
08 637	Ultraschallgezielte und/oder laparoskopische Follikelpunktion zur intendierten Eizellentnahme im Zusammenhang mit der Kryokonservierung von Eizellen gemäß § 5 Absatz 2 Nr. 2 Kryo-RL		
Q 25 Min.		365	€ 41,12
08 638	Zuschlag zur Gebührenordnungsposition 08 637 bei ambulanter Durchführung der Follikelpunktion		
k.A.		447	€ 50,36

Nr.		Punkte	EUR
08 639	Identifizierung von Eizelle(n) in der Follikelflüssigkeit und Beurteilung der Reifestadien der Eizelle(n) zur Kryokonservierung, nach Durchführung einer ultraschallgezielten und/oder einer laparoskopischen Follikelpunktion entsprechend der Gebührenordnungsposition 08 637 gemäß § 5 Absatz 2 Nr. 2 Kryo-RL		
Q 10 Min.		157	€ 17,69
08 640	Gewinnung, Untersuchung und Aufbereitung des Spermas zur Kryokonservierung, einschl. Spermiogramm zur Kryokonservierung gemäß § 5 Absatz 2 Nr. 3 Kryo-RL		
k.A.		168	€ 18,93
08 641	Aufbereiten und Untersuchung von Hodengewebe nach testikulärer Spermienextraktion zur Kryokonservierung gemäß § 5 Absatz 2 Nr. 3 Kryo-RL		
k.A.	je Material, höchstens achtmal	242	€ 27,26
08 644	Aufbereiten und Einfrieren von der/den Eizelle(n) gemäß § 5 Kryo-RL		
k.A.		1312	€ 147,81
08 645	Aufbereiten und Einfrieren von Samenzellen oder Keimzellgewebe gemäß § 5 Kryo-RL		
k.A.		987	€ 111,20
08 646	Auftauen und Aufbereiten von der/den Eizelle(n) gemäß § 5 Kryo-RL zwecks Herbeiführung einer Schwangerschaft gemäß den Richtlinien über Künstliche Befruchtung des Gemeinsamen Bundesausschusses		
k.A.		584	€ 65,79
08 647	Auftauen und Aufbereiten von Samenzellen oder Keimzellgewebe gemäß § 5 Kryo-RL zwecks Herbeiführung einer Schwangerschaft gemäß den Richtlinien über künstliche Befruchtung des Gemeinsamen Bundesausschusses		
k.A.		384	€ 43,26
08 648	Spermienpräparation aus Hodengewebe nach testikulärer Spermienextraktion und Aufbereiten nach Kryokonservierung gemäß § 5 Kryo-RL zwecks Herbeiführung einer Schwangerschaft gemäß den Richtlinien über künstliche Befruchtung des Gemeinsamen Bundesausschusses		
k.A.	je Material, höchstens achtmal	300	€ 33,80

Basierend auf einem Punktwert von 11,2662 Ct.

Nr.		Punkte	EUR

9 Hals-Nasen-Ohrenärztliche Gebührenordnungspositionen

9.1 Präambel

9.2 Hals-Nasen-Ohrenärztliche Grundpauschalen

Grundpauschale

einmal im Behandlungsfall

Nr.	Leistung	Punkte	EUR
09 210 17 Min.	für Versicherte bis zum vollendeten 5. Lebensjahr	250	€ 28,17
09 211 13 Min.	für Versicherte ab Beginn des 6. bis zum vollendeten 59. Lebensjahr	205	€ 23,10
09 212 14 Min.	für Versicherte ab Beginn des 60. Lebensjahres	211	€ 23,77
09 215 k.A.	Hygienezuschlag zu den Gebührenordnungspositionen 09 210 bis 09 212, einmal im Behandlungsfall	2	€ 0,23
09 220 k.A.	Zuschlag für die Hals-Nasen-Ohrenärztliche Grundversorgung gemäß Allgemeiner Bestimmung 4.3.8 zu den Gebührenordnungspositionen 09 210 bis 09 212, einmal im Behandlungsfall	27	€ 3,04
09 222 k.A.	Zuschlag zu der Gebührenordnungsposition 09 220, einmal im Behandlungsfall	7	€ 0,79
09 227 k.A.	Zuschlag zu den Gebührenordnungspositionen 09 210 bis 09 212, einmal im Behandlungsfall	2	€ 0,23
09 228 k.A.	Zuschlag zu den Gebührenordnungspositionen 09 210 bis 09 212 für die Behandlung aufgrund einer TSS-Vermittlung gemäß Allgemeiner Bestimmung 4.3.10.1 oder 4.3.10.2, einmal im Arztgruppenfall		

Nr.		Punkte	EUR

9.3 Diagnostische und therapeutische Gebührenordnungspositionen

Nr.	Leistung	Punkte	EUR
09 310	Tamponade der hinteren Nasenabschnitte und/oder des Nasenrachenraumes		
T 4 Min.		134	€ 15,10
09 311	Lupenlaryngoskopie		
T 4 Min.		74	€ 8,34
09 312	Schwebe- oder Stützlaryngoskopie		
T 10 Min.		163	€ 18,36
09 313	Direkte Laryngoskopie mittels Endoskop beim Neugeborenen, Säugling, Kleinkind oder Kind bis zum vollendeten 5. Lebensjahr		
T 15 Min.		246	€ 27,71
09 314	Stroboskopische Untersuchung der Stimmlippen		
T 5 Min.		80	€ 9,01
09 315	Bronchoskopie		
T 19 Min.		1142	€ 128,66
09 316	Zuschlag zu der Gebührenordnungsposition 09 315 für		
T 7 Min.	– Fremdkörperentfernung und/oder – Blutstillung und/oder – Perbronchiale Biopsie und/oder – Sondierung von peripheren Rundherden und/oder – Broncho-alveoläre Lavage	224	€ 25,24
09 317	Ösophagoskopie		
T 8 Min.		329	€ 37,07
09 318	Videostroboskopie		
T 8 Min.		136	€ 15,32
09 320	Tonschwellenaudiometrische Untersuchung		
T 2 Min.		146	€ 16,45

Basierend auf einem Punktwert von 11,2662 Ct.

Nr.		Punkte	EUR
09 321	Sprachaudiometrische Bestimmung(en) des Hörvermögens im Zusammenhang mit der Erbringung der Leistung entsprechend der Gebührenordnungsposition 09 320		
T 2 Min.		135	€ 15,21
09 322	Zuschlag zu der Gebührenordnungsposition 09 320 für die Durchführung einer Kinderaudiometrie an einer sonstigen Kinderaudiometrieanlage		
T 2 Min.		47	€ 5,30
09 323	Reflexbestimmung an den Mittelohrmuskeln mittels Impedanzmessung		
T 1 Min.		68	€ 7,66
09 324	Abklärung einer vestibulo-cochleären Erkrankung mittels Messung(en) otoakustischer Emissionen		
T 2 Min.		104	€ 11,72
09 325	Prüfung der Labyrinthe mit nystagmographischer Aufzeichnung		
T 5 Min.		254	€ 28,62
09 326	Abklärung einer retro-cochleären Erkrankung		
T 10 Min.		281	€ 31,66
09 327	Hörschwellenbestimmung		
T 10 Min.		493	€ 55,54
09 329	Zusatzpauschale bei der Behandlung eines Patienten mit akuter, schwer stillbarer Nasenblutung		
T 20 Min.	einmal am Behandlungstag	299	€ 33,69
09 330	Zusatzpauschale Untersuchung der Stimme		
T 15 Min.		228	€ 25,69
09 331	Zusatzpauschale Untersuchung des Sprechens und der Sprache		
T 13 Min.		302	€ 34,02

Basierend auf einem Punktwert von 11,2662 Ct.

Nr.		Punkte	EUR
09 332	**Zusatzpauschale Abklärung einer Aphasie, Dysarthrie und/oder Dysphagie**		
Q 20 Min.		302	€ 34,02
09 333	**Stimmfeldmessung**		
T 3 Min.		68	€ 7,66
09 335	**Zuschlag zu der Gebührenordnungsposition 09 320 bei Durchführung einer Kinderaudiometrie an einer speziellen Kinderaudiometrieanlage**		
T 5 Min.		139	€ 15,66
09 336	**Kindersprachaudiometrie an einer speziellen Kinderaudiometrieanlage**		
T 7 Min.		152	€ 17,12
09 343	**Zusatzpauschale bei der Diagnostik des Tinnitus**		
T 13 Min.	einmal im Behandlungsfall	205	€ 23,10
09 345	**Zusatzpauschale Behandlung und/oder Betreuung eines Patienten mit einer gesicherten onkologischen Erkrankung bei laufender onkologischer Therapie oder Betreuung im Rahmen der Nachsorge**		
Q 13 Min.	einmal im Behandlungsfall	191	€ 21,52
09 350	**Wechsel und/oder Entfernung einer pharyngo-trachealen Sprechprothese und/oder Wechsel einer Trachealkanüle**		
T 13 Min.		167	€ 18,81
09 351	**Anlage einer Paukenhöhlendrainage**		
T 4 Min.	höchstens zweimal am Behandlungstag	165	€ 18,59
09 360	**Kleinchirurgischer Eingriff I im Hals-Nasen-Ohren-Mund-Bereich**		
T 4 Min.	einmal am Behandlungstag	59	€ 6,65
09 361	**Kleinchirurgischer Eingriff II im Hals-Nasen-Ohren-Mund-Bereich und/oder primäre Wundversorgung im Hals-Nasen-Ohren-Mund-Bereich**		
T 5 Min.	einmal am Behandlungstag	133	€ 14,98

Nr.		Punkte	EUR
09 362	Kleinchirurgischer Eingriff III im Hals-Nasen-Ohren-Mund-Bereich und/oder primäre Wundversorgung bei Säuglingen, Kleinkindern und Kindern im Hals-Nasen-Ohren-Mund-Bereich		
T 8 Min.	einmal am Behandlungstag	217	€ 24,45
09 364	Zusatzpauschale für die Nachsorge der operativen Behandlung eines Patienten mit chronischer Sinusitis nach ICD J32.-		
T 4 Min.	einmal am Behandlungstag	75	€ 8,45
09 365	Zusatzpauschale für die postoperative Nachsorge nach Tympanoplastik Typ II bis V		
T 4 Min.	einmal am Behandlungstag	75	€ 8,45
09 372	Pauschale zur Neuverordnung eines Hörgerätes/von Hörgeräten beim Jugendlichen oder Erwachsenen bei Schwerhörigkeit		
Q 11 Min.	einmal im Krankheitsfall	494	€ 55,66
09 373	Zusatzpauschale für die erste Nachuntersuchung nach erfolgter Hörgeräteversorgung beim Jugendlichen oder Erwachsenen		
Q 10 Min.	einmal im Krankheitsfall	523	€ 58,92
09 374	Zusatzpauschale für die Nachsorge(n) bei Hörgeräteversorgung beim Jugendlichen oder Erwachsenen		
Q 8 Min.	höchstens zweimal im Krankheitsfall	452	€ 50,92
09 375	Zuschlag zu den Gebührenordnungspositionen 09 373 und 09 374 für die Koordination des Arztes mit dem Hörgeräteakustiker innerhalb von 7 Tagen nach Durchführung der Leistung entsprechend der Gebührenordnungspositionen 09 373 und 09 374		
T 4 Min.	einmal am Behandlungstag	58	€ 6,53

Nr.		Punkte	EUR

10 Hautärztliche Gebührenordnungspositionen

10.1 Präambel

10.2 Hautärztliche Grundpauschalen

Grundpauschale

einmal im Behandlungsfall

Nr.		Punkte	EUR
10 210	für Versicherte bis zum vollendeten 5. Lebensjahr		
Q 8 Min.		136	€ 15,32
10 211	für Versicherte ab Beginn des 6. bis zum vollendeten 59. Lebensjahr		
Q 8 Min.		143	€ 16,11
10 212	für Versicherte ab Beginn des 60. Lebensjahres		
Q 9 Min.		147	€ 16,56
10 215	Hygienezuschlag zu den Gebührenordnungspositionen 10 210 bis 10 212,		
k.A.	einmal im Behandlungsfall	2	€ 0,23
10 220	Zuschlag für die hautärztliche Grundversorgung gemäß Allgemeiner Bestimmung 4.3.8 zu den Gebührenordnungspositionen 10 210 bis 10 212,		
k.A.	einmal im Behandlungsfall	18	€ 2,03
10 222	Zuschlag zu der Gebührenordnungsposition 10 220,		
k.A.	einmal im Behandlungsfall	5	€ 0,56
10 227	Zuschlag zu den Gebührenordnungspositionen 10 210 bis 10 212,		
k.A.	einmal im Behandlungsfall	2	€ 0,23
10 228	Zuschlag zu den Gebührenordnungspositionen 10 210 bis 10 212 für die Behandlung aufgrund einer TSS-Vermittlung gemäß Allgemeiner Bestimmung 4.3.10.1 oder 4.3.10.2,		
k.A.	einmal im Arztgruppenfall		

Basierend auf einem Punktwert von 11,2662 Ct.

Nr.		Punkte	EUR

10.3 Diagnostische und therapeutische Gebührenordnungspositionen

Nr.		Punkte	EUR
10 310	**Bestimmung der Erythemschwelle**		
T 2 Min.		59	€ 6,65
10 320	**Behandlung von Naevi flammei**		
Q 1 Min.	bis zu 1 cm^2 Gesamtfläche des behandelten Areals und für jeden weiteren cm^2 je einmal	186	€ 20,96
10 322	**Behandlung von Hämangiomen**		
T 1 Min.	bis zu 1 cm^2 Gesamtfläche des behandelten Areals und für jeden weiteren cm^2 je einmal	152	€ 17,12
10 324	**Behandlung von Naevi flammei und/oder Hämangiomen**		
T 1 Min.	bis zu 1 cm^2 Gesamtfläche des behandelten Areals und für jeden weiteren cm^2 je einmal	149	€ 16,79
10 330	**Behandlungskomplex einer ausgedehnten offenen Wunde**		
Q 11 Min.	einmal im Behandlungsfall	271	€ 30,53
10 340	**Kleinchirurgischer Eingriff I und/oder primäre Wundversorgung und/oder Epilation**		
T 3 Min.	einmal am Behandlungstag	58	€ 6,53
10 341	**Kleinchirurgischer Eingriff II und/oder primäre Wundversorgung**		
T 5 Min.	einmal am Behandlungstag	129	€ 14,53
10 342	**Kleinchirurgischer Eingriff III und/oder primäre Wundversorgung bei Säuglingen, Kleinkindern und Kindern**		
T 10 Min.	einmal am Behandlungstag	234	€ 26,36
10 343	**(Teil-)Exzision einer malignomverdächtigen oder malignen Hautveränderung am Körperstamm oder an den Extremitäten mit Ausnahme der in der Gebührenordnungsposition 10 344 genannten Regionen**		
T 5 Min.		140	€ 15,77

Nr.		Punkte	EUR
10 344	(Teil-)Exzision einer kleinen malignomverdächtigen oder malignen Hautveränderung im Kopf-/Gesichtsbereich oder an der Hand		
T 9 Min.		236	€ 26,59
10 345	Zusatzpauschale Behandlung und/oder Betreuung eines Patienten mit einer gesicherten onkologischen Erkrankung bei laufender onkologischer Therapie oder Betreuung im Rahmen der Nachsorge		
Q 13 Min.	einmal im Behandlungsfall	191	€ 21,52
10 350	Balneophototherapie, einschließlich Kosten		
T 1 Min.	einmal am Behandlungstag	398	€ 44,84

11 Humangenetische Gebührenordnungspositionen

11.1 Präambel

11.2 Humangenetische Grundpauschalen

	Grundpauschale		
	einmal im Behandlungsfall		
11 210	für Versicherte bis zum vollendeten 5. Lebensjahr		
Q 34 Min.		373	€ 42,02
11 211	für Versicherte ab Beginn des 6. bis zum vollendeten 59. Lebensjahr		
Q 38 Min.		416	€ 46,87
11 212	für Versicherte ab Beginn des 60. Lebensjahres		
Q 35 Min.		391	€ 44,05
11 215	Hygienezuschlag zu den Gebührenordnungspositionen 11 210 bis 11 212,		
k.A.	einmal im Behandlungsfall	2	€ 0,23

Nr.		Punkte	EUR
11 228	Zuschlag zu den Gebührenordnungspositionen 11 210 bis 11 212 für die Behandlung aufgrund einer TSS-Vermittlung gemäß Allgemeiner Bestimmung 4.3.10.1 oder 4.3.10.2,		
k.A.	einmal im Arztgruppenfall		

11.3 Diagnostische Gebührenordnungspositionen

Nr.		Punkte	EUR
11 230	Wissenschaftlich begründete humangenetische Beurteilung		
Q 7 Min.	einmal im Krankheitsfall	143	€ 16,11
11 233	Ausführliche humangenetische Beurteilung wegen evidentem genetischen und/oder teratogenem Risiko von bis zu 20 Minuten Dauer		
Q 32 Min.	einmal im Krankheitsfall	553	€ 62,30
11 234	Zuschlag zu der Gebührenordnungsposition 11 233		
Q 32 Min.	je vollendete 20 Minuten Arzt-Patienten-Kontaktzeit, bis zu fünfmal im Krankheitsfall	553	€ 62,30
11 235	Zuschlag zu der Gebührenordnungsposition 11 233 für eine wissenschaftlich begründete humangenetische Beurteilung in Bezug auf komplexe genetisch bedingte manifeste Erkrankungen bei einem Patienten mit einem Verdacht auf eine seltene, genetische Erkrankung einschließlich der Tumorprädispositionssyndrome		
Q 41 Min.	je weitere vollendete 20 Minuten Arzt-Patienten-Kontaktzeit, bis zu siebenmal im Krankheitsfall	761	€ 85,74
11 236	Zuschlag zu der Gebührenordnungsposition 11 233 für eine wissenschaftlich begründete humangenetische Beurteilung in Bezug auf manifeste unklare, schwer abgrenzbare genetisch bedingte Fehlbildungssyndrome und/oder manifeste unklare Entwicklungsstörungen bei einem Patienten bis zum vollendeten 18. Lebensjahr		
Q 46 Min.	je weitere vollendete 20 Minuten Arzt-Patienten-Kontaktzeit, bis zu neunmal im Krankheitsfall	863	€ 97,23

Nr.		Punkte	EUR

11.4 In-vitro-Diagnostik konstitutioneller genetischer Veränderungen

11.4.1 Pauschalen der in-vitro-Diagnostik konstitutioneller genetischer Veränderungen

Nr.		Punkte	EUR
11 301	**Grundpauschale humangenetische in-vitro-Diagnostik bei Probeneinsendung**		
Q 6 Min.	einmal im Behandlungsfall	224	€ 25,24
11 302	**Zuschlag zu den Gebührenordnungspositionen des Abschnitts 11.4.2 und den Gebührenordnungspositionen 11 502 bis 11 518 für Gemeinkosten und die wissenschaftliche ärztliche Beurteilung und Befundung komplexer genetischer Analysen im individuellen klinischen Kontext bei seltenen Erkrankungen**		
Q 14 Min.	einmal im Krankheitsfall	927	€ 104,44
11 303	**Erneute Beurteilung und Befundung von vor mindestens 4 Jahren erhobenen Rohdaten genetischer Analysen der Gebührenordnungspositionen 11 508 und 11 513 auf Krankheitsrelevanz von Varianten mit vormals unklarer klinischer Signifikanz im Erstbefund**		
Q 18 Min.	einmal im Krankheitsfall	492	€ 55,43

11.4.2 Indikationsbezogene genetische in-vitro-Diagnostik monogener Erkrankungen

Nr.		Punkte	EUR
11 351	**Cystische Fibrose – Gezielte Untersuchung auf die häufigsten Mutationen im CFTR-Gen**		
k.A.	einmal im Krankheitsfall	2945	€ 331,79
11 352	**Cystische Fibrose – vollständige Untersuchung**		
k.A.	einmal im Krankheitsfall	9764	€ 1100,03
11 355	**Noonan-Syndrom – Mutationssuche**		
k.A.	einmal im Krankheitsfall	3111	€ 350,49
11 356	**Noonan-Syndrom – weitere Gene**		
k.A.	einmal im Krankheitsfall	24914	€ 2806,86

Nr.		Punkte	EUR
11 360	Fragiles-X- und Fragiles-X-assoziiertes Tremor-/Ataxie-Syndrom – Analyse einer Repeat-Expansion – auch bei bekannter Mutation		
k.A.	einmal im Krankheitsfall	2123	€ 239,18
11 370	Muskeldystrophie Typ Duchenne/Becker – Untersuchung auf Deletionen und Duplikationen – auch bei bekannter Mutation		
k.A.	einmal im Krankheitsfall	2457	€ 276,81
11 371	Muskeldystrophie Typ Duchenne/Becker – vollständige Untersuchung		
k.A.	einmal im Krankheitsfall	20615	€ 2322,53
11 380	Chorea Huntington – auch bei bekannter Mutation		
k.A.	einmal im Krankheitsfall	867	€ 97,68
11 390	Myotone Dystrophie Typ 1 (DM1, Curshman-Steinert) – Analyse einer Repeat-Expansion – auch bei bekannter Mutation		
k.A.	einmal im Krankheitsfall	1705	€ 192,09
11 395	Myotone Dystrophie Typ 2 (DM2, PROMM) – Analyse einer Repeat-Expansion – auch bei bekannter Mutation		
k.A.	einmal im Krankheitsfall	1578	€ 177,78
11 400	Hämophilie A – Analyse einer Inversion – auch bei bekannter Mutation		
k.A.	einmal im Krankheitsfall	867	€ 97,68
11 401	Hämophilie A – vollständige Untersuchung		
k.A.	einmal im Krankheitsfall	16418	€ 1849,68
11 410	Spinale Muskelatrophie – Untersuchung auf eine Deletion und Duplikation – auch bei bekannter Mutation		
k.A.	einmal im Krankheitsfall	1229	€ 138,46
11 411	Spinale Muskelatrophie – vollständige Untersuchung		
k.A.	einmal im Krankheitsfall	4484	€ 505,18

Basierend auf einem Punktwert von 11,2662 Ct.

Nr.		Punkte	EUR
11 420	**Sensorineurale Schwerhörigkeit Typ I**		
k.A.	**einmal im Krankheitsfall**	**5022**	**€ 565,79**
11 431	**Lynch-Syndrom (Hereditäres non-polypöses kolorektales Karzinom, HNPCC) – Untersuchung bei einer nachgewiesenen Mikrosatelliteninstabilität entsprechend den Gebührenordnungspositionen 19 426 oder 19 464 und/oder einer immunhistochemischen Expressionsminderung eines der Gene MLH1, PMS2, MSH2 oder MSH6 um mehr als 50 % im Tumorgewebe**		
k.A.	**einmal im Krankheitsfall**	**13435**	**€ 1513,61**
11 432	**Lynch-Syndrom (Hereditäres non-polypöses kolorektales Karzinom, HNPCC) – Untersuchung, wenn kein Tumormaterial vorliegt**		
k.A.	**einmal im Krankheitsfall**	**21444**	**€ 2415,92**
11 440	**Hereditäres Mamma- und Ovarialkarzinom (HBOC)**		
k.A.	**einmal im Krankheitsfall**	**21085**	**€ 2375,48**
11 444	**Marfan-Syndrom und Typ 1 Fibrillinopathien – Mutationssuche**		
k.A.	**einmal im Krankheitsfall**	**19878**	**€ 2239,50**
11 445	**Marfan-Syndrom und Typ 1 Fibrillinopathien – Deletions-/Duplikationsanalyse**		
k.A.	**einmal im Krankheitsfall**	**2457**	**€ 276,81**
11 446	**Ehlers-Danlos-Syndrom, vaskulärer Typ (Typ IV) – Mutationssuche**		
k.A.	**einmal im Krankheitsfall**	**11392**	**€ 1283,45**
11 447	**Ehlers-Danlos-Syndrom, vaskulärer Typ (Typ IV) – Deletions-/Duplikationsanalyse**		
k.A.	**einmal im Krankheitsfall**	**2457**	**€ 276,81**
11 448	**Mutationssuche in Genen, die eine thorakale Aortenerweiterung auslösen und mit einem Risiko der Aortendissektion einhergehen**		
k.A.	**einmal im Krankheitsfall**	**32288**	**€ 3637,63**

Basierend auf einem Punktwert von 11,2662 Ct.

Nr.		Punkte	EUR

11.4.3 In-vitro-Diagnostik konstitutioneller genetischer Veränderungen bei syndromalen oder seltenen Erkrankungen

Nr.	Leistung	Punkte	EUR
11 501	Zuschlag zu den Gebührenordnungspositionen 11 502 und 11 503 für die Anwendung eines Kulturverfahrens zur Anzucht von Zellen und Präparation der Zellkerne zu weiteren Analysen		
k.A.	einmal im Krankheitsfall	772	€ 86,98
11 502	Postnatale Bestimmung des konstitutionellen Karyotyps mittels lichtmikroskopischer Bänderungsanalyse		
k.A.	einmal im Krankheitsfall	701	€ 78,98
11 503	Postnatale molekularzytogenetische Charakterisierung konstitutioneller chromosomaler Aberrationen an Inter- oder Metaphasen mittels in-situ-Hybridisierung		
k.A.	je Zielsequenz	414	€ 46,64
11 506	Untersuchung einer uniparentalen Disomie mit mindestens acht polymorphen Zielsequenzen		
k.A.	einmal im Krankheitsfall	578	€ 65,12
11 508	Postnatale gesamtgenomische Untersuchung auf konstitutionelle Imbalancen		
k.A.	einmal im Krankheitsfall	8818	€ 993,45
11 511	Gezielter Nachweis oder Ausschluss einer krankheitsrelevanten oder krankheitsauslösenden konstitutionellen genomischen Punktmutation, Deletion, Duplikation oder Inversion in kodierenden oder regulatorischen Sequenzen,		
k.A.	je Zielsequenz	211	€ 23,77
11 512	Gezielter Nachweis oder Ausschluss von krankheitsrelevanten oder krankheitsauslösenden großen Deletionen und/oder Duplikationen,		
k.A.	je Gen	1229	€ 138,46
11 513	Postnatale Mutationssuche zum Nachweis oder Ausschluss einer krankheitsrelevanten oder krankheitsauslösenden konstitutionellen genomischen Mutation		
k.A.	je vollendete 250 kodierende Basen	542	€ 61,06

Basierend auf einem Punktwert von 11,2662 Ct.

Nr.		Punkte	EUR
11 516	**Untersuchung auf konstitutionelle epigenetische Veränderungen mittels methylierungssensitiver Techniken,**		
⏱ k.A.	**je Zielsequenz**	**571**	**€ 64,33**
11 517	**Vollständige Untersuchung auf eine konstitutionelle krankheitsauslösende Repeat-Expansion,**		
⏱ k.A.	**je Gen**	**867**	**€ 97,68**
11 518	**Untersuchung auf eine oder mehrere in der Familie bekannte konstitutionelle Mutation(en),**		
⏱ k.A.	**je Zielsequenz**	**667**	**€ 75,15**

11.4.4 Allgemeine in-vitro-Diagnostik konstitutioneller genetischer Veränderungen

Nr.		Punkte	EUR
11 521	**Gezielter Nachweis oder Ausschluss einer krankheitsrelevanten oder krankheitsauslösenden konstitutionellen genomischen Punktmutation, Deletion, Duplikation oder Inversion in kodierenden oder regulatorischen Sequenzen**		
⏱ k.A.	**je Zielsequenz**	**211**	**€ 23,77**
11 522	**Mutationssuche zum Nachweis oder Ausschluss einer krankheitsrelevanten oder krankheitsauslösenden genomischen Mutation mittels Sequenzierung menschlicher DNA**		
⏱ k.A.	**je vollendete 250 kodierende Basen**	**542**	**€ 61,06**

Nr.		Punkte	EUR

11.4.5 In-vitro-Diagnostik hereditärer Veränderungen zur Indikationsstellung einer pharmakologischen Therapie

11 601 Laut Fachinformation obligater Nachweis oder Ausschluss von Mutationen in den Genen BRCA1 und BRCA2 in der Keimbahn zur Indikationsstellung einer gezielten medikamentösen Behandlung

- eines metastasierten, kastrationsresistenten Prostatakarzinoms,
- eines nach mindestens 16-wöchiger platinhaltiger Behandlung in der Erstlinien-Chemotherapie nicht progredienten, metastasierten Adenokarzinoms des Pankreas,
- eines lokal fortgeschrittenen oder metastasierten Mammakarzinoms oder
- eines platinsensitiven, fortgeschrittenen oder rezidivierten oder progressiven high-grade epithelialen Ovarialkarzinoms, Eileiterkarzinoms oder primären Peritonealkarzinoms

Q 17 Min.	einmal im Krankheitsfall	19470	€ 2193,53

12 Laboratoriumsmedizinische, mikrobiologische, virologische und infektionsepidemiologische sowie transfusionsmedizinische Gebührenordnungspositionen

12.1 Präambel

12.2 Laboratoriumsmedizinische Pauschalen

12 210 Konsiliarpauschale

Q 4 Min.	einmal im Behandlungsfall	80	€ 9,01

12 215 Hygienezuschlag zu der Gebührenordnungsposition 12 210,

k.A.	einmal im Behandlungsfall	2	€ 0,23

12 220 Grundpauschale für Fachärzte für Laboratoriumsmedizin, Mikrobiologie und Infektionsepidemiologie, Transfusionsmedizin und ermächtigte Fachwissenschaftler der Medizin bei Probeneinsendungen,

k.A.	je kurativ-ambulanten Behandlungsfall mit Auftragsleistung(en) des Kapitels 32	14	€ 1,58

Basierend auf einem Punktwert von 11,2662 Ct.

Nr.		Punkte	EUR
12 225	Grundpauschale für Vertragsärzte aus nicht in der Nr. 12 220 aufgeführten Arztgruppen bei Probeneinsendung,		
k.A.	je kurativ-ambulanten Behandlungsfall mit Auftragsleistung(en) des Kapitels 32	5	€ 0,56
12 230	Zuschlag zu den Gebührenordnungspositionen 12 210 und 12 220,		
k.A.	einmal im Behandlungsfall	6	€ 0,68

13 Gebührenordnungspositionen der Inneren Medizin

13.1 Präambel

13.2 Gebührenordnungspositionen der allgemeinen internistischen Grundversorgung

13.2.1 Internistische Grundpauschalen

Nr.		Punkte	EUR
	Grundpauschale		
	einmal im Behandlungsfall		
13 210	für Versicherte bis zum vollendeten 5. Lebensjahr		
Q 8 Min.		121	€ 13,63
13 211	für Versicherte ab Beginn des 6. bis zum vollendeten 59. Lebensjahr		
Q 11 Min.		184	€ 20,73
13 212	für Versicherte ab Beginn des 60. Lebensjahres		
Q 12 Min.		196	€ 22,08
13 215	Hygienezuschlag zu den Gebührenordnungspositionen 13 210 bis 13 212,		
k.A.	einmal im Behandlungsfall	2	€ 0,23

Nr.		Punkte	EUR
13 220	Zuschlag für die allgemeine internistische Grundversorgung gemäß Allgemeiner Bestimmung 4.3.8 zu den Gebührenordnungspositionen 13 210 bis 13 212,		
k.A.	einmal im Behandlungsfal	41	€ 4,62
13 222	Zuschlag zu der Gebührenordnungsposition 13 220,		
k.A.	einmal im Behandlungsfall	11	€ 1,24
13 227	Zuschlag zu den Gebührenordnungspositionen 13 210 bis 13 212,		
k.A.	einmal im Behandlungsfall	9	€ 1,01
13 228	Zuschlag zu den Gebührenordnungspositionen 13 210 bis 13 212 für die Behandlung aufgrund einer TSS-Vermittlung gemäß Allgemeiner Bestimmung 4.3.10.1 oder 4.3.10.2,		
k.A.	einmal im Arztgruppenfall		

13.2.2 Allgemeine internistische Gebührenordnungspositionen

13.2.2.1 Präambel

13.2.2.2 Allgemeine diagnostisch-internistische Gebührenordnungspositionen

Nr.		Punkte	EUR
13 250	Zusatzpauschale fachinternistische Behandlung		
Q 7 Min.	einmal im Behandlungsfall	151	€ 17,01

13.2.2.3 Weitere, nur bei Definitionsauftrag berechnungsfähige Gebührenordnungspositionen

Nr.		Punkte	EUR
13 251	Elektrokardiographische Untersuchung (Belastungs-EKG)		
T 6 Min.		198	€ 22,31
13 252	Aufzeichnung eines Langzeit-EKG von mindestens 18 Stunden Dauer		
Q 1 Min.		48	€ 5,41
13 253	Computergestützte Auswertung eines kontinuierlich aufgezeichneten Langzeit-EKG von mindestens 18 Stunden Dauer		
Q 7 Min.		86	€ 9,69

Nr.		Punkte	EUR
13 254	**Langzeit-Blutdruckmessung**		
T 2 Min.		57	€ 6,42
13 255	**Spirographische Untersuchung**		
T 2 Min.		53	€ 5,97
13 256	**Bestimmung des Säurebasenhaushalts und Blutgasanalyse**		
T 1 Min.		84	€ 9,46
13 257	**Zusatzpauschale Prokto-/Rektoskopie**		
T 3 Min.		94	€ 10,59
13 258	**Allergologische Basisdiagnostik**		
Q 3 Min.	einmal im Behandlungsfall	80	€ 9,01
13 260	**Zuschlag zu der Gebührenordnungsposition 13 257 für Polypenentfernung(en)**		
T 4 Min.		54	€ 6,08

13.3 Schwerpunktorientierte internistische Versorgung

13.3.1 Angiologische Gebührenordnungspositionen

	Grundpauschale		
	einmal im Behandlungsfall		
13 290	**für Versicherte bis zum vollendeten 5. Lebensjahr**		
Q 12 Min.		195	€ 21,97
13 291	**für Versicherte ab Beginn des 6. bis zum vollendeten 59. Lebensjahr**		
Q 13 Min.		206	€ 23,21
13 292	**für Versicherte ab Beginn des 60. Lebensjahres**		
Q 13 Min.		211	€ 23,77

Basierend auf einem Punktwert von 11,2662 Ct.

Nr.		Punkte	EUR
13 294	Zuschlag zu den Gebührenordnungspositionen 13 290 bis 13 292 für die angiologisch-internistische Grundversorgung,		
k.A.	einmal im Behandlungsfall	41	€ 4,62
13 295	Hygienezuschlag zu den Gebührenordnungspositionen 13 290 bis 13 292,		
k.A.	einmal im Behandlungsfall	2	€ 0,23
13 296	Zuschlag zu der Gebührenordnungsposition 13 294,		
k.A.	einmal im Behandlungsfall	11	€ 1,24
13 297	Zuschlag zu den Gebührenordnungspositionen 13 290 bis 13 292,		
k.A.	einmal im Behandlungsfall	2	€ 0,23
13 298	Zuschlag zu den Gebührenordnungspositionen 13 290 bis 13 292 für die Behandlung aufgrund einer TSS-Vermittlung gemäß Allgemeiner Bestimmung 4.3.10.1 oder 4.3.10.2,		
k.A.	einmal im Arztgruppenfall		
13 300	Zusatzpauschale Angiologie		
Q 26 Min.	einmal im Behandlungsfall	535	€ 60,27
13 301	Laufband-Ergometrie im Zusammenhang mit der Gebührenordnungsposition 13 300		
T 1 Min.		61	€ 6,87
13 310	Zusatzpauschale intermittierende fibrinolytische Therapie und/oder Prostanoid-Therapie im fortgeschrittenen Stadium (ab Stadium IIb) der peripheren arteriellen Verschlusskrankheit nach Fontaine		
T 4 Min.		235	€ 26,48
13 311	Systemische fibrinolytische Therapie arterieller oder venöser Thrombosen bei belegärztlicher Behandlung		
T 5 Min.		82	€ 9,24

Basierend auf einem Punktwert von 11,2662 Ct.

Nr.		Punkte	EUR

13.3.2 Endokrinologische Gebührenordnungspositionen

Grundpauschale

einmal im Behandlungsfall

Nr.		Punkte	EUR
13 340	für Versicherte bis zum vollendeten 5. Lebensjahr		
Q 11 Min.		170	€ 19,15
13 341	für Versicherte ab Beginn des 6. bis zum vollendeten 59. Lebensjahr		
Q 13 Min.		213	€ 24,00
13 342	für Versicherte ab Beginn des 60. Lebensjahres		
Q 13 Min.		207	€ 23,32
13 344	Zuschlag zu den Gebührenordnungspositionen 13 340 bis 13 342 für die endokrinologisch-internistische Grundversorgung,		
k.A.	einmal im Behandlungsfall	41	€ 4,62
13 345	Hygienezuschlag zu den Gebührenordnungspositionen 13 340 bis 13 342,		
k.A.	einmal im Behandlungsfall	2	€ 0,23
13 346	Zuschlag zu der Gebührenordnungsposition 13 344,		
k.A.	einmal im Behandlungsfall	11	€ 1,24
13 347	Zuschlag zu den Gebührenordnungspositionen 13 340 bis 13 342,		
k.A.	einmal im Behandlungsfall	3	€ 0,34
13 348	Zuschlag zu den Gebührenordnungspositionen 13 340 bis 13 342 für die Behandlung aufgrund einer TSS-Vermittlung gemäß Allgemeiner Bestimmung 4.3.10.1 oder 4.3.10.2,		
k.A.	einmal im Arztgruppenfall		

Nr.			Punkte	EUR
13 350		Zusatzpauschale Diagnostik und Behandlung eines Patienten mit morphologischen Veränderungen einer Hormondrüse und/oder mit einer laboratoriumsmedizinisch gesicherten Hormonüber- oder -unterfunktion		
	Q 9 Min.	einmal im Behandlungsfall	139	€ 15,66
13 360		Anleitung zur Selbstanwendung eines Real-Time-Messgerätes zur kontinuierlichen interstitiellen Glukosemessung (rtCGM)		
	T 2 Min.	je vollendete 10 Minuten	72	€ 8,11

13.3.3 Gastroenterologische Gebührenordnungspositionen

Nr.			Punkte	EUR
		Grundpauschale		
		einmal im Behandlungsfall		
13 390		für Versicherte bis zum vollendeten 5. Lebensjahr		
	Q 7 Min.		113	€ 12,73
13 391		für Versicherte ab Beginn des 6. bis zum vollendeten 59. Lebensjahr		
	Q 10 Min.		169	€ 19,04
13 392		für Versicherte ab Beginn des 60. Lebensjahres		
	Q 11 Min.		177	€ 19,94
13 394		Zuschlag zu den Gebührenordnungspositionen 13 390 bis 13 392 für die gastroenterologisch-internistische Grundversorgung,		
	k.A.	einmal im Behandlungsfall	41	€ 4,62
13 395		Hygienezuschlag zu den Gebührenordnungspositionen 13 390 bis 13 392,		
	k.A.	einmal im Behandlungsfall	2	€ 0,23
13 396		Zuschlag zu der Gebührenordnungsposition 13 394,		
	k.A.	einmal im Behandlungsfall	11	€ 1,24

Basierend auf einem Punktwert von 11,2662 Ct.

Nr.		Punkte	EUR
13 397	Zuschlag zu den Gebührenordnungspositionen 13 390 bis 13 392,		
k.A.	einmal im Behandlungsfall	2	€ 0,23
13 398	Zuschlag zu den Gebührenordnungspositionen 13 390 bis 13 392 für die Behandlung aufgrund einer TSS-Vermittlung gemäß Allgemeiner Bestimmung 4.3.10.1 oder 4.3.10.2,		
k.A.	einmal im Arztgruppenfall		
13 400	Zusatzpauschale Ösophago-Gastroduodenoskopie		
T 11 Min.		878	€ 98,92
13 401	Zusätzliche Leistung(en) im Zusammenhang mit der Gebührenordnungsposition 13 400		
T 6 Min.		465	€ 52,39
13 402	Polypektomie(n) im Zusammenhang mit der Gebührenordnungsposition 13 400		
T 7 Min.		265	€ 29,86
13 410	Bougierung des Ösophagus oder Kardiasprengung		
T 9 Min.		349	€ 39,32
13 411	Einsetzen einer Ösophagusprothese		
T 29 Min.		1191	€ 134,18
13 412	Perkutane Gastrostomie		
T 26 Min.		1197	€ 134,86
13 421	Zusatzpauschale Koloskopie		
T 30 Min.		1600	€ 180,26
13 422	Zusatzpauschale (Teil-)Koloskopie		
T 18 Min.		982	€ 110,63

Hinweis:

Mindestens bis einschl. Querkolon

13 423	Zusätzliche Leistung(en) im Zusammenhang mit den Gebührenordnungspositionen 13 421 oder 13 422		
T 6 Min.		233	€ 26,25

Basierend auf einem Punktwert von 11,2662 Ct.

Nr.		Punkte	EUR
13 424	Laservaporisation(en) und/oder Argon-Plasma-Koagulation(en) im Zusammenhang mit den Gebührenordnungspositionen 13 400, 13 421 und 13 422		
T 10 Min.		523	€ 58,92
13 425	Zusatzpauschale Durchführung einer Kapselendoskopie bei Erkrankungen des Dünndarms entsprechend der Richtlinie des Gemeinsamen Bundesausschusses (Nr. 16 der Anlage I „Anerkannte Untersuchungs- oder Behandlungsmethoden“ der Richtlinie Methoden vertragsärztliche Versorgung) und entsprechend der Qualitätssicherungsvereinbarung Kapselendoskopie gemäß § 135 Abs. 2 SGB V		
T 8 Min.	einmal im Behandlungsfall	1109	€ 124,94
13 426	Zusatzpauschale Auswertung einer Untersuchung mittels Kapselendoskopie bei Erkrankungen des Dünndarms entsprechend der Richtlinie des Gemeinsamen Bundesausschusses (Nr. 16 der Anlage I „Anerkannte Untersuchungs- oder Behandlungsmethoden“ der Richtlinie Methoden vertragsärztliche Versorgung) und entsprechend der Qualitätssicherungsvereinbarung Kapselendoskopie gemäß § 135 Abs. 2 SGB V		
T 60 Min.	einmal im Behandlungsfall	2474	€ 278,73
13 430	Zusatzpauschale bilio-pankreatische Diagnostik		
T 27 Min.		1674	€ 188,60
13 431	Zusatzpauschale bilio-pankreatische Therapie		
T 44 Min.		2479	€ 279,29
13 435	Zusatzpauschale Behandlung und/oder Betreuung eines Patienten mit einer gesicherten onkologischen Erkrankung bei laufender onkologischer Therapie oder Betreuung im Rahmen der Nachsorge		
Q 13 Min.	einmal im Behandlungsfall	191	€ 21,52
13 437	Zusatzpauschale Behandlung eines Dünndarm- und/oder Leber-Transplantatträgers		
Q 15 Min.	einmal im Behandlungsfall	211	€ 23,77
13 439	Zusatzpauschale Behandlung eines Bauchspeicheldrüsen-Transplantatträgers		
Q 15 Min.	einmal im Behandlungsfall	211	€ 23,77

Nr.		Punkte	EUR

13.3.4 Hämato-/Onkologische Gebührenordnungspositionen

Grundpauschale

einmal im Behandlungsfall

Nr.	Leistung	Punkte	EUR
13 490 (15 Min.)	für Versicherte bis zum vollendeten 5. Lebensjahr	256	€ 28,84
13 491 (20 Min.)	für Versicherte ab Beginn des 6. bis zum vollendeten 59. Lebensjahr	314	€ 35,38
13 492 (20 Min.)	für Versicherte ab Beginn des 60. Lebensjahres	330	€ 37,18
13 494 (k.A.)	Zuschlag zu den Gebührenordnungspositionen 13 490 bis 13 492 für die hämato-/onkologisch-internistische Grundversorgung, einmal im Behandlungsfall	41	€ 4,62
13 495 (k.A.)	Hygienezuschlag zu den Gebührenordnungspositionen 13 490 bis 13 492, einmal im Behandlungsfall	2	€ 0,23
13 496 (k.A.)	Zuschlag zu der Gebührenordnungsposition 13 494, einmal im Behandlungsfall	11	€ 1,24
13 497 (k.A.)	Zuschlag zu den Gebührenordnungspositionen 13 490 bis 13 492, einmal im Behandlungsfall	9	€ 1,01
13 498 (k.A.)	Zuschlag zu den Gebührenordnungspositionen 13 490 bis 13 492 für die Behandlung aufgrund einer TSS-Vermittlung gemäß Allgemeiner Bestimmung 4.3.10.1 oder 4.3.10.2, einmal im Arztgruppenfall		

Nr.		Punkte	EUR
13 500	Zusatzpauschale Behandlung einer laboratoriumsmedizinisch oder histologisch/zytologisch gesicherten, primär hämatologischen und/oder onkologischen und/oder immunologischen Systemerkrankung		
Q 13 Min.	einmal im Behandlungsfall	191	€ 21,52
13 501	Zusatzpauschale intensivierte Nachbetreuung nach allogener(n) oder autologer(n) Transplantation(en) hämatopoetischer Stammzellen		
Q 12 Min.	einmal im Behandlungsfall	189	€ 21,29
13 502	Zusatzpauschale intensive, aplasieinduzierende und/oder toxizitätsadaptierte antiproliferative Behandlung		
Q 12 Min.	einmal im Behandlungsfall	177	€ 19,94
13 505	Aderlass mit Entnahme von mindestens 200 ml Blut		
T 2 Min.		165	€ 18,59
13 507	Erörterung der Besonderheiten des biomarkerbasierten Tests bei Patientinnen mit primärem Mammakarzinom gemäß Nr. 30 der Anlage I „Anerkannte Untersuchungs- oder Behandlungsmethoden“ der Richtlinie Methoden vertragsärztliche Versorgung des Gemeinsamen Bundesausschusses		
T 5 Min.	je vollendete 5 Minuten	65	€ 7,32

13.3.5 Kardiologische Gebührenordnungspositionen

	Grundpauschale		
	einmal im Behandlungsfall		
13 540	für Versicherte bis zum vollendeten 5. Lebensjahr		
Q 10 Min.		154	€ 17,35
13 541	für Versicherte ab Beginn des 6. bis zum vollendeten 59. Lebensjahr		
Q 13 Min.		215	€ 24,22
13 542	für Versicherte ab Beginn des 60. Lebensjahres		
Q 14 Min.		223	€ 25,12

Basierend auf einem Punktwert von 11,2662 Ct.

Nr.		Punkte	EUR
13 543	Zuschlag zu den Gebührenordnungspositionen 13 540 bis 13 542 für die kardiologisch-internistische Grundversorgung,		
k.A.	einmal im Behandlungsfall	41	€ 4,62
13 544	Zuschlag zu der Gebührenordnungsposition 13 543,		
k.A.	einmal im Behandlungsfall	11	€ 1,24
13 545	Zusatzpauschale Kardiologie		
Q 28 Min.	einmal im Behandlungsfall	739	€ 83,26
13 546	Hygienezuschlag zu den Gebührenordnungspositionen 13 540 bis 13 542,		
k.A.	einmal im Behandlungsfall	2	€ 0,23
13 547	Zuschlag zu den Gebührenordnungspositionen 13 540 bis 13 542,		
k.A.	einmal im Behandlungsfall	2	€ 0,23
13 548	Zuschlag zu den Gebührenordnungspositionen 13 540 bis 13 542 für die Behandlung aufgrund einer TSS-Vermittlung gemäß Allgemeiner Bestimmung 4.3.10.1 oder 4.3.10.2,		
k.A.	einmal im Arztgruppenfall		
13 551	Elektrostimulation des Herzens		
T 20 Min.		517	€ 58,25

Hinweis:

Ausschließlich transvenös vertragsärztlich berechnungsfähig.

Nr.		Punkte	EUR
13 560	Ergospirometrische Untersuchung		
T 9 Min.		394	€ 44,39
13 561	Zusatzpauschale Behandlung eines Herz-Transplantatträgers		
Q 15 Min.	einmal im Behandlungsfall	211	€ 23,77
13 571	Funktionsanalyse eines Herzschrittmachers zur antibradykarden Therapie		
T 7 Min.		216	€ 24,33

Nr.		Punkte	EUR
13 573	Funktionsanalyse eines implantierten Kardioverters bzw. Defibrillators		
T 14 Min.		400	€ 45,06
13 574	Telemedizinische Funktionsanalyse eines implantierten Kardioverters bzw. Defibrillators		
Q 14 Min.		400	€ 45,06
13 575	Funktionsanalyse eines implantierten Systems zur kardialen Resynchronisationstherapie (CRT-P, CRT-D)		
T 18 Min.		492	€ 55,43
13 576	Telemedizinische Funktionsanalyse eines implantierten Systems zur kardialen Resynchronisationstherapie (CRT-P, CRT-D)		
Q 18 Min.		492	€ 55,43
13 577	Zuschlag zu den Gebührenordnungspositionen 13 571, 13 573 und 13 575		
k.A.		40	€ 4,51

13.3.6 Gebührenordnungspositionen der Nephrologie und Dialyse

Grundpauschale

einmal im Behandlungsfall

Nr.		Punkte	EUR
13 590	für Versicherte bis zum vollendeten 5. Lebensjahr		
Q 9 Min.		149	€ 16,79
13 591	für Versicherte ab Beginn des 6. bis zum vollendeten 59. Lebensjahr		
Q 14 Min.		228	€ 25,69
13 592	für Versicherte ab Beginn des 60. Lebensjahres		
Q 14 Min.		236	€ 26,59

Nr.		Punkte	EUR
13 594	Zuschlag zu den Gebührenordnungspositionen 13 590 bis 13 592 für die nephrologisch-internistische Grundversorgung,		
k.A.	einmal im Behandlungsfall	41	€ 4,62
13 595	Hygienezuschlag zu den Gebührenordnungspositionen 13 590 bis 13 592,		
k.A.	einmal im Behandlungsfall	2	€ 0,23
13 596	Zuschlag zu der Gebührenordnungsposition 13 594,		
k.A.	einmal im Behandlungsfall	11	€ 1,24
13 597	Zuschlag zu den Gebührenordnungspositionen 13 590 bis 13 592,		
k.A.	einmal im Behandlungsfall	9	€ 1,01
13 598	Zuschlag zu den Gebührenordnungspositionen 13 590 bis 13 592 für die Behandlung aufgrund einer TSS-Vermittlung gemäß Allgemeiner Bestimmung 4.3.10.1 oder 4.3.10.2,		
k.A.	einmal im Arztgruppenfall		
13 600	Zusatzpauschale kontinuierliche Betreuung eines chronisch niereninsuffizienten Patienten		
Q 15 Min.	einmal im Behandlungsfall	211	€ 23,77
13 601	Zusatzpauschale Behandlung eines Nieren- oder Nieren-Bauchspeicheldrüsen-Transplantatträgers		
Q 15 Min.	einmal im Behandlungsfall	211	€ 23,77
13 602	Zusatzpauschale kontinuierliche Betreuung eines dialysepflichtigen Patienten		
Q 13 Min.	einmal im Behandlungsfall	302	€ 34,02
13 603	Zuschlag im Zusammenhang mit der Gebührenordnungsposition 13 602		
k.A.	einmal im Behandlungsfall	90	€ 10,14

Nr.		Punkte	EUR
13 610	Zusatzpauschale ärztliche Betreuung bei Hämodialyse als Zentrums- bzw. Praxishämodialyse, Heimdialyse oder zentralisierter Heimdialyse, oder bei intermittierender Peritonealdialyse (IPD), einschl. Sonderverfahren (z. B. Hämofiltration, Hämodiafiltration nach der Vereinbarung zu den Blutreinigungsverfahren gemäß § 135 Abs. 2 SGB V),		
T 14 Min.	je Dialysetag	149	€ 16,79
13 611	Zusatzpauschale ärztliche Betreuung bei Durchführung einer Peritonealdialyse (CAPD oder CCPD),		
T 4 Min.	je Dialysetag	74	€ 8,34
13 612	Zuschlag zu den Gebührenordnungspositionen 13 610 oder 13 611 für die Durchführung einer Trainingsdialyse,		
Q 12 Min.	je vollendeter Trainingswoche	225	€ 25,35
13 620	Zusatzpauschale ärztliche Betreuung bei LDL-Apherese gemäß Nr. 1 Anlage I „Anerkannte Untersuchungs- oder Behandlungsmethoden" der Richtlinie Methoden vertragsärztliche Versorgung des Gemeinsamen Bundesausschusses ausgenommen bei isolierter Lp(a)-Erhöhung,		
T 8 Min.	je Apherese	149	€ 16,79
13 621	Zusatzpauschale ärztliche Betreuung bei einer Apherese bei rheumatoider Arthritis gemäß Nr. 1 Anlage I „Anerkannte Untersuchungs- oder Behandlungsmethoden" der Richtlinie Methoden vertragsärztliche Versorgung des Gemeinsamen Bundesausschusses,		
T 8 Min.	je Apherese	149	€ 16,79
13 622	Zusatzpauschale ärztliche Betreuung bei LDL-Apherese gemäß Nr. 1 Anlage I „Anerkannte Untersuchungs- oder Behandlungsmethoden" der Richtlinie Methoden vertragsärztliche Versorgung des Gemeinsamen Bundesausschusses bei isolierter Lp(a)-Erhöhung,		
T 8 Min.	je Apherese	149	€ 16,79

Basierend auf einem Punktwert von 11,2662 Ct.

Nr.		Punkte	EUR

13.3.7 Pneumologische Gebührenordnungspositionen

Grundpauschale

einmal im Behandlungsfall

Nr.		Punkte	EUR
13 640 (Q, 11 Min.)	für Versicherte bis zum vollendeten 5. Lebensjahr	177	€ 19,94
13 641 (Q, 13 Min.)	für Versicherte ab Beginn des 6. bis zum vollendeten 59. Lebensjahr	208	€ 23,43
13 642 (Q, 13 Min.)	für Versicherte ab Beginn des 60. Lebensjahres	211	€ 23,77
13 644 (k.A.)	Zuschlag zu den Gebührenordnungspositionen 13 640 bis 13 642 für die pneumologisch-internistische Grundversorgung, einmal im Behandlungsfall	41	€ 4,62
13 645 (k.A.)	Hygienezuschlag zu den Gebührenordnungspositionen 13 640 bis 13 642, einmal im Behandlungsfall	2	€ 0,23
13 646 (k.A.)	Zuschlag zu der Gebührenordnungsposition 13 644, einmal im Behandlungsfall	11	€ 1,24
13 647 (k.A.)	Zuschlag zu den Gebührenordnungspositionen 13 640 bis 13 642, einmal im Behandlungsfall	6	€ 0,68
13 648 (k.A.)	Zuschlag zu den Gebührenordnungspositionen 13 640 bis 13 642 für die Behandlung aufgrund einer TSS-Vermittlung gemäß Allgemeiner Bestimmung 4.3.10.1 oder 4.3.10.2, einmal im Arztgruppenfall		
13 650 (Q, 3 Min.)	Zusatzpauschale Pneumologisch-diagnostischer Komplex einmal im Behandlungsfall	311	€ 35,04

Basierend auf einem Punktwert von 11,2662 Ct.

Nr.		Punkte	EUR
13 651	Zuschlag zu der Gebührenordnungsposition 13 650 für die Durchführung eines unspezifischen bronchialen Provokationstests		
T, 3 Min.		367	€ 41,35
13 652	Zuschlag im Zusammenhang mit der Gebührenordnungsposition 13 650 für eine Erstverordnung der Sauerstofflangzeittherapie		
T, 3 Min.	einmal im Krankheitsfall	262	€ 29,52
13 660	Ergospirometrische Untersuchung		
T, 9 Min.		394	€ 44,39
13 661	Bestimmung des Säurebasenhaushalts und Blutgasanalyse		
T, 1 Min.		84	€ 9,46
13 662	Bronchoskopie		
T, 19 Min.		1142	€ 128,66
13 663	Zuschlag zu der Gebührenordnungsposition 13 662 für		
T, 7 Min.	– Fremdkörperentfernung und/oder – Blutstillung und/oder – Perbronchiale Biopsie und/oder – Sondierung von peripheren Rundherden und/oder – Broncho-alveoläre Lavage	224	€ 25,24
13 664	Zuschlag zu der Gebührenordnungsposition 13 662		
T, 10 Min.		453	€ 51,04
	Obligater Leistungsinhalt – Laservaporisation(en) und/oder Argon-Plasma-Koagulation(en)		
13 670	Thorakoskopie		
T, 38 Min.		1192	€ 134,29

Nr.		Punkte	EUR
13 675	**Zusatzpauschale Behandlung und/oder Betreuung eines Patienten mit einer gesicherten onkologischen Erkrankung bei laufender onkologischer Therapie oder Betreuung im Rahmen der Nachsorge**		
Q 13 Min.	einmal im Behandlungsfall	191	€ 21,52
13 677	**Zusatzpauschale Behandlung eines Lungen- oder Herz-Lungen-Transplantatträgers**		
Q 15 Min.	einmal im Behandlungsfall	211	€ 23,77
13 678	**FeNO-Messung zur Indikationsstellung einer Therapie mit Dupilumab**		
T 1 Min.		88	€ 9,91

13.3.8 Gebührenordnungspositionen der Rheumatologie

	Grundpauschale		
	einmal im Behandlungsfall		
13 690	**für Versicherte bis zum vollendeten 5. Lebensjahr**		
Q 9 Min.		145	€ 16,34
13 691	**für Versicherte ab Beginn des 6. bis zum vollendeten 59. Lebensjahr**		
Q 16 Min.		248	€ 27,94
13 692	**für Versicherte ab Beginn des 60. Lebensjahres**		
Q 15 Min.		246	€ 27,71
13 694	**Zuschlag zu den Gebührenordnungspositionen 13 690 bis 13 692 für die rheumatologisch-internistische Grundversorgung,**		
k.A.	einmal im Behandlungsfall	41	€ 4,62
13 695	**Hygienezuschlag zu den Gebührenordnungspositionen 13 690 bis 13 692,**		
k.A.	einmal im Behandlungsfall	2	€ 0,23

Nr.		Punkte	EUR
13 696	Zuschlag zu der Gebührenordnungsposition 13 694,		
k.A.	einmal im Behandlungsfall	11	€ 1,24
13 697	Zuschlag zu den Gebührenordnungspositionen 13 690 bis 13 692,		
k.A.	einmal im Behandlungsfall	6	€ 0,68
13 698	Zuschlag zu den Gebührenordnungspositionen 13 690 bis 13 692 für die Behandlung aufgrund einer TSS-Vermittlung gemäß Allgemeiner Bestimmung 4.3.10.1 oder 4.3.10.2,		
k.A.	einmal im Arztgruppenfall		
13 700	Zusatzpauschale Behandlung eines Patienten mit mindestens einer der nachfolgend genannten Indikationen		
Q 15 Min.	– Poly- und Oligarthritis, – Seronegativer Spondarthritis, – Kollagenose, – Vaskulitis, – Myositis,		
	einmal im Behandlungsfall	232	€ 26,14
13 701	Zusatzpauschale Rheumatologische Funktionsdiagnostik bzw. rheumatologisches Assessment mittels Untersuchungsinventaren		
Q 11 Min.	einmal im Behandlungsfall	154	€ 17,35

Basierend auf einem Punktwert von 11,2662 Ct.

Nr.		Punkte	EUR

14 Gebührenordnungspositionen der Kinder- und Jugendpsychiatrie und -psychotherapie

14.1 Präambel

14.2 Kinder- und jugendpsychiatrische und -psychotherapeutische Grundpauschalen

Nr.		Punkte	EUR
	Grundpauschale einmal im Behandlungsfall		
14 210 Q 11 Min.	für Versicherte bis zum vollendeten 5. Lebensjahr	181	€ 20,39
14 211 Q 11 Min.	für Versicherte ab Beginn des 6. bis zum vollendeten 21. Lebensjahr	185	€ 20,84
14 214 k.A.	Zuschlag für die kinder- und jugendpsychiatrische Grundversorgung gemäß Allgemeiner Bestimmung 4.3.8 zu den Gebührenordnungspositionen 14 210 bis 14 211, einmal im Behandlungsfall	85	€ 9,58
14 215 k.A.	Hygienezuschlag zu den Gebührenordnungspositionen 14 210 und 14 211, einmal im Behandlungsfall	2	€ 0,23
14 216 k.A.	Zuschlag zu der Gebührenordnungsposition 14 214, einmal im Behandlungsfall	23	€ 2,59
14 217 k.A.	Zuschlag zu den Gebührenordnungspositionen 14 210 bis 14 211, einmal im Behandlungsfall	2	€ 0,23
14 218 k.A.	Zuschlag zu den Gebührenordnungspositionen 14 210 und 14 211 für die Behandlung aufgrund einer TSS-Vermittlung gemäß Allgemeiner Bestimmung 4.3.10.1 oder 4.3.10.2, einmal im Arztgruppenfall		

Nr.		Punkte	EUR

14.3 Diagnostische und therapeutische Gebührenordnungspositionen

Nr.		Punkte	EUR
14 220	Kinder- und jugendpsychiatrisches Gespräch, kinder- und jugendpsychiatrische Behandlung, Beratung, Erörterung und/oder Abklärung		
T 11 Min.	je vollendete 10 Minuten	154	€ 17,35
14 221	Kinder- und jugendpsychiatrische Behandlung (Gruppenbehandlung)		
T 6 Min.	je Teilnehmer, höchstens zweimal am Behandlungstag	169	€ 19,04
14 222	Eingehende situationsbezogene Anleitung der Bezugs- oder Kontaktperson(en) eines Patienten mit psychopathologisch definiertem Krankheitsbild		
T 10 Min.	je vollendete 10 Minuten	119	€ 13,41
14 223	Videogestützte Maßnahmen einer funktionellen Entwicklungstherapie durch qualifizierte Mitarbeiter gemäß § 3 der Sozialpsychiatrie-Vereinbarung		
T 1 Min.	je vollendete 15 Minuten	102	€ 11,49
14 240	Ärztliche Koordination bei psychiatrischer Betreuung		
Q 10 Min.	einmal im Behandlungsfall	194	€ 21,86
14 310	Funktionelle Entwicklungstherapie (Einzelbehandlung) bei Ausfallerscheinungen des (Psycho)-Sozialverhaltens und/oder der Ich-Funktion und/oder von Sensorik und Motorik		
T 2 Min.	je vollendete 15 Minuten	114	€ 12,84
14 311	Funktionelle Entwicklungstherapie (Gruppenbehandlung) bei Ausfallerscheinungen des (Psycho)-Sozialverhaltens und/oder der Ich-Funktion und/oder von Sensorik und Motorik		
T 1 Min.	je Teilnehmer, je vollendete 15 Minuten	54	€ 6,08
14 312	Untersuchung und Beurteilung der funktionellen Entwicklung eines Neugeborenen, Säuglings, Kleinkindes oder Kindes bis zum vollendeten 6. Lebensjahr		
T 10 Min.	je Sitzung	183	€ 20,62

Nr.		Punkte	EUR
14313	Zusatzpauschale kontinuierliche Mitbetreuung eines Patienten mit einer psychiatrischen Erkrankung in der häuslichen und/oder familiären Umgebung		
Q 26 Min.	einmal im Behandlungsfall	377	€ 42,47
14314	Zusatzpauschale kontinuierliche Mitbetreuung eines Patienten mit einer psychiatrischen Erkrankung in beschützenden Einrichtungen oder Pflegeheimen		
Q 14 Min.	einmal im Behandlungsfall	212	€ 23,88
14320	Elektroenzephalographische Untersuchung		
T 9 Min.		274	€ 30,87
14321	Langzeitelektroenzephalographische (Schlaf-)Untersuchung		
T 30 Min.		612	€ 68,95
14330	Elektronystagmo-/Okulographie, Blinkreflexprüfung		
Q 6 Min.	einmal im Behandlungsfall	118	€ 13,29
14331	Neurophysiologische Untersuchung (SEP, VEP, AEP, MEP)		
Q 10 Min.	je Sitzung	263	€ 29,63

15 Gebührenordnungspositionen der Mund-, Kiefer- und Gesichtschirurgie

15.1 Präambel

15.2 Mund-, Kiefer- und Gesichtschirurgische Grundpauschalen

	Grundpauschale		
	einmal im Behandlungsfall		
15210	für Versicherte bis zum vollendeten 5. Lebensjahr		
Q 8 Min.		143	€ 16,11
15211	für Versicherte ab Beginn des 6. bis zum vollendeten 59. Lebensjahr		
Q 6 Min.		129	€ 14,53

Basierend auf einem Punktwert von 11,2662 Ct.

Nr.		Punkte	EUR
15212	für Versicherte ab Beginn des 60. Lebensjahres		
Q 7 Min.		121	€ 13,63
15215	Hygienezuschlag zu den Gebührenordnungspositionen 15210 bis 15212,		
k.A.	einmal im Behandlungsfall	2	€ 0,23
15228	Zuschlag zu den Gebührenordnungspositionen 15210 bis 15212 für die Behandlung aufgrund einer TSS-Vermittlung gemäß Allgemeiner Bestimmung 4.3.10.1 oder 4.3.10.2,		
k.A.	einmal im Arztgruppenfall		

15.3 Diagnostische und therapeutische Gebührenordnungspositionen

Nr.		Punkte	EUR
15310	Zusatzpauschale Behandlung von Patienten mit Myoarthropathien der Kiefergelenke		
Q 3 Min.	einmal im Behandlungsfall	60	€ 6,76
15311	Situationsmodell(e)		
T 4 Min.		48	€ 5,41
15321	Kleinchirurgischer Eingriff im Mund-Kiefer-Gesichts-Bereich I		
T 4 Min.	einmal am Behandlungstag	89	€ 10,03
15322	Kleinchirurgischer Eingriff II im Mund-Kiefer-Gesichts-Bereich und/oder primäre Wundversorgung im Mund-Kiefer-Gesichts-Bereich		
T 6 Min.	einmal am Behandlungstag	166	€ 18,70
15323	Kleinchirurgischer Eingriff III im Mund-Kiefer-Gesichts-Bereich und/oder primäre Wundversorgung bei Säuglingen, Kleinkindern und Kindern im Mund-Kiefer-Gesichts-Bereich		
T 10 Min.	einmal am Behandlungstag	285	€ 32,11
15324	Zuschlag zu den Gebührenordnungspositionen 15321 bis 15323 für die zusätzliche Wurzelkanalbehandlung		
Q 4 Min.		139	€ 15,66

Nr.		Punkte	EUR
15 345	**Zusatzpauschale Behandlung und/oder Betreuung eines Patienten mit einer gesicherten onkologischen Erkrankung bei laufender onkologischer Therapie oder Betreuung im Rahmen der Nachsorge**		
Q 13 Min.	einmal im Behandlungsfall	191	€ 21,52

16 Neurologische und neurochirurgische Gebührenordnungspositionen

16.1 Präambel

16.2 Neurologische Grundpauschalen

Nr.		Punkte	EUR
	Grundpauschale		
	einmal im Behandlungsfall		
16 210	für Versicherte bis zum vollendeten 5. Lebensjahr		
Q 10 Min.		195	€ 21,97
16 211	für Versicherte ab Beginn des 6. bis zum vollendeten 59. Lebensjahr		
Q 10 Min.		183	€ 20,62
16 212	für Versicherte ab Beginn des 60. Lebensjahres		
Q 10 Min.		184	€ 20,73
16 214	Hygienezuschlag zu den Gebührenordnungspositionen 16 210 bis 16 212,		
k.A.	einmal im Behandlungsfall	2	€ 0,23
16 215	Zuschlag für die neurologische Grundversorgung gemäß Allgemeiner Bestimmung 4.3.8 zu den Gebührenordnungspositionen 16 210 bis 16 212,		
k.A.	einmal im Behandlungsfall	39	€ 4,39
16 217	Zuschlag zu der Gebührenordnungsposition 16 215,		
k.A.	einmal im Behandlungsfall	10	€ 1,13

Nr.		Punkte	EUR
16 218	Zuschlag zu den Gebührenordnungspositionen 16 210 bis 16 212,		
k.A.	einmal im Behandlungsfall	6	€ 0,68
16 228	Zuschlag zu den Gebührenordnungspositionen 16 210 bis 16 212 für die Behandlung aufgrund einer TSS-Vermittlung gemäß Allgemeiner Bestimmung 4.3.10.1 oder 4.3.10.2,		
k.A.	einmal im Arztgruppenfall		

16.3 Diagnostische und therapeutische Gebührenordnungspositionen

Nr.		Punkte	EUR
16 220	Neurologisches Gespräch, neurologische Behandlung, Beratung, Erörterung und/oder Abklärung		
T 11 Min.	je vollendete 10 Minuten	154	€ 17,35
16 222	Zuschlag zu der Gebührenordnungsposition 16 220 bei Patienten mit schweren neuropsychologischen und verhaltensneurologischen Störungen auf Basis der in der Anmerkung genannten Erkrankungen		
T 8 Min.	einmal im Behandlungsfall	136	€ 15,32
16 223	Psychiatrische Kontrolluntersuchung		
T 6 Min.	einmal im Behandlungsfall	107	€ 12,05
16 225	Überprüfung einer Duodenal-DOPA-Pumpe bei Parkinsonpatienten		
T 11 Min.	einmal im Behandlungsfall	199	€ 22,42
16 230	Zusatzpauschale kontinuierliche Mitbetreuung eines Patienten mit einer Erkrankung des zentralen Nervensystems und/oder des peripheren Nervensystems in der häuslichen und/oder familiären Umgebung		
Q 32 Min.	einmal im Behandlungsfall	377	€ 42,47
16 231	Zusatzpauschale kontinuierliche Mitbetreuung eines Patienten mit einer neurologischen Erkrankung in beschützenden Einrichtungen oder Pflege- und Altenheimen		
Q 14 Min.	einmal im Behandlungsfall	212	€ 23,88

Nr.		Punkte	EUR
16 232	**Diagnostik und/oder Behandlung von Erkrankungen der Wirbelsäule bei Jugendlichen und Erwachsenen**		
Q, 11 Min.	einmal im Behandlungsfall	185	€ 20,84
16 233	**Zusatzpauschale Mitbetreuung eines Patienten mit einer Erkrankung des zentralen Nervensystems und/oder des peripheren Nervensystems in der häuslichen und/oder familiären Umgebung**		
Q, 17 Min.	einmal im Behandlungsfall	340	€ 38,31
16 310	**Elektroenzephalographische Untersuchung**		
T, 9 Min.		274	€ 30,87
16 311	**Langzeitelektroenzephalographische (Schlaf-)Untersuchung**		
T, 30 Min.		612	€ 68,95
16 320	**Elektronystagmo-/Okulographie, Blinkreflexprüfung**		
Q, 6 Min.	einmal im Behandlungsfall	118	€ 13,29
16 321	**Neurophysiologische Untersuchung (SEP, VEP, AEP, MEP)**		
Q, 10 Min.	je Sitzung	263	€ 29,63
16 322	**Zusatzpauschale Abklärung einer peripheren neuromuskulären Erkrankung**		
T, 8 Min.	je Sitzung	209	€ 23,55
16 340	**Testverfahren bei Demenzverdacht**		
Q, 1 Min.	bis zu dreimal im Behandlungsfall	23	€ 2,59
16 371	**Anwendung und Auswertung des Aachener Aphasietests (AAT) als Eingangsdiagnostik vor der Erstverordnung einer Stimm-, Sprech- und/oder Sprachtherapie gemäß der Richtlinie des Gemeinsamen Bundesausschusses über die Verordnung von Heilmitteln in der vertragsärztlichen Versorgung (Heilmittel-Richtlinien)**		
Q, 35 Min.	einmal im Behandlungsfall	555	€ 62,53

Basierend auf einem Punktwert von 11,2662 Ct.

Nr.		Punkte	EUR

17 Nuklearmedizinische Gebührenordnungspositionen

17.1 Präambel

17.2 Nuklearmedizinische Konsiliarpauschalen

Nr.		Punkte	EUR
17 210	Konsiliarpauschale		
Q 5 Min.	einmal im Behandlungsfall	88	€ 9,91
17 214	Zuschlag zur Konsiliarpauschale 17 210 bei Neugeborenen, Säuglingen, Kleinkindern und Kindern		
T 12 Min.	einmal im Behandlungsfall	166	€ 18,70
17 215	Hygienezuschlag zu der Gebührenordnungsposition 17 210,		
k.A.	einmal im Behandlungsfall	2	€ 0,23
17 228	Zuschlag zu der Gebührenordnungsposition 17 210 für die Behandlung aufgrund einer TSS-Vermittlung gemäß Allgemeiner Bestimmung 4.3.10.1 oder 4.3.10.2,		
k.A.	einmal im Arztgruppenfall		

17.3 Diagnostische und therapeutische Gebührenordnungspositionen

Nr.		Punkte	EUR
17 310	Teilkörperszintigraphische Untersuchung		
T 13 Min.		401	€ 45,18
17 311	Ganzkörperszintigraphische Untersuchung		
T 13 Min.		566	€ 63,77
17 320	Quantitative und qualitative szintigraphische Untersuchung der Schilddrüse		
Q 11 Min.	einmal im Behandlungsfall	351	€ 39,54
17 321	Radiojod-Zweiphasentest		
Q 17 Min.	einmal im Behandlungsfall	525	€ 59,15

Basierend auf einem Punktwert von 11,2662 Ct.

Nr.		Punkte	EUR
17 330	Zusatzpauschale Szintigraphische Untersuchung des Herzmuskels (Belastungsuntersuchung)		
T 16 Min.		815	€ 91,82
17 331	Zusatzpauschale Szintigraphische Untersuchung des Herzmuskels in Ruhe		
T 9 Min.		604	€ 68,05
17 332	Zusatzpauschale nuklearmedizinische Herzfunktionsdiagnostik (Belastungsuntersuchung)		
T 19 Min.		782	€ 88,10
17 333	Zusatzpauschale nuklearmedizinische Herzfunktionsdiagnostik		
T 10 Min.		385	€ 43,37
17 340	Zusatzpauschale Nierenfunktionsdiagnostik mit Bestimmung der seitengetrennten tubulären und/oder glomerulären Clearance		
T 11 Min.		634	€ 71,43
17 341	Zuschlag zu der Gebührenordnungsposition 17 340 bei Durchführung einer interventionellen Maßnahme (Verabreichung von Diuretika, Lagewechsel)		
T 7 Min.		330	€ 37,18
17 350	Zusatzpauschale nuklearmedizinisch-hämatologische Untersuchung(en) (z. B. Bestimmung(en) der Eisenkinetik, Zellmarkierungen, Lokalisationsdiagnostik)		
T 11 Min.		486	€ 54,75
17 351	Zusatzpauschale nuklearmedizinisch-intestinale Funktionsdiagnostik		
T 11 Min.		510	€ 57,46
17 360	Zuschlag zu den Gebührenordnungspositionen 17 310 oder 17 311 für die szintigraphische Untersuchung der Extravasalphase im Rahmen einer Mehrphasenszintigraphie		
T 2 Min.		156	€ 17,58

Nr.		Punkte	EUR
17 361	Zuschlag zu den Gebührenordnungspositionen 17 310 oder 17 311 für die sequentielle Aufnahmetechnik		
T 5 Min.		263	€ 29,63
17 362	Zuschlag für die Einkopf-Single-Photonen-Emissions-Computertomographie (SPECT)		
k.A.		538	€ 60,61
17 363	Zuschlag für die Zwei- oder Mehrkopf-Single-Photonen-Emissions-Computertomographie (SPECT)		
k.A.		961	€ 108,27
17 370	Radiojodtherapie von Schilddrüsenerkrankungen, einschl. der erforderlichen Kontrollmessungen		
T 19 Min.		528	€ 59,49
17 371	Zusatzpauschale Radiosynoviorthese an einem kleinen Gelenk oder Anwendung von offenen Radionukliden in vorgeformten Körperhöhlen		
T 10 Min.	höchstens viermal am Behandlungstag	255	€ 28,73
17 372	Zusatzpauschale Radionuklidtherapie von Knochenmetastasen, blutbildenden Organen, Geschwülsten und/oder Geschwulstmetastasen in einer Körperhöhle oder in einem Hohlorgan oder von Entzündungen		
T 32 Min.		729	€ 82,13
17 373	Zusatzpauschale Radiosynoviorthese an großen oder mittleren Gelenken		
T 24 Min.	einmal je Gelenk, höchstens zweimal am Behandlungstag	775	€ 87,31

Basierend auf einem Punktwert von 11,2662 Ct.

Nr.		Punkte	EUR

18 Orthopädische Gebührenordnungspositionen

18.1 Präambel

18.2 Orthopädische Grundpauschalen

Nr.		Punkte	EUR
	Grundpauschale		
	einmal im Behandlungsfall		
18 210	für Versicherte bis zum vollendeten 5. Lebensjahr		
Q 13 Min.		182	€ 20,50
18 211	für Versicherte ab Beginn des 6. bis zum vollendeten 59. Lebensjahr		
Q 14 Min.		192	€ 21,63
18 212	für Versicherte ab Beginn des 60. Lebensjahres		
Q 16 Min.		222	€ 25,01
18 215	Hygienezuschlag zu den Gebührenordnungspositionen 18 210 bis 18 212,		
k.A.	einmal im Behandlungsfall	2	€ 0,23
18 220	Zuschlag für die orthopädische Grundversorgung gemäß Allgemeiner Bestimmung 4.3.8 zu den Gebührenordnungspositionen 18 210 bis 18 212,		
k.A.	einmal im Behandlungsfall	31	€ 3,49
18 222	Zuschlag zu der Gebührenordnungsposition 18 220,		
k.A.	einmal im Behandlungsfall	8	€ 0,90
18 227	Zuschlag zu den Gebührenordnungspositionen 18 210 bis 18 212,		
k.A.	einmal im Behandlungsfall	2	€ 0,23
18 228	Zuschlag zu den Gebührenordnungspositionen 18 210 bis 18 212 für die Behandlung aufgrund einer TSS-Vermittlung gemäß Allgemeiner Bestimmung 4.3.10.1 oder 4.3.10.2,		
k.A.	einmal im Arztgruppenfall		

Basierend auf einem Punktwert von 11,2662 Ct.

Nr.		Punkte	EUR

18.3 Diagnostische und therapeutische Gebührenordnungspositionen

18 310	Zusatzpauschale Behandlung und ggf. Diagnostik von Erkrankungen des Stütz- und Bewegungsapparates (angeboren, traumatisch, posttraumatisch, perioperativ) und/oder von (einer) entzündlichen Erkrankung(en) des Stütz- und Bewegungsapparates und/oder von (einer) Skelettanomalie(n) bei Neugeborenen, Säuglingen, Kleinkindern und Kindern		
Q 14 Min.	einmal im Behandlungsfall	233	€ 26,25
18 311	Zusatzpauschale Behandlung und ggf. Diagnostik von Erkrankungen des Stütz- und Bewegungsapparates (angeboren, erworben, degenerativ, posttraumatisch, perioperativ) und/oder einer entzündlichen Erkrankung des Stütz- und Bewegungsapparates bei Jugendlichen und bei Erwachsenen (außer degenerativen und funktionellen Erkrankungen der Wirbelsäule)		
Q 12 Min.	einmal im Behandlungsfall	218	€ 24,56
18 320	Zusatzpauschale Orthopädische oder orthopädisch-rheumatologische Funktionsdiagnostik bzw. Assessment mittels Untersuchungsinventaren		
Q 11 Min.	einmal im Behandlungsfall	154	€ 17,35
18 330	Zusatzpauschale Diagnostik und/oder orthopädische Therapie eines Patienten mit einer Funktionsstörung der Hand		
Q 12 Min.	einmal im Behandlungsfall	212	€ 23,88
18 331	Zusatzpauschale Diagnostik und/oder Behandlung von degenerativen Erkrankungen der Wirbelsäule bei Jugendlichen und bei Erwachsenen		
Q 9 Min.	einmal im Behandlungsfall	168	€ 18,93
18 340	Behandlung einer/eines/von sekundär heilenden Wunde(n), septischen Wundheilungsstörung(en), Abszesses/n, septischen Knochenprozesses/n und/oder Decubitalulcus (-ulcera)		
Q 11 Min.	einmal im Behandlungsfall	271	€ 30,53

Nr.		Punkte	EUR
18 700	**Zusatzpauschale Behandlung eines Patienten mit mindestens einer der nachfolgend genannten Indikationen:**		
Q 17 Min.	Obligater Leistungsinhalt – Rheumatoide Arthritis, – Seronegative Spondylarthritis, – Kollagenose, – Myositis,		
	einmal im Behandlungsfall	250	€ 28,17

Nr.		Punkte	EUR

19 Pathologische Gebührenordnungspositionen

19.1 Präambel

19.2 Pathologische Konsiliarpauschalen

19210	**Konsiliarpauschale**		
Q 5 Min.	einmal im Behandlungsfall	64	€ 7,21
19215	**Hygienezuschlag zu der Gebührenordnungsposition 19210,**		
k.A.	einmal im Behandlungsfall	2	€ 0,23

19.3 Diagnostische Gebührenordnungspositionen

19310	**Histologische oder zytologische Untersuchung eines Materials**		
T 4 Min.		83	€ 9,35
19312	**Zuschlag zu den Gebührenordnungspositionen 19310, 19315, 19318 und 19319 für die histologische oder zytologische Untersuchung eines Materials unter Anwendung von Sonderverfahren**		
T 1 Min.	je Material, höchstens fünfmal	51	€ 5,75
19313	**Zuschlag zu der Gebührenordnungspositionen 19310 und 19315 für die histologische und/oder zytologische Sofortuntersuchung eines Materials während einer Operation (z. B. Schnellschnitt)**		
T 12 Min.		242	€ 27,26
19314	**Zuschlag zu der Gebührenordnungsposition 19310 für die Einbettung in Kunststoff zur Anwendung technischer Sonderverfahren (z. B. Semidünnschnitttechnik, Elektronenmikroskopie, Knochenuntersuchung ohne Entkalkung)**		
T 2 Min.		362	€ 40,78
19315	**Histopathologische Untersuchung entsprechend der Qualitätssicherungsvereinbarung zur histopathologischen Untersuchung im Rahmen des Hautkrebs-Screenings gemäß § 135 Abs. 2 SGB V**		
T 3 Min.		83	€ 9,35

Basierend auf einem Punktwert von 11,2662 Ct.

Nr.		Punkte	EUR
19 317	Grading mittels Morphometrie sowie immunhistochemische Bestimmung des Estrogen- und Progesteron-Rezeptorstatus eines Materials gemäß Krebsfrüherkennungs-Richtlinie Anlage VI Nummer 2.6		
T 10 Min.		1356	€ 152,77
19 318	Zytologische Untersuchung eines oder mehrerer Abstriche(s) von der Portio-Oberfläche und/oder aus dem Zervixkanal		
Q 1 Min.		58	€ 6,53
19 319	Zytologische Untersuchung von Urin auf Tumorzellen		
Q 1 Min.		58	€ 6,53
19 320	Histologische oder zytologische Untersuchung eines Materials unter Anwendung eines immunchemischen Sonderverfahrens		
T 3 Min.	je Material, höchstens fünfmal	244	€ 27,49
19 321	Immunhistochemischer und/oder immunzytochemischer Nachweis von Rezeptoren		
T 3 Min.	je Material, höchstens zweimal	355	€ 40,00
19 322	Immunhistochemischer Nachweis des HER2-Rezeptors		
T 4 Min.		525	€ 59,15
19 330	Zytologische Untersuchung eines Materials mit DNA-Bestimmung		
T 4 Min.		286	€ 32,22
19 331	Zytologische Untersuchung zur Diagnostik der hormonellen Funktion		
Q 2 Min.		27	€ 3,04
19 332	Histologisch-topographiespezifische Bestimmung(en) und Identifizierung(en) der zu untersuchenden Zell- oder Gewebestruktur(en) an morphologischem Untersuchungsgut in Zusammenhang mit den Gebührenordnungspositionen des Abschnitts 19.4 EBM		
T 12 Min.		265	€ 29,86

Basierend auf einem Punktwert von 11,2662 Ct.

Nr.		Punkte	EUR

19.4 In-vitro-Diagnostik tumorgenetischer Veränderungen

19.4.1 Pauschalen der in-vitro-Diagnostik tumorgenetischer Veränderungen

Nr.		Punkte	EUR
19 401	**Grundpauschale tumorgenetische in-vitro-Diagnostik**		
Q 6 Min.	einmal im Behandlungsfall	145	€ 16,34
19 402	**Zuschlag zu den Gebührenordnungspositionen 19 410, 19 411, 19 421, 19 424, 19 426, 19 432, 19 450, 19 453, 19 464 und 19 503 bis 19 506 für eine wissenschaftliche ärztliche Beurteilung komplexer krankheitsrelevanter tumorgenetischer Analysen im individuellen Kontext**		
Q 14 Min.	einmal im Behandlungsfall	416	€ 46,87
19 403	**Laborgrundpauschale Tumorgenetik**		
k.A.	einmal im Behandlungsfall	383	€ 43,15
19 404	**Aufarbeitung einer Gewebe- oder Organprobe**		
k.A.	einmal je eingesandter Gewebe- oder Organprobe	236	€ 26,59

19.4.2 In-vitro-Diagnostik tumorgenetischer Veränderungen

Nr.		Punkte	EUR
19 410	**Molekularzytogenetische Charakterisierung chromosomaler Aberrationen an Inter- oder Metaphasen mittels in-situ-Hybridisierung oder Untersuchung auf Mikrodeletionen/-duplikationen**		
k.A.	je Zielsequenz	518	€ 58,36
19 411	**Gezielte Untersuchung einer/eines krankheitsrelevanten oder krankheitsauslösenden Translokation/Fusionsgens**		
k.A.	je Zielsequenz (Translokation/Fusionsgen)	858	€ 96,66
19 421	**Gezielter Nachweis oder Ausschluss einer krankheitsrelevanten oder krankheitsauslösenden somatischen genomischen Punktmutation, Deletion oder Duplikation in kodierenden oder regulatorischen Sequenzen,**		
k.A.	je Zielsequenz	211	€ 23,77

Nr.		Punkte	EUR
19 424	Mutationssuche zum Nachweis oder Ausschluss einer krankheitsrelevanten oder krankheitsauslösenden somatischen genomischen Mutation mit klinisch relevanten Eigenschaften		
k.A.	je vollendete 250 kodierende Basen	678	€ 76,38
19 426	Untersuchung einer Mikrosatelliteninstabilität im Tumormaterial,		
k.A.	einmal im Krankheitsfall	867	€ 97,68

19.4.3 Indikationsbezogene Diagnostik hämatologischer Neoplasien

Nr.		Punkte	EUR
19 430	Affinitätsanreicherung neoplastischer Zellen mittels spezifischer Ligand-Zell-Interaktion (z. B. immunomagnetische Anreicherung),		
k.A.	je Gewebe- oder Organprobe	278	€ 31,32
19 431	Anwendung eines Kulturverfahrens zur Anzucht von Zellen und Präparation der Zellkerne zu weiteren Analysen		
k.A.	einmal je eingesandter Gewebe- oder Organprobe	906	€ 102,07
19 432	Bestimmung des Karyotyps mittels lichtmikroskopischer Bänderungsanalyse		
k.A.	einmal je eingesandter Gewebe- oder Organprobe	842	€ 94,86
19 433	B-Zell- oder T-Zell-Klonalitätsuntersuchung		
k.A.	einmal im Behandlungsfall	3512	€ 395,67
19 434	Chimärismusanalyse nach allogener Stammzelltransplantation		
k.A.	dreimal im Behandlungsfall	1156	€ 130,24
19 435	Nachweis einer minimalen Resterkrankung bei hämatologischen Neoplasien		
k.A.	viermal im Behandlungsfall	1348	€ 151,87

Nr.		Punkte	EUR
19 439	Zuschlag zur Gebührenordnungsposition 19 435 für die Quantifizierung patientenspezifischer rearrangierter TCR- oder IG-Regionen zum Nachweis klonaler Genumlagerungen		
k.A.		1973	€ 222,28

19.4.4 In-vitro-Diagnostik tumorgenetischer Veränderungen zur Indikationsstellung einer pharmakologischen Therapie

Nr.		Punkte	EUR
19 450	Molekularzytogenetische Charakterisierung chromosomaler Aberrationen an Inter- oder Metaphasen mittels in-situ-Hybridisierung oder Untersuchung auf Mikrodeletionen/-duplikationen		
k.A.	je Zielsequenz	518	€ 58,36
19 451	Gezielte Untersuchung einer somatischen genomischen Punktmutation, einer Deletion oder Duplikation in kodierenden oder regulatorischen Sequenzen,		
k.A.	je Zielsequenz	211	€ 23,77
19 452	Gezielte Untersuchung einer/eines krankheitsrelevanten oder krankheitsauslösenden Translokation/Fusionsgens		
k.A.	je Zielsequenz (Translokation/Fusionsgen)	858	€ 96,66
19 453	Mutationssuche zum Nachweis oder Ausschluss einer krankheitsrelevanten oder krankheitsauslösenden somatischen genomischen Mutation mit klinisch relevanten Eigenschaften		
k.A.	je vollendete 250 kodierende Basen	678	€ 76,38
19 456	Laut Fachinformation obligater Nachweis oder Ausschluss von Mutationen in den Genen BRCA1 und BRCA2 im Tumormaterial zur Indikationsstellung einer gezielten medikamentösen Behandlung – eines metastasierten, kastrationsresistenten Prostatakarzinoms oder – eines platinsensitiven, fortgeschrittenen oder rezidivierten oder progressiven high-grade epithelialen Ovarialkarzinoms, Eileiterkarzinoms oder primären Peritonealkarzinoms		
k.A.	einmal im Krankheitsfall	18543	€ 2089,09

Nr.		Punkte	EUR
19460	Bewertung des relativen Anteils der T790M-EGFR-Mutation im Verhältnis zum Anteil der bekannten EGFR-aktivierenden Mutation unter Verwendung von zirkulierender Tumor-DNA in derselben Probe zur Indikationsstellung einer gezielten medikamentösen Behandlung von erwachsenen Patienten mit lokal fortgeschrittenem oder metastasiertem nicht kleinzelligem Lungenkarzinom zum Nachweis der T790M-EGFR-Mutation, die laut Fachinformation obligat ist,		
k.A.	zweimal im Behandlungsfall	3934	€ 443,21
19461	Nachweis oder Ausschluss von allen bekannten EGFR-aktivierenden Mutationen in den Exonen 18 bis 21 unter Verwendung von zirkulierender Tumor-DNA zur Indikationsstellung einer gezielten Behandlung von erwachsenen Patienten mit lokal fortgeschrittenem oder metastasiertem nicht kleinzelligem Lungenkarzinom, wenn diese laut Fachinformation obligat ist,		
k.A.	zweimal im Krankheitsfall	3934	€ 443,21
19462	Bestimmung des PIK3CA-Mutationsstatus unter Verwendung von zirkulierender Tumor-DNA zur Indikationsstellung einer gezielten Behandlung von postmenopausalen Frauen und Männern mit einem Hormonrezeptor (HR)-positiven, humanen epidermalen Wachstumsfaktor-Rezeptor-2 (HER2)-negativen, lokal fortgeschrittenen oder metastasierten Mammakarzinom bei Fortschreiten der Erkrankung nach endokriner Therapie als Monotherapie, wenn diese laut Fachinformation obligat ist,		
k.A.	zweimal im Krankheitsfall	3934	€ 443,21
19463	Gezielte Bestimmung von PIK3CA-Mutationen unter Verwendung von zirkulierender Tumor-DNA zur Indikationsstellung einer gezielten Behandlung von postmenopausalen Frauen und Männern mit einem Hormonrezeptor (HR)-positiven, humanen epidermalen Wachstumsfaktor-Rezeptor-2 (HER2)-negativen, lokal fortgeschrittenen oder metastasierten Mammakarzinom bei Fortschreiten der Erkrankung nach endokriner Therapie als Monotherapie, wenn diese laut Fachinformation obligat ist,		
k.A.	zweimal im Krankheitsfall	2100	€ 236,59
19464	Untersuchung einer Mikrosatelliteninstabilität im Tumormaterial zur Indikationsstellung einer gezielten medikamentösen Behandlung, wenn diese laut Fachinformation obligat ist,		
k.A.	zweimal im Krankheitsfall	867	€ 97,68

Basierend auf einem Punktwert von 11,2662 Ct.

Nr.		Punkte	EUR

19.4.5 Biomarkerbasierte Testverfahren

Nr.	Leistung	Punkte	EUR
19 501	Aufarbeitung einer Gewebeprobe zur Durchführung eines biomarkerbasierten Tests bei primärem Hormonrezeptor-positivem, HER2/neu-negativem, nodalnegativem und nicht metastasierten Mammakarzinom im Zusammenhang mit der Veranlassung eines biomarkerbasierten Tests nach der Gebührenordnungsposition 19 502		
Q 7 min.	einmal im Krankheitsfall	522	€ 58,81
19 502	Biomarkerbasierter Test unter Anwendung der Vorgehensweise des Oncotype DX Breast Recurrence Score® gemäß Nr. 30 der Anlage I „Anerkannte Untersuchungs- oder Behandlungsmethoden" der Richtlinie Methoden vertragsärztliche Versorgung des Gemeinsamen Bundesausschusses in Verbindung mit BMV-Ä § 25 Absatz 2 Nr. 3,		
k.A.	einmal im Krankheitsfall		€ 3296,50
19 503	Biomarkerbasierter Test unter Anwendung der Vorgehensweise des EndoPredict® gemäß Nr. 30 der Anlage I „Anerkannte Untersuchungs- oder Behandlungsmethoden" der Richtlinie Methoden vertragsärztliche Versorgung des Gemeinsamen Bundesausschusses,		
k.A.	einmal im Krankheitsfall	15280	€ 1721,48
19 504	Biomarkerbasierter Test unter Anwendung der Vorgehensweise des MammaPrint® gemäß Nr. 30 der Anlage I „Anerkannte Untersuchungs- oder Behandlungsmethoden" der Richtlinie Methoden vertragsärztliche Versorgung des Gemeinsamen Bundesausschusses,		
k.A.	einmal im Krankheitsfall	18880	€ 2127,06
19 505	Biomarkerbasierter Test unter Anwendung der Vorgehensweise des Prosigna® gemäß Nr. 30 der Anlage I „Anerkannte Untersuchungs- oder Behandlungsmethoden" der Richtlinie Methoden vertragsärztliche Versorgung des Gemeinsamen Bundesausschusses,		
k.A.	einmal im Krankheitsfall	18880	€ 2127,06
19 506	Biomarkerbasierter Test unter Anwendung der Vorgehensweise des Oncotype DX Breast Recurrence Score® gemäß Nr. 30 der Anlage I „Anerkannte Untersuchungs- oder Behandlungsmethoden" der Richtlinie Methoden vertragsärztliche Versorgung des Gemeinsamen Bundesausschusses,		
k.A.	einmal im Krankheitsfall	23732	€ 2673,69

Nr.		Punkte	EUR

20 Gebührenordnungspositionen der Fachärzte für Sprach-, Stimm- und kindliche Hörstörungen

20.1 Präambel

20.2 Phoniatrische und pädaudiologische Grundpauschalen

Grundpauschale

einmal im Behandlungsfall

Nr.	Leistung	Punkte	EUR
20 210 (Q, 20 Min.)	für Versicherte bis zum vollendeten 5. Lebensjahr	299	€ 33,69
20 211 (Q, 13 Min.)	für Versicherte ab Beginn des 6. bis zum vollendeten 59. Lebensjahr	202	€ 22,76
20 212 (Q, 13 Min.)	für Versicherte ab Beginn des 60. Lebensjahres	203	€ 22,87
20 215 (k.A.)	Hygienezuschlag zu den Gebührenordnungspositionen 20 210 bis 20 212, einmal im Behandlungsfall	2	€ 0,23
20 220 (k.A.)	Zuschlag für die phoniatrisch-pädaudiologische Grundversorgung gemäß Allgemeiner Bestimmung 4.3.8 zu den Gebührenordnungspositionen 20 210 bis 20 212, einmal im Behandlungsfall	27	€ 3,04
20 222 (k.A.)	Zuschlag zu der Gebührenordnungsposition 20 220, einmal im Behandlungsfall	7	€ 0,79
20 227 (k.A.)	Zuschlag zu den Gebührenordnungspositionen 20 210 bis 20 212, einmal im Behandlungsfall	2	€ 0,23

Nr.		Punkte	EUR
20 228	Zuschlag zu den Gebührenordnungspositionen 20 210 bis 20 212 für die Behandlung aufgrund einer TSS-Vermittlung gemäß Allgemeiner Bestimmung 4.3.10.1 oder 4.3.10.2,		
k.A.	einmal im Arztgruppenfall		

20.3 Diagnostische und therapeutische Gebührenordnungspositionen

Nr.		Punkte	EUR
20 310	Lupenlaryngoskopie		
T 4 Min.		74	€ 8,34
20 311	Schwebe- oder Stützlaryngoskopie		
T 10 Min.		163	€ 18,36
20 312	Direkte Laryngoskopie beim Neugeborenen, Säugling, Kleinkind oder Kind bis zum vollendeten 5. Lebensjahr		
T 15 Min.		246	€ 27,71
20 313	Stroboskopische Untersuchung der Stimmlippen		
T 5 Min.		80	€ 9,01
20 314	Videostroboskopie		
T 8 Min.		136	€ 15,32
20 320	Tonschwellenaudiometrische Untersuchung		
T 2 Min.	je Sitzung	146	€ 16,45
20 321	Sprachaudiometrische Bestimmung(en) des Hörvermögens in Zusammenhang mit der Erbringung der Leistung entsprechend der Gebührenordnungsposition 20 320		
T 2 Min.		135	€ 15,21
20 322	Zuschlag zur Gebührenordnungsposition 20 320 für die Durchführung einer Kinderaudiometrie an einer sonstigen Kinderaudiometrieanlage		
T 2 Min.		47	€ 5,30
20 323	Reflexbestimmung an den Mittelohrmuskeln mittels Impedanzmessung		
T 1 Min.		68	€ 7,66

Basierend auf einem Punktwert von 11,2662 Ct.

Nr.		Punkte	EUR
20 324	Abklärung einer vestibulo-cochleären Erkrankung mittels Messung(en) otoakustischer Emissionen		
T 2 Min.		104	€ 11,72
20 325	Prüfung der Labyrinthe mit nystagmographischer Aufzeichnung		
T 5 Min.		254	€ 28,62
20 326	Abklärung einer retro-cochleären Erkrankung		
T 10 Min.		281	€ 31,66
20 327	Hörschwellenbestimmung		
T 10 Min.		493	€ 55,54
20 330	Zusatzpauschale Untersuchung der Stimme		
T 15 Min.		228	€ 25,69
20 331	Zusatzpauschale Untersuchung des Sprechens und der Sprache		
T 13 Min.	je Sitzung	302	€ 34,02
20 332	Zusatzpauschale Abklärung einer Aphasie, Dysarthrie und/oder Dysphagie		
T 20 Min.		302	€ 34,02
20 333	Stimmfeldmessung		
T 3 Min.		68	€ 7,66
20 334	Wechsel und/oder Entfernung einer pharyngo-trachealen Sprechprothese und/oder Wechsel einer Trachealkanüle		
T 13 Min.		167	€ 18,81
20 335	Zuschlag zur Gebührenordnungsposition 20 320 bei Durchführung einer Kinderaudiometrie an einer speziellen Kinderaudiometrieanlage		
T 5 Min.		139	€ 15,66
20 336	Kindersprachaudiometrie an einer speziellen Kinderaudiometrieanlage		
T 7 Min.		152	€ 17,12

Basierend auf einem Punktwert von 11,2662 Ct.

Nr.		Punkte	EUR
20 338	Pauschale zur Neuverordnung eines Hörgerätes/von Hörgeräten beim Säugling, Kleinkind oder Kind bei Schwerhörigkeit gemäß Qualitätssicherungsvereinbarung nach § 135 Abs. 2 SGB V		
T 44 Min.	einmal im Krankheitsfall	1449	€ 163,25
20 339	Zusatzpauschale für die erste Nachuntersuchung nach erfolgter Hörgeräteversorgung beim Säugling, Kleinkind oder Kind		
T 30 Min.	einmal im Krankheitsfall	820	€ 92,38
20 340	Zusatzpauschale für die Nachsorge(n) bei Hörgeräteversorgung beim Säugling, Kleinkind oder Kind		
T 19 Min.	je Sitzung	741	€ 83,48
20 343	Zusatzpauschale bei der Diagnostik des Tinnitus		
Q 13 Min.	einmal im Behandlungsfall	205	€ 23,10
20 350	Pneumographie		
T 6 Min.		216	€ 24,33
20 351	Elektroglottographie		
T 8 Min.		264	€ 29,74
20 352	Schallspektrographie		
T 8 Min.		264	€ 29,74
20 353	Palatographie		
T 7 Min.		228	€ 25,69
20 360	Stimm- und/oder Sprachtherapie in Einzelbehandlung		
T 15 Min.	je vollendete 15 Minuten	185	€ 20,84
20 361	Stimm- und/oder Sprachtherapie als Gruppenbehandlung		
T 8 Min.	je Teilnehmer, je vollendete 30 Minuten	98	€ 11,04
20 364	Zusatzpauschale für die Nachsorge der operativen Behandlung eines Patienten mit chronischer Sinusitis nach ICD J32.-		
T 4 Min.	einmal am Behandlungstag	75	€ 8,45

Basierend auf einem Punktwert von 11,2662 Ct.

Nr.		Punkte	EUR
20 365	**Zusatzpauschale für die postoperative Nachsorge nach Tympanoplastik Typ II bis V**		
T, 4 Min.	einmal am Behandlungstag	75	€ 8,45
20 370	**Zusatzpauschale Abklärung einer Störung der zentral-auditiven Wahrnehmung**		
T, 8 Min.	höchstens viermal im Behandlungsfall	162	€ 18,25
20 371	**Anwendung und Auswertung des Aachener Aphasietests (AAT) als Eingangsdiagnostik vor der Erstverordnung einer Stimm-, Sprech- und/oder Sprachtherapie gemäß der Richtlinien des Gemeinsamen Bundesausschusses über die Verordnung von Heilmitteln in der vertragsärztlichen Versorgung (Heilmittel-Richtlinien)**		
Q, 35 Min.	einmal im Behandlungsfall	555	€ 62,53
20 372	**Pauschale zur Neuverordnung eines Hörgerätes/von Hörgeräten beim Jugendlichen oder Erwachsenen bei Schwerhörigkeit**		
Q, 11 Min.	einmal im Krankheitsfall	494	€ 55,66
20 373	**Zusatzpauschale für die erste Nachuntersuchung nach erfolgter Hörgeräteversorgung beim Jugendlichen oder Erwachsenen**		
Q, 10 Min.	einmal im Krankheitsfall	523	€ 58,92
20 374	**Zusatzpauschale für die Nachsorgen bei Hörgeräteversorgung beim Jugendlichen oder Erwachsenen**		
Q, 8 Min.	höchstens zweimal im Krankheitsfall	452	€ 50,92
20 375	**Zuschlag zu den Gebührenordnungspositionen 20 373 und 20 374 für die Koordination des Arztes mit dem Hörgeräteakustiker innerhalb von 7 Tagen nach Durchführung der Leistung entsprechend der Gebührenordnungsposition 20 373 und 20 374**		
T, 4 Min.	einmal am Behandlungstag	62	€ 6,99
20 377	**Zuschlag zu den Gebührenordnungspositionen 20 339 und 20 340 für die Koordination des Arztes über Maßnahmen mit dem Hörgeräte-(Päd-)akustiker innerhalb von 7 Tagen nach Durchführung der Leistung entsprechend der Gebührenordnungsposition 20 339 und 20 340**		
T, 4 Min.	einmal am Behandlungstag	62	€ 6,99

Basierend auf einem Punktwert von 11,2662 Ct.

Nr.		Punkte	EUR
20 378	**Zuschlag zu den Gebührenordnungspositionen 20 339 und 20 340 für die Koordination des Arztes mit pädagogischen Einrichtungen im direkten Zusammenhang mit der Durchführung der Leistungen**		
T 8 Min.	einmal am Behandlungstag	134	€ 15,10

21 Psychiatrische und Psychotherapeutische Gebührenordnungspositionen (Psychiater)

21.1 Präambel

21.2 Psychiatrische und nervenheilkundliche Grundpauschalen

	Psychiatrische Grundpauschale		
	einmal im Behandlungsfall		
21 210	für Versicherte bis zum vollendeten 5. Lebensjahr		
Q 10 Min.		201	€ 22,65
21 211	für Versicherte ab Beginn des 6. bis zum vollendeten 59. Lebensjahr		
Q 11 Min.		192	€ 21,63
21 212	für Versicherte ab Beginn des 60. Lebensjahres		
Q 11 Min.		191	€ 21,52

	Grundpauschale für Fachärzte für Nervenheilkunde und Fachärzte für Neurologie und Psychiatrie		
	einmal im Behandlungsfall		
21 213	für Versicherte bis zum vollendeten 5. Lebensjahr		
Q 14 Min.		273	€ 30,76
21 214	für Versicherte ab Beginn des 6. bis zum vollendeten 59. Lebensjahr		
Q 14 Min.		253	€ 28,50

Nr.		Punkte	EUR
21 215	für Versicherte ab Beginn des 60. Lebensjahres		
Q 15 Min.		261	€ 29,40
21 216	Fremdanamnese und/oder Anleitung bzw. Betreuung von Bezugspersonen schwer psychisch erkrankter Patienten mit dadurch gestörter Kommunikationsfähigkeit,		
T 10 Min.	je 10 Minuten, höchstens fünfmal im Behandlungsfall	206	€ 23,21
21 217	Supportive psychiatrische Behandlung eines affektiv, psychotisch, psychomotorisch und/oder hirnorganisch akut dekompensierten Patienten,		
T 3 Min.	höchstens dreimal im Behandlungsfall	38	€ 4,28
21 218	Zuschlag für die psychiatrische Grundversorgung gemäß Allgemeiner Bestimmung 4.3.8 zu den Gebührenordnungspositionen 21 210 bis 21 212,		
k.A.	einmal im Behandlungsfall	44	€ 4,96
21 219	Zuschlag zu der Gebührenordnungsposition 21 218,		
k.A.	einmal im Behandlungsfall	12	€ 1,35
21 222	Hygienezuschlag zu den Gebührenordnungspositionen 21 210 bis 21 215,		
k.A.	einmal im Behandlungsfall	2	€ 0,23
21 225	Zuschlag für die nervenheilkundliche Grundversorgung gemäß Allgemeiner Bestimmung 4.3.8 zu den Gebührenordnungspositionen 21 213 bis 21 215,		
k.A.	einmal im Behandlungsfall	39	€ 4,39
21 226	Zuschlag zu der Gebührenordnungsposition 21 225,		
k.A.	einmal im Behandlungsfall	10	€ 1,13
21 227	Zuschlag zu den Gebührenordnungspositionen 21 210 bis 21 212,		
k.A.	einmal im Behandlungsfall	6	€ 0,68

Basierend auf einem Punktwert von 11,2662 Ct.

Nr.		Punkte	EUR
21 228	Zuschlag zu den Gebührenordnungspositionen 21 213 bis 21 215,		
k.A.	einmal im Behandlungsfall	6	€ 0,68
21 236	Zuschlag zu den Gebührenordnungspositionen 21 210 bis 21 212 für Fachärzte für Psychiatrie und Psychotherapie für die Behandlung aufgrund einer TSS-Vermittlung gemäß Allgemeiner Bestimmung 4.3.10.1 oder 4.3.10.2,		
k.A.	einmal im Arztgruppenfall		
21 237	Zuschlag zu den Gebührenordnungspositionen 21 213 bis 21 215 für Fachärzte für Nervenheilkunde und Fachärzte für Neurologie und Psychiatrie für die Behandlung aufgrund einer TSS-Vermittlung gemäß Allgemeiner Bestimmung 4.3.10.1 oder 4.3.10.2,		
k.A.	einmal im Arztgruppenfall		

21.3 Diagnostische und therapeutische Gebührenordnungspositionen

Nr.		Punkte	EUR
21 220	Psychiatrisches Gespräch, Psychiatrische Behandlung, Beratung, Erörterung und/oder Abklärung,		
T 11 Min.	je vollendete 10 Minuten	154	€ 17,35
21 221	Psychiatrische Behandlung (Gruppenbehandlung)		
T 7 Min.	je Teilnehmer, je vollendete 40 Minuten	166	€ 18,70
21 230	Zusatzpauschale Kontinuierliche Mitbetreuung eines Patienten mit einer psychiatrischen Erkrankung in der häuslichen und/oder familiären Umgebung		
Q 26 Min.	einmal im Behandlungsfall	377	€ 42,47
21 231	Zusatzpauschale Kontinuierliche Mitbetreuung eines Patienten mit einer psychiatrischen Erkrankung in beschützenden Einrichtungen oder Pflege- und Altenheimen		
Q 14 Min.	einmal im Behandlungsfall	212	€ 23,88
21 232	Zusatzpauschale Ärztliche Koordination psychiatrischer Betreuung		
Q 14 Min.	einmal im Behandlungsfall	271	€ 30,53

Basierend auf einem Punktwert von 11,2662 Ct.

Nr.		Punkte	EUR
21 233	Zusatzpauschale Mitbetreuung eines Patienten mit einer psychiatrischen Erkrankung in der häuslichen und/oder familiären Umgebung		
Q 17 Min.	einmal im Behandlungsfall	340	€ 38,31
21 235	Neurologische Kontrolluntersuchung		
T 6 Min.	einmal im Behandlungsfall	107	€ 12,05
21 310	Elektroenzephalographische Untersuchung		
T 9 Min.		274	€ 30,87
21 311	Langzeitelektroenzephalographische (Schlaf-)Untersuchung		
T 30 Min.		612	€ 68,95
21 320	Elektronystagmo-/Okulographie, Blinkreflexprüfung		
Q 6 Min.	einmal im Behandlungsfall	118	€ 13,29
21 321	Neurophysiologische Untersuchung (SEP, VEP, AEP, MEP)		
Q 10 Min.	je Sitzung	263	€ 29,63
21 330	Konvulsionsbehandlung unter Vollnarkose,		
k.A.	je Sitzung	94	€ 10,59
21 340	Testverfahren bei Demenzverdacht		
Q 1 Min.	bis zu dreimal im Behandlungsfall	23	€ 2,59

Basierend auf einem Punktwert von 11,2662 Ct.

Nr.		Punkte	EUR

22 Gebührenordnungspositionen der Psychosomatischen Medizin und Psychotherapie (Fachärzte für Psychosomatische Medizin und Psychotherapie)

22.1 Präambel

22.2 Psychosomatisch und psychotherapeutisch-medizinische Grundpauschalen

Nr.	Leistung	Punkte	EUR
	Psychosomatische Grundpauschale einmal im Behandlungsfall		
22 210 (9 Min., Q)	für Versicherte bis zum vollendeten 5. Lebensjahr	134	€ 15,10
22 211 (11 Min., Q)	für Versicherte ab Beginn des 6. bis zum vollendeten 59. Lebensjahr	175	€ 19,72
22 212 (10 Min., Q)	für Versicherte ab Beginn des 60. Lebensjahres	151	€ 17,01
22 213 (10 Min., T)	Fremdanamnese und/oder Anleitung bzw. Betreuung von Bezugspersonen schwer psychisch erkrankter Patienten mit dadurch gestörter Kommunikationsfähigkeit, je 10 Minuten, höchstens fünfmal im Behandlungsfall	206	€ 23,21
22 215 (k.A.)	Hygienezuschlag zu den Gebührenordnungspositionen 22 210 bis 22 212, einmal im Behandlungsfall	2	€ 0,23
22 216 (k.A.)	Zuschlag für die psychosomatisch und psychotherapeutisch-medizinische Grundversorgung gemäß Allgemeiner Bestimmung 4.3.8 zu den Gebührenordnungspositionen 22 210 bis 22 212, einmal im Behandlungsfall	170	€ 19,15
22 218 (k.A.)	Zuschlag zu der Gebührenordnungsposition 22 216, einmal im Behandlungsfall	46	€ 5,18

Basierend auf einem Punktwert von 11,2662 Ct.

Nr.		Punkte	EUR
22 219	Zuschlag zu den Gebührenordnungspositionen 22 210 bis 22 212,		
k.A.	einmal im Behandlungsfall	2	€ 0,23
22 228	Zuschlag zu den Gebührenordnungspositionen 22 210 bis 22 212 für die Behandlung aufgrund einer TSS-Vermittlung gemäß Allgemeiner Bestimmung 4.3.10.1 oder 4.3.10.2,		
k.A.	einmal im Arztgruppenfall		

22.3 Diagnostische und therapeutische Gebührenordnungspositionen

Nr.		Punkte	EUR
22 220	Psychotherapeutisches Gespräch (Einzelbehandlung)		
T 11 Min.	je vollendete 10 Minuten, höchstens 15-mal im Behandlungsfall	154	€ 17,35
22 221	Psychosomatisches Gespräch, psychosomatisch-medizinische Behandlung, Beratung, Erörterung und/oder Abklärung (Einzelbehandlung)		
T 11 Min.	je vollendete 10 Minuten	154	€ 17,35
22 222	Psychosomatisch-medizinische Behandlung (Gruppenbehandlung)		
T 8 Min.	je Teilnehmer, je vollendete 40 Minuten	166	€ 18,70
22 230	Klinisch-neurologische Basisdiagnostik		
Q 5 Min.	einmal im Behandlungsfall	73	€ 8,22

Nr.		Punkte	EUR

23 Psychotherapeutische Gebührenordnungspositionen (Ärztliche und psychologische Psychotherapeuten, Kinder- und Jugendlichenpsychotherapeuten)

23.1 Präambel

23.2 Psychotherapeutische Grundpauschalen

Grundpauschale für ärztliche und psychologische Psychotherapeuten

einmal im Behandlungsfall

Nr.	Leistung	Punkte	EUR
23 210 (4 Min., Q)	für Versicherte bis zum vollendeten 5. Lebensjahr	60	€ 6,76
23 211 (5 Min., Q)	für Versicherte ab Beginn des 6. bis zum vollendeten 59. Lebensjahr	79	€ 8,90
23 212 (5 Min., Q)	für Versicherte ab Beginn des 60. Lebensjahres	73	€ 8,22
23 214 (16 Min., Q)	Grundpauschale für Kinder- und Jugendlichenpsychotherapeuten einmal im Behandlungsfall	293	€ 33,01
23 215 (k.A.)	Hygienezuschlag zu den Gebührenordnungspositionen 23 210 bis 23 212 und 23 214, einmal im Behandlungsfall	2	€ 0,23
23 216 (k.A.)	Zuschlag für die psychotherapeutische Grundversorgung gemäß Allgemeiner Bestimmung 4.3.8 zu den Gebührenordnungspositionen 23 210 bis 23 212 und 23 214, einmal im Behandlungsfall	170	€ 19,15
23 218 (k.A.)	Zuschlag zu der Gebührenordnungsposition 23 216, einmal im Behandlungsfall	46	€ 5,18

Nr.		Punkte	EUR
23 228	Zuschlag zu den Gebührenordnungspositionen 23 210 bis 23 212 für ärztliche und psychologische Psychotherapeuten für die Behandlung aufgrund einer TSS-Vermittlung gemäß Allgemeiner Bestimmung 4.3.10.1 oder 4.3.10.2,		
k.A.	einmal im Arztgruppenfall		
23 229	Zuschlag zu der Gebührenordnungsposition 23 214 für Kinder- und Jugendlichenpsychotherapeuten für die Behandlung aufgrund einer TSS-Vermittlung gemäß Allgemeiner Bestimmung 4.3.10.1 oder 4.3.10.2,		
k.A.	einmal im Arztgruppenfall		

23.3 Therapeutische Gebührenordnungsposition

23 220	Psychotherapeutisches Gespräch als Einzelbehandlung		
T 11 Min.	je vollendete 10 Minuten, höchstens 15-mal im Behandlungsfall	154	€ 17,35

Nr.		Punkte	EUR

24 Radiologische Gebührenordnungspositionen

24.1 Präambel

24.2 Radiologische Konsiliarpauschalen

Konsiliarpauschale

einmal im Behandlungsfall

Nr.		Punkte	EUR
24 210	für Versicherte bis zum vollendeten 5. Lebensjahr		
Q 5 Min.		73	€ 8,22
24 211	für Versicherte ab Beginn des 6. bis zum vollendeten 59. Lebensjahr		
Q 4 Min.		61	€ 6,87
24 212	für Versicherte ab Beginn des 60. Lebensjahres		
Q 5 Min.		73	€ 8,22
24 215	Hygienezuschlag zu den Gebührenordnungspositionen 24 210 bis 24 212,		
k.A.	einmal im Behandlungsfall	2	€ 0,23
24 228	Zuschlag zu den Gebührenordnungspositionen 24 210 bis 24 212 für die Behandlung aufgrund einer TSS-Vermittlung gemäß Allgemeiner Bestimmung 4.3.10.1 oder 4.3.10.2,		
k.A.	einmal im Arztgruppenfall		

25 Strahlentherapeutische Gebührenordnungspositionen

Hinweis:

Das Zielvolumen ist bei benignen und malignen Erkrankungen definiert als das Volumen, in dem ein definiertes Behandlungsziel (Gesamtdosis) unter Anwendung einer einheitlichen Bestrahlungstechnik und Energiedosis erreicht werden soll. Sollen in räumlich zusammenhängenden, unmittelbar nebeneinanderliegenden oder sich überlappenden Zielvolumina unterschiedliche Energiedosen appliziert werden, so werden entsprechend unterschiedliche klinische Zielvolumina festgelegt. Zielvolumina sind z.B. Primärtumor, Tumorloge, Primärtumorregion, Metastasen oder regionale Lymphabflusswege. Ein Zielvolumen kann auch ein Teilvolumen innerhalb eines größeren Volumens sein (simultanintegrierter Boost). Primärtumor bzw. Primärtumorregion und Lymphabflusswege stellen grundsätzlich zwei Zielvolumina dar.

Eine Bestrahlungssitzung umfasst eine oder mehrere Bestrahlungen, die in engem zeitlichen Zusammenhang (kleiner sechs Stunden) durchgeführt werden.

Eine Bestrahlungsserie umfasst alle Bestrahlungssitzungen der Strahlenbehandlung eines Zielvolumens oder mehrerer onkologisch zusammenhängender Zielvolumina.

Je Bestrahlungssitzung sind höchstens drei Zielvolumina, je Behandlungstag höchstens zwei Bestrahlungssitzungen mit einem zeitlichen Intervall von mindestens sechs Stunden **berechnungsfähig**. Im Falle zweier Bestrahlungssitzungen sind die Zeiten auf dem Behandlungsausweis zu dokumentieren.

Die Gebührenordnungsposition 25 316 (gutartige Erkrankung) ist grundsätzlich nur berechnungsfähig bei einer Mindestreferenzdosis von 0,5 Gy im Zielvolumen. Die Gebührenordnungsposition 25 321 (bösartige Erkrankung) ist grundsätzlich nur berechnungsfähig bei einer Mindestreferenzdosis von 1,5 Gy im Zielvolumen. Muss diese Dosis bei der Gebührenordnungsposition 25 316 oder 25 321 im Einzelfall unterschritten werden, ist eine Begründung auf dem Behandlungsausweis erforderlich.

Die Gebührenordnungspositionen der Bestrahlungsplanung können je Zielvolumen und Bestrahlungsserie berechnet werden. Für dasselbe Zielvolumen ist nur eine der Gebührenordnungspositionen 25 340 bis 25 342 sowie nur eine der Gebührenordnungspositionen 34 360 oder 34 460 nebeneinander einmal berechnungsfähig. Eine mehrfache Berechnung dieser Gebührenordnungspositionen allein oder nebeneinander bei der Behandlung desselben Zielvolumens ist nur zulässig, wenn während der Behandlung wesentliche Änderungen der Bestrahlungsplanung durch Umstellung der Technik notwendig werden.

Seit 1. Januar 2021 sind die im Zusammenhang mit den strahlentherapeutischen Gebührenordnungspositionen entstehenden Sachkosten mit Ausnahme der Gebührenordnungsposition 40 580 nicht gesondert berechnungsfähig, sondern Bestandteil der in Kapitel 25 genannten Gebührenordnungspositionen.

Nr.		Punkte	EUR

25.1 Präambel

25.2 Strahlentherapeutische Konsiliarpauschalen

Nr.		Punkte	EUR
25 210	**Konsiliarpauschale bei gutartiger Erkrankung**		
Q 20 Min.	einmal im Behandlungsfall	322	€ 36,28
25 211	**Konsiliarpauschale bei bösartiger Erkrankung oder bei raumfordernden Prozessen des zentralen Nervensystems**		
Q 65 Min.	einmal im Behandlungsfall	1041	€ 117,28
25 213	**Zuschlag zur Gebührenordnungsposition 25 211 bei Neugeborenen, Säuglingen, Kleinkindern und Kindern,**		
Q 96 Min.	einmal im Behandlungsfall	1542	€ 173,72
25 214	**Konsiliarpauschale nach strahlentherapeutischer Behandlung gemäß Richtlinie nach der Verordnung über den Schutz vor Schäden durch ionisierende Strahlen (Strahlenschutzverordnung)**		
Q 16 Min.	einmal im Behandlungsfall	257	€ 28,95
25 215	**Hygienezuschlag zu den Gebührenordnungspositionen 25 210, 25 211 und 25 214,**		
k.A.	einmal im Behandlungsfall	2	€ 0,23
25 228	**Zuschlag zu der Gebührenordnungsposition 25 210 bei gutartiger Erkrankung für die Behandlung aufgrund einer TSS-Vermittlung gemäß Allgemeiner Bestimmung 4.3.10.1 oder 4.3.10.2,**		
k.A.	einmal im Arztgruppenfall		
25 229	**Zuschlag zu der Gebührenordnungsposition 25 211 bei bösartiger Erkrankung oder bei raumfordernden Prozessen des zentralen Nervensystems für die Behandlung aufgrund einer TSS-Vermittlung gemäß Allgemeiner Bestimmung 4.3.10.1 oder 4.3.10.2,**		
k.A.	einmal im Arztgruppenfall		
25 230	**Zuschlag zu der Gebührenordnungsposition 25 214 nach strahlentherapeutischer Behandlung für die Behandlung aufgrund einer TSS-Vermittlung gemäß Allgemeiner Bestimmung 4.3.10.1 oder 4.3.10.2,**		
k.A.	einmal im Arztgruppenfall		

Nr.		Punkte	EUR

25.3 Diagnostische und therapeutische Gebührenordnungspositionen

25.3.1 Therapie gutartiger und/oder bösartiger Erkrankungen mittels Weichstrahl- oder Orthovolttherapie

Nr.	Leistung	Punkte	EUR
25 310	Weichstrahl- oder Orthovolttherapie		
T 0 Min.	je Behandlungstag	115	€ 12,96

25.3.2 Hochvolttherapie (mindestens 1 MeV)

Nr.	Leistung	Punkte	EUR
25 316	Bestrahlung mit einem Linearbeschleuniger bei gutartigen Erkrankungen		
T 0 Min.	für das erste Zielvolumen, je Bestrahlungssitzung	385	€ 43,37
25 317	Zuschlag zur Gebührenordnungsposition 25 316 für die Bestrahlung von mehr als einem Zielvolumen,		
T 0 Min.	je weiterem Zielvolumen, je Bestrahlungssitzung	177	€ 19,94
25 318	Zuschlag zur Gebührenordnungsposition 25 316 für die Bestrahlung mit bildgestützter Einstellung (IGRT),		
T 2 Min.	je Bestrahlungsserie	190	€ 21,41
25 321	Bestrahlung mit einem Linearbeschleuniger bei bösartigen Erkrankungen oder bei raumfordernden Prozessen des zentralen Nervensystems		
T 1 Min.	für das erste Zielvolumen, je Bestrahlungssitzung	771	€ 86,86
25 324	Zuschlag zur Gebührenordnungsposition 25 321 für die Bestrahlung von mehr als einem Zielvolumen,		
T 0 Min.	je weiterem Zielvolumen, je Bestrahlungssitzung	212	€ 23,88
25 325	Zuschlag zur Gebührenordnungsposition 25 321 für die Bestrahlung in Hochpräzisionstechnik		
T 2 Min.	je Bestrahlungssitzung	220	€ 24,79

Nr.		Punkte	EUR
25 326	Zuschlag zur Gebührenordnungsposition 25 321 für die Bestrahlung mit bildgestützter Einstellung (IGRT),		
T 4 Min.	je Bestrahlungssitzung	255	€ 28,73
25 327	Zuschlag zur Gebührenordnungsposition 25 321 für die Bestrahlung in Hochpräzisionstechnik in Kombination mit bildgestützter Einstellung (IGRT)		
T 6 Min.	je Bestrahlungssitzung	420	€ 47,32
25 328	Zuschlag zur Gebührenordnungsposition 25 321 bei Überschreitung der Einzeldosis ≥ 2,5 Gy,		
T 3 Min.	je Bestrahlungssitzung	430	€ 48,44
25 329	Zuschlag zur Gebührenordnungsposition 25 321 für die Bestrahlung von Neugeborenen, Säuglingen, Kleinkindern und Kindern,		
T 2 Min.	je Bestrahlungssitzung	313	€ 35,26

25.3.3 Brachytherapie

Nr.		Punkte	EUR
25 330	Moulagen- oder Flabtherapie		
T 14 Min.	je Behandlungstag	1347	€ 151,76
25 331	Intrakavitäre/Intraluminale Brachytherapie		
T 118 Min.	je Behandlungstag	7077	€ 797,31
25 332	Intrakavitäre vaginale Brachytherapie		
T 71 Min.	je Behandlungstag	4255	€ 479,38
25 333	Interstitielle Brachytherapie im Afterloading-Verfahren		
T 118 Min.	je Behandlungstag	7077	€ 797,31
25 335	Interstitielle LDR-Brachytherapie mit permanenter Seed-Implantation zur Behandlung von Patienten mit lokal begrenztem Prostatakarzinom gemäß Nr. 35 der Anlage I „Anerkannte Untersuchungs- oder Behandlungsmethoden" der Richtlinie Methoden vertragsärztliche Versorgung des Gemeinsamen Bundesausschusses		
T 128 Min.	einmal im Krankheitsfall	8432	€ 949,97

Nr.		Punkte	EUR
25 336	Postimplantationskontrolle und Nachplanung zur interstitiellen LDR-Brachytherapie mit permanenter Seed-Implantation zur Behandlung von Patienten mit lokal begrenztem Prostatakarzinom gemäß Nr. 35 der Anlage I „Anerkannte Untersuchungs- oder Behandlungsmethoden" der Richtlinie Methoden vertragsärztliche Versorgung des Gemeinsamen Bundesausschusses,		
T 18 Min.	einmal im Krankheitsfall	1007	€ 113,45

25.3.4 Bestrahlungsplanung

Nr.		Punkte	EUR
25 340	Bestrahlungsplanung für die perkutane Bestrahlung ohne Rechnerunterstützung und individuelle Dosisplanung		
T 2 Min.		200	€ 22,53
25 341	Rechnerunterstützte Bestrahlungsplanung für die perkutane Bestrahlung mit individueller Dosisplanung		
T 23 Min.		3078	€ 346,77
25 342	Rechnerunterstützte Bestrahlungsplanung für die perkutane Bestrahlung mit individueller Dosisplanung für irreguläre Felder mit individuellen Blöcken, Viellamellenkollimator, nicht koplanaren Feldern und/oder 3-D-Planung		
T 39 Min.		4200	€ 473,18
25 343	Zuschlag zur Gebührenordnungsposition 25 342 für die rechnerunterstützte Hochpräzisionsbestrahlungsplanung (IMRT und/oder fraktionierte Stereotaxie),		
T 24 Min.	je Bestrahlungsserie	5101	€ 574,69
25 345	Rechnerunterstützte Bestrahlungsplanung für die perkutane Bestrahlung mit individueller Dosisplanung bei Weichstrahl- oder Orthovolttherapie		
T 16 Min.		1054	€ 118,75

Nr.		Punkte	EUR

26 Urologische Gebührenordnungspositionen

26.1 Präambel

26.2 Urologische Grundpauschalen

Nr.	Leistung	Punkte	EUR
	Grundpauschale		
	einmal im Behandlungsfall		
26 210	**für Versicherte bis zum vollendeten 5. Lebensjahr**		
Q, 10 Min.		163	€ 18,36
26 211	**für Versicherte ab Beginn des 6. bis zum vollendeten 59. Lebensjahr**		
Q, 11 Min.		170	€ 19,15
26 212	**für Versicherte ab Beginn des 60. Lebensjahres**		
Q, 13 Min.		200	€ 22,53
26 215	**Hygienezuschlag zu den Gebührenordnungspositionen 26 210 bis 26 212,**		
k.A.	einmal im Behandlungsfall	2	€ 0,23
26 220	**Zuschlag für die urologische Grundversorgung gemäß Allgemeiner Bestimmung 4.3.8 zu den Gebührenordnungspositionen 26 210 bis 26 212,**		
k.A.	einmal im Behandlungsfall	35	€ 3,94
26 222	**Zuschlag zu der Gebührenordnungsposition 26 220,**		
k.A.	einmal im Behandlungsfall	9	€ 1,01
26 227	**Zuschlag zu den Gebührenordnungspositionen 26 210 bis 26 212,**		
k.A.	einmal im Behandlungsfall	2	€ 0,23
26 228	**Zuschlag zu den Gebührenordnungspositionen 26 210 bis 26 212 für die Behandlung aufgrund einer TSS-Vermittlung gemäß Allgemeiner Bestimmung 4.3.10.1 oder 4.3.10.2,**		
k.A.	einmal im Arztgruppenfall		

Nr.		Punkte	EUR

26.3 Diagnostische und therapeutische Gebührenordnungspositionen

Nr.	Leistung	Punkte	EUR
26 310	Urethro(-zysto)skopie des Mannes oder gemäß den Vorgaben der Allgemeinen Bestimmungen 4.2.1		
T 13 Min.		747	€ 84,16
26 311	Urethro(-zysto)skopie der Frau oder gemäß den Vorgaben der Allgemeinen Bestimmungen 4.2.1		
T 5 Min.		281	€ 31,66
26 312	Urethradruckprofilmessung mit fortlaufender Registrierung		
T 2 Min.		270	€ 30,42
26 313	Zusatzpauschale apparative Untersuchung bei Harninkontinenz oder neurogener Blasenentleerungsstörung		
Q 12 Min.	einmal im Behandlungsfall	855	€ 96,33
26 315	Zusatzpauschale Behandlung und/oder Betreuung eines Patienten mit einer gesicherten onkologischen Erkrankung bei laufender onkologischer Therapie oder Betreuung im Rahmen der Nachsorge		
Q 13 Min.	einmal im Behandlungsfall	191	€ 21,52
26 316	Zuschlag zu den Gebührenordnungspositionen 26 310 und 26 311 für die transurethrale Therapie mit Botulinumtoxin,		
T 8 Min.	je vollendete 10 Minuten	282	€ 31,77
26 317	Zuschlag zu der Gebührenordnungsposition 26 316 für die Beobachtung eines Patienten im Anschluss an die transurethrale Therapie mit Botulinumtoxin		
T 4 Min.	einmal am Behandlungstag	143	€ 16,11
26 320	Ausräumung einer Bluttamponade der Harnblase im Zusammenhang mit der Erbringung der Leistungen nach den Gebührenordnungspositionen 26 310 und 26 311		
T 4 Min.		139	€ 15,66

Nr.		Punkte	EUR
26 321	Zuschlag zu den Gebührenordnungspositionen 26 310 und 26 311 für die Durchführung von (einer) endoskopischen Harnleitersondierung(en)		
T 5 Min.		133	€ 14,98
26 322	Einlegen einer Ureterverweilschiene		
T 7 Min.		202	€ 22,76
26 323	Wechsel einer Ureterverweilschiene		
T 4 Min.		100	€ 11,27
26 324	Entfernung einer Ureterverweilschiene		
T 2 Min.		44	€ 4,96
26 325	Wechsel eines Nierenfistelkatheters		
T 7 Min.		265	€ 29,86
26 330	Zusatzpauschale Extrakorporale Stoßwellenlithotripsie (ESWL)		
T 35 Min.	je behandelter Seite einmal im Krankheitsfall	5844	€ 658,40
26 340	Kalibrierung/Bougierung der Harnröhre		
T 3 Min.		93	€ 10,48
26 341	Prostatabiopsie		
T 9 Min.		171	€ 19,27
26 350	Kleinchirurgischer urologischer Eingriff I		
T 5 Min.	einmal am Behandlungstag	74	€ 8,34
26 351	Kleinchirurgischer urologischer Eingriff II		
T 5 Min.	einmal am Behandlungstag	120	€ 13,52
26 352	Kleinchirurgischer urologischer Eingriff III und/oder primäre Wundversorgung bei Säuglingen, Kleinkindern und Kindern		
T 9 Min.	einmal am Behandlungstag	208	€ 23,43

Basierend auf einem Punktwert von 11,2662 Ct.

Nr.		Punkte	EUR

27 Gebührenordnungspositionen der Physikalischen und Rehabilitativen Medizin

27.1 Präambel

27.2 Physikalisch rehabilitative Grundpauschalen

Grundpauschale

einmal im Behandlungsfall

Nr.		Punkte	EUR
27 210	für Versicherte bis zum vollendeten 5. Lebensjahr		
Q 13 Min.		210	€ 23,66
27 211	für Versicherte ab Beginn des 6. bis zum vollendeten 59. Lebensjahr		
Q 15 Min.		234	€ 26,36
27 212	für Versicherte ab Beginn des 60. Lebensjahres		
Q 15 Min.		251	€ 28,28
27 215	Hygienezuschlag zu den Gebührenordnungspositionen 27 210 bis 27 212,		
k.A.	einmal im Behandlungsfall	2	€ 0,23
27 220	Zuschlag für die physikalisch rehabilitative Grundversorgung gemäß Allgemeiner Bestimmung 4.3.8 zu den Gebührenordnungspositionen 27 210 bis 27 212,		
k.A.	einmal im Behandlungsfall	65	€ 7,32
27 222	Zuschlag zu der Gebührenordnungsposition 27 220,		
k.A.	einmal im Behandlungsfall	17	€ 1,92
27 227	Zuschlag zu den Gebührenordnungspositionen 27 210 bis 27 212,		
k.A.	einmal im Behandlungsfall	2	€ 0,23

Basierend auf einem Punktwert von 11,2662 Ct.

Nr.		Punkte	EUR
27 228	Zuschlag zu den Gebührenordnungspositionen 27 210 bis 27 212 für die Behandlung aufgrund einer TSS-Vermittlung gemäß Allgemeiner Bestimmung 4.3.10.1 oder 4.3.10.2,		
k.A.	einmal im Arztgruppenfall		

27.3 Diagnostische und therapeutische Gebührenordnungspositionen

Nr.		Punkte	EUR
27 310	Funktioneller Ganzkörperstatus		
Q 7 Min.	einmal im Behandlungsfall	107	€ 12,05
27 311	Klinisch-neurologische Basisdiagnostik		
Q 5 Min.	einmal im Behandlungsfall	73	€ 8,22
27 321	Belastungs-Elektrokardiographie (Belastungs-EKG)		
Q 6 Min.	höchstens dreimal im Behandlungsfall	198	€ 22,31
27 322	Aufzeichnung eines Langzeit-EKG von mindestens 18 Stunden Dauer		
T 1 Min.		48	€ 5,41
27 323	Computergestützte Auswertung eines kontinuierlich aufgezeichneten Langzeit-EKG von mindestens 18 Stunden Dauer		
T 7 Min.		86	€ 9,69
27 324	Langzeit-Blutdruckmessung		
T 2 Min.		57	€ 6,42
27 330	Spirographische Untersuchung		
T 2 Min.		53	€ 5,97
27 331	Abklärung einer peripheren neuromuskulären Erkrankung		
T 8 Min.	je Sitzung	209	€ 23,55

Nr.		Punkte	EUR
27 332	Physikalisch-rehabilitative Diagnostik und Therapie bei Schädigungen der Strukturen und Funktionen des Bewegungssystems, des zentralen und peripheren Nervensystems und der inneren Organe sowie der hiermit zusammenhängenden Beeinträchtigungen von Aktivität und/oder Teilhabe		
Q 30 Min.	einmal im Behandlungsfall	415	€ 46,75
27 333	Zuschlag zu der Gebührenordnungsposition 27 332 für jede weitere Untersuchung und Behandlung,		
T 5 Min.	höchstens dreimal im Behandlungsfall	67	€ 7,55

Nr.		Punkte	EUR

IV Arztgruppenübergreifende spezielle Gebührenordnungspositionen

30 Spezielle Versorgungsbereiche

30.1 Allergologie

30.1.1 Allergologische Anamnese

Nr.	Leistung	Punkte	EUR
30 100	**Spezifische allergologische Anamnese und/oder Beratung**		
Q, 5 Min.	je vollendete 5 Minuten	65	€ 7,32

30.1.2 Allergie-Testungen

Nr.	Leistung	Punkte	EUR
30 110	**Allergologisch-diagnostischer Komplex zur Diagnostik und/oder zum Ausschluss einer (Kontakt-)Allergie vom Spättyp (Typ IV)**		
Q, 2 Min.	einmal im Krankheitsfall	258	€ 29,07
30 111	**Allergologisch-diagnostischer Komplex zur Diagnostik und/oder zum Ausschluss einer Allergie vom Soforttyp (Typ I)**		
Q, 3 Min.	einmal im Krankheitsfall	220	€ 24,79
30 120	**Rhinomanometrischer Provokationstest**		
T, 3 Min.	je Test, höchstens zweimal am Behandlungstag	66	€ 7,44
30 121	**Subkutaner Provokationstest**		
T, 1 Min.	je Test, höchstens fünfmal im Behandlungsfall	162	€ 18,25
30 122	**Bronchialer Provokationstest**		
T, 8 Min.	je Test	741	€ 83,48
30 123	**Oraler Provokationstest**		
T, 2 Min.	je Test	143	€ 16,11

Nr.		Punkte	EUR

30.1.3 Hyposensibilisierungsbehandlung

30 130	**Hyposensibilisierungsbehandlung**		
T 3 Min.		**102**	**€ 11,49**

Hinweis:

Nur subcutane Immuntherapie (SCIT)

30 131	**Zuschlag zu der Gebührenordnungsposition 30 130 für jede weitere Hyposensibilisierungsbehandlung durch Injektion (en) zu unterschiedlichen Zeiten am selben Behandlungstag (zum Beispiel bei Injektion verschiedener nicht mischbarer Allergene oder Cluster- oder Rush-Therapie)**		
T 2 Min.	**je Hyposensibilisierungsbehandlung**	**80**	**€ 9,01**

30.2 Chirotherapie und Hyperbare Sauerstofftherapie

30.2.1 Chirotherapie

30 200	**Chirotherapeutischer Eingriff**		
T 4 Min.	**je Sitzung**	**48**	**€ 5,41**
30 201	**Chirotherapeutischer Eingriff an der Wirbelsäule**		
T 5 Min.	**je Sitzung**	**71**	**€ 8,00**

30.2.2 Hyperbare Sauerstofftherapie bei diabetischem Fußsyndrom

30 210	**Teilnahme an einer multidisziplinären Fallkonferenz zur Indikationsüberprüfung eines Patienten mit diabetischem Fußsyndrom vor Überweisung an ein Druckkammerzentrum gemäß der Richtlinie des Gemeinsamen Bundesausschusses (Nr. 22 der Anlage I „Anerkannte Untersuchungs- oder Behandlungsmethoden" der Richtlinie Methoden vertragsärztliche Versorgung)**		
T 5 Min.	**einmal im Krankheitsfall**	**86**	**€ 9,69**

Nr.		Punkte	EUR
30 212	Indikationsüberprüfung eines Patienten mit diabetischem Fußsyndrom vor Überweisung an ein Druckkammerzentrum gemäß der Richtlinie des Gemeinsamen Bundesausschusses (Nr. 22 der Anlage I „Anerkannte Untersuchungs- oder Behandlungsmethoden“ der Richtlinie Methoden vertragsärztliche Versorgung)		
Q 12 Min.	einmal im Krankheitsfall	343	€ 38,64
30 214	Betreuung eines Patienten zwischen den Druckkammerbehandlungen gemäß der Richtlinie des Gemeinsamen Bundesausschusses (Nr. 22 der Anlage I „Anerkannte Untersuchungs- oder Behandlungsmethoden“ der Richtlinie Methoden vertragsärztliche Versorgung)		
T 4 Min.	je Bein, je Sitzung	138	€ 15,55
30 216	Untersuchung auf Eignung und Feststellung der Druckkammertauglichkeit vor der ersten Druckkammersitzung für die hyperbare Sauerstofftherapie gemäß der Richtlinie des Gemeinsamen Bundesausschusses (Nr. 22 der Anlage I „Anerkannte Untersuchungs- oder Behandlungsmethoden“ der Richtlinie Methoden vertragsärztliche Versorgung), einschl. Sachkosten		
T 14 Min.		323	€ 36,39
30 218	Hyperbare Sauerstofftherapie gemäß der Richtlinie des Gemeinsamen Bundesausschusses (Nr. 22 der Anlage I „Anerkannte Untersuchungs- oder Behandlungsmethoden“ der Richtlinie Methoden vertragsärztliche Versorgung), einschl. Sachkosten		
T 14 Min.	einmal am Behandlungstag	1173	€ 132,15

30.3 Weitere Behandlungsmethoden

30.3.1 Neurophysiologische Übungsbehandlung

Nr.		Punkte	EUR
30 300	Sensomotorische Übungsbehandlung (Einzelbehandlung)		
T 12 Min.	je vollendete 15 Minuten	87	€ 9,80
30 301	Sensomotorische Übungsbehandlung (Gruppenbehandlung)		
T 4 Min.	je Teilnehmer, je vollendete 15 Minuten	30	€ 3,38

Basierend auf einem Punktwert von 11,2662 Ct.

Nr.		Punkte	EUR

30.3.2 Tumortherapiefelder (TTF) zur Behandlung des Glioblastoms

Nr.	Leistung	Punkte	EUR
30 310	Indikationsstellung zur Behandlung eines Patienten mit Tumortherapiefeldern (TTF) gemäß Nr. 34 der Anlage I „Anerkannte Untersuchungs- oder Behandlungsmethoden“ der Richtlinie Methoden vertragsärztliche Versorgung des Gemeinsamen Bundesausschusses		
Q 8 Min.	einmal im Krankheitsfall	128	€ 14,42
30 311	Zusatzpauschale Behandlung und/oder Betreuung eines Patienten mit Tumortherapiefeldern (TTF) gemäß Nr. 34 der Anlage I „Anerkannte Untersuchungs- oder Behandlungsmethoden“ der Richtlinie Methoden vertragsärztliche Versorgung des Gemeinsamen Bundesausschusses		
Q 14 Min.	einmal im Behandlungsfall	235	€ 26,48
30 312	Zusatzpauschale für die Entscheidung über die Ausrichtung von Tumortherapiefeldern (TTF) zur Behandlung des Glioblastoms gemäß Nr. 34 der Anlage I „Anerkannte Untersuchungs- oder Behandlungsmethoden“ der Richtlinie Methoden vertragsärztliche Versorgung des Gemeinsamen Bundesausschusses		
T 5 Min.	bis zu dreimal im Behandlungsfall	65	€ 7,32

30.4 Physikalische Therapie

Nr.	Leistung	Punkte	EUR
30 400	Massagetherapie		
T 4 Min.	je Sitzung	74	€ 8,34
30 401	Intermittierende apparative Kompressionstherapie,		
T 2 Min.	je Bein, je Sitzung	34	€ 3,83
30 402	Unterwasserdruckstrahlmassage		
T 4 Min.		97	€ 10,93
30 410	Atemgymnastik (Einzelbehandlung)		
T 12 Min.		74	€ 8,34
30 411	Atemgymnastik (Gruppenbehandlung)		
T 4 Min.	je Teilnehmer	34	€ 3,83

Nr.		Punkte	EUR
30 420	**Krankengymnastik (Einzelbehandlung)**		
T, 12 Min.		94	€ 10,59
30 421	**Krankengymnastik (Gruppenbehandlung)**		
T, 4 Min.	je Teilnehmer und Sitzung	48	€ 5,41
30 430	**Selektive Phototherapie mittels indikationsbezogen optimierten UV-Spektrums,**		
Q, 1 Min.	je Sitzung	53	€ 5,97
30 431	**Zuschlag zu der Gebührenordnungsposition 30 430 bei Durchführung der Phototherapie als Photochemotherapie (z. B. PUVA)**		
T, 1 Min.		31	€ 3,49
30 440	**Extrakorporale Stoßwellentherapie beim Fersenschmerz bei Fasciitis plantaris entsprechend der Richtlinie des Gemeinsamen Bundesausschusses (Nr. 26 Anlage I „Anerkannte Untersuchungs- oder Behandlungsmethoden" der Richtlinie Methoden vertragsärztliche Versorgung)**		
T, 8 Min.	dreimal im Krankheitsfall	247	€ 27,83

30.5 Phlebologie

Nr.		Punkte	EUR
30 500	**Phlebologischer Basiskomplex**		
Q, 8 Min.	einmal im Behandlungsfall	155	€ 17,46
30 501	**Verödung von Varizen**		
T, 3 Min.	je Bein höchstens fünfmal im Behandlungsfall	107	€ 12,05

30.6 Proktologie

Nr.		Punkte	EUR
30 600	**Zusatzpauschale Prokto-/Rektoskopie**		
T, 3 Min.		94	€ 10,59
30 601	**Zuschlag zu der Gebührenordnungsposition 30 600 für die Polypentfernung(en)**		
T, 4 Min.		54	€ 6,08

Nr.		Punkte	EUR
30 610	Behandlung(en) von Hämorrhoiden im anorektalen Bereich durch Sklerosierung am anorektalen Übergang mittels Injektion,		
T 3 Min.	höchstens viermal im Behandlungsfall	81	€ 9,13
30 611	Entfernung von Hämorrhoiden am anorektalen Übergang und/oder eines inneren Schleimhautvorfalls mittels elastischer Ligatur nach Barron,		
T 4 Min.	höchstens viermal im Behandlungsfall	186	€ 20,96

30.7 Schmerztherapie

30.7.1 Schmerztherapeutische Versorgung chronisch schmerzkranker Patienten gemäß der Qualitätssicherungsvereinbarung zur schmerztherapeutischen Versorgung chronisch schmerzkranker Patienten nach § 135 Abs. 2 SGB V

Nr.		Punkte	EUR
30 700	Grundpauschale für einen Patienten im Rahmen der Versorgung gemäß der Qualitätssicherungsvereinbarung zur schmerztherapeutischen Versorgung chronisch schmerzkranker Patienten nach § 135 Abs. 2 SGB V		
Q 18 Min.	einmal im Behandlungsfall	394	€ 44,39
30 701	Zuschlag zu der Gebührenordnungsposition 30 700,		
k.A.	einmal im Behandlungsfall	9	€ 1,01
30 702	Zusatzpauschale für die schmerztherapeutische Versorgung gemäß der Qualitätssicherungsvereinbarung zur schmerztherapeutischen Versorgung chronisch schmerzkranker Patienten nach § 135 Abs. 2 SGB V		
Q 22 Min.	einmal im Behandlungsfall	498	€ 56,11
30 703	Hygienezuschlag zu der Gebührenordnungsposition 30 700,		
k.A.	einmal im Behandlungsfall	2	€ 0,23

Nr.		Punkte	EUR
30 704	Zuschlag für die Erbringung der Zusatzpauschale 30 702 in schmerztherapeutischen Einrichtungen gemäß Anlage I der Qualitätssicherungsvereinbarung Schmerztherapie und Erfüllung der Voraussetzungen gemäß Präambel Nr. 4 bis 6,		
Q 13 Min.	einmal im Behandlungsfall	299	€ 33,69
30 705	Zuschlag zu der Gebührenordnungsposition 30 700 für die Behandlung aufgrund einer TSS-Vermittlung gemäß Allgemeiner Bestimmung 4.3.10.1 oder 4.3.10.2,		
k.A.	einmal im Arztgruppenfall		
30 706	Teilnahme an einer schmerztherapeutischen Fallkonferenz gemäß § 5 Abs. 3 der Qualitätssicherungsvereinbarung Schmerztherapie		
k.A.		86	€ 9,69
30 708	Beratung und Erörterung und/oder Abklärung im Rahmen der Schmerztherapie, Dauer mindestens 10 Minuten,		
T 10 Min.	je vollendete 10 Minuten	169	€ 19,04

30.7.2 Andere schmerztherapeutische Behandlungen

Nr.		Punkte	EUR
30 710	Infusion von nach der Betäubungsmittelverschreibungsverordnung verschreibungspflichtigen Analgetika oder von Lokalanästhetika unter systemischer Anwendung in überwachungspflichtiger Konzentration		
T 3 Min.		119	€ 13,41
30 712	Anleitung des Patienten zur Selbstanwendung der transkutanen elektrischen Nervenstimulation (TENS)		
T 3 Min.	je Sitzung	72	€ 8,11
30 720	Analgesie eines Hirnnerven oder eines Hirnnervenganglions an der Schädelbasis		
T 2 Min.		100	€ 11,27
30 721	Sympathikusblockade (Injektion) am zervikalen Grenzstrang		
T 3 Min.	je Sitzung	227	€ 25,57

Nr.		Punkte	EUR
30 722	Sympathikusblockade (Injektion) am thorakalen oder lumbalen Grenzstrang		
3 Min. T	je Sitzung	199	€ 22,42
30 723	Ganglionäre Opioid-Applikation,		
3 Min. T	je Sitzung	100	€ 11,27
30 724	Analgesie eines oder mehrerer Spinalnerven und der Rami communicantes an den Foramina intervertebralia		
3 Min. T	je Sitzung	199	€ 22,42
30 730	Intravenöse regionale Sympathikusblockade in Blutleere		
4 Min. T		678	€ 76,38
30 731	Plexusanalgesie (Plexus zervikalis, brachialis, axillaris, lumbalis, lumbosakralis), Spinal- oder Periduralanalgesie (auch kaudal), einzeitig oder mittels Katheter (auch als Voraussetzung zur Applikation zytostatischer, antiphlogistischer oder immunsuppressiver Substanzen)		
4 Min. T	je Sitzung	718	€ 80,89
30 740	Überprüfung (z. B. anatomische Lage, Wundverhältnisse) eines zur Langzeitanalgesie angelegten Plexus-, Periduraloder Spinalkatheters und/oder eines programmierbaren und implantierten Stimulationsgerätes (z. B. SCS- oder DRG- oder PNS- oder ONS-System) im Rahmen der Langzeitanalgesie		
4 Min. T	je Sitzung	119	€ 13,41
30 750	Erstprogrammierung einer externen Medikamentenpumpe zur Langzeitanalgesie		
4 Min. T		180	€ 20,28
30 751	Langzeitanalgospasmolyse mit Auffüllen einer implantierten Medikamentenpumpe zur intrathekalen Dauerapplikation von Baclofen über mindestens 8 Stunden		
4 Min. T		199	€ 22,42
30 760	Dokumentierte Überwachung im Anschluss an die Gebührenordnungsposition 30 710 oder nach Eintritt des dokumentierten vegetativen, ggf. sensiblen Effektes im Anschluss an die Gebührenordnungspositionen 30 721, 30 722, 30 724 und 30 730		
5 Min. T		240	€ 27,04

Basierend auf einem Punktwert von 11,2662 Ct.

Nr.		Punkte	EUR

30.7.3 Körperakupunktur gemäß den Qualitätssicherungsvereinbarungen nach § 135 Abs. 2 SGB V

30 790 **Eingangsdiagnostik und Abschlussuntersuchung zur Behandlung mittels Körperakupunktur gemäß den Qualitätssicherungsvereinbarungen nach § 135 Abs. 2 SGB V bei folgenden Indikationen:**

Q, 29 Min.

- chronische Schmerzen der Lendenwirbelsäule, und/oder
- chronische Schmerzen eines oder beider Kniegelenke durch Gonarthrose

einmal im Krankheitsfall — 516 — € 58,13

30 791 **Durchführung einer Körperakupunktur und ggf. Revision des Therapieplans gemäß den Qualitätssicherungsvereinbarungen nach § 135 Abs. 2 SGB V zur Behandlung bei folgenden Indikationen:**

T, 4 Min.

- chronische Schmerzen der Lendenwirbelsäule, oder
- chronische Schmerzen eines oder beider Kniegelenke durch Gonarthrose

je dokumentierter Indikation bis zu zehnmal, mit besonderer Begründung bis zu 15-mal im Krankheitsfall — 166 — € 18,70

30.8 Soziotherapie

30 800 **Hinzuziehung eines soziotherapeutischen Leistungserbringers**

T, 1 Min. — 67 — € 7,55

Obligater Leistungsinhalt

- Verordnung von bis zu 3 Therapieeinheiten

30 810 **Erstverordnung Soziotherapie**

Q, 2 Min. einmal im Krankheitsfall — 168 — € 18,93

30 811 **Überprüfung der Indikation zur Folgeverordnung Soziotherapie**

T, 2 Min. je Sitzung — 168 — € 18,93

Nr.		Punkte	EUR

30.9 Schlafstörungsdiagnostik

30 900	**Kardiorespiratorische Polygraphie gemäß Stufe 3 der Richtlinien des Gemeinsamen Bundesausschusses**		
T 17 Min.		640	€ 72,10
30 901	**Kardiorespiratorische Polysomnographie gemäß Stufe 4 der Richtlinien des Gemeinsamen Bundesausschusses**		
T 40 Min.	je Sitzung	3171	€ 357,25
30 902	**Einleitung einer Zweitlinientherapie mittels Unterkiefer-protrusionsschiene bei obstruktiver Schlafapnoe**		
Q 4 Min.	einmal im Krankheitsfall	65	€ 7,32
30 905	**Zusatzpauschale für die Koordination mit dem Vertrags-zahnarzt im Rahmen der Therapie mittels einer Unterkiefer-protrusionsschiene**		
Q 4 Min.	zweimal im Krankheitsfall	65	€ 7,32

30.10 Leistungen der spezialisierten Versorgung HIV-infizierter Patienten gemäß Qualitätssicherungsvereinbarung nach § 135 Abs. 2 SGB V

30 920	**Zusatzpauschale für die Behandlung eines Patienten im Rahmen der qualitätsgesicherten Versorgung von HIV-Infizierten entsprechend der Qualitätssicherungsvereinbarung gemäß § 135 Abs. 2 SGB V**		
k.A.	einmal im Behandlungsfall	460	€ 51,82
30 922	**Zuschlag zur Gebührenordnungsposition 30 920 zur Behandlung eines Patienten im Rahmen der qualitätsgesicherten Versorgung von HIV-Infizierten entsprechend der Qualitätssicherungsvereinbarung gemäß § 135 Abs. 2 SGB V bei Behandlung mit antiretroviralen Medikamenten**		
k.A.	einmal im Behandlungsfall	309	€ 34,81

Nr.		Punkte	EUR
30 924	Zuschlag zur Gebührenordnungsposition 30 920 zur Behandlung eines Patienten im Rahmen der qualitätsgesicherten Versorgung von HIV-Infizierten entsprechend der Qualitätssicherungsvereinbarung gemäß § 135 Abs. 2 SGB V bei Vorliegen HIV-assoziierter Erkrankungen und/oder AIDS-definierender Erkrankungen und/oder bei Vorliegen von behandlungsbedürftigen Koinfektionen (z. B. Hepatitis B/C, Tuberkulose), ggf. bei Behandlung mit antiretroviralen Medikamenten		
k.A.	einmal im Behandlungsfall	619	€ 69,74

30.11 Neuropsychologische Therapie gemäß der Nr. 19 der Anlage I „Anerkannte Untersuchungs- oder Behandlungsmethoden" der Richtlinie Methoden vertragsärztliche Versorgung des Gemeinsamen Bundesausschusses

Nr.		Punkte	EUR
30 930	Krankheitsspezifische neuropsychologische Diagnostik mittels Testverfahren		
T 2 Min.	je vollendete 5 Minuten	39	€ 4,39
30 931	Probatorische Sitzung		
T 70 Min.	je vollendete 50 Minuten	709	€ 79,88
30 932	Neuropsychologische Therapie (Einzelbehandlung)		
T 70 Min.	je vollendete 50 Minuten	922	€ 103,87
30 933	Neuropsychologische Therapie (Gruppenbehandlung)		
T 19 Min.	je Teilnehmer, je vollendete 100 Minuten	665	€ 74,92
30 934	Erstellung eines Therapieplans		
T 16 Min.	einmal im Krankheitsfall	257	€ 28,95
30 935	Bericht bei Therapieverlängerung im Einzelfall		
T 2 Min.	einmal im Krankheitsfall	108	€ 12,17

Nr.		Punkte	EUR

30.12 Spezielle Diagnostik und Eradikationstherapie im Rahmen von MRSA

30.12.1 Diagnostik und ambulante Eradikationstherapie bei Trägern mit Methicillin-resistentem Staphylococcus aureus (MRSA)

Nr.	Leistung	Punkte	EUR
30 940	Erhebung des MRSA-Status eines Risikopatienten gemäß Nr. 3 der Präambel des Abschnitts 30.12 bis sechs Monate nach Entlassung aus einer stationären Behandlung		
T, 2 Min.	einmal im Behandlungsfall	38	€ 4,28
30 942	Behandlung und Betreuung eines Risikopatienten gemäß Nr. 3 der Präambel des Abschnitts 30.12, der Träger von MRSA ist, oder einer positiv nachgewiesenen MRSA-Kontaktperson gemäß der Gebührenordnungsposition 30 946		
Q, 8 Min.	einmal im Behandlungsfall	128	€ 14,42
30 944	Aufklärung und Beratung eines Risikopatienten gemäß Nr. 3 der Präambel des Abschnitts 30.12, der Träger von MRSA ist, oder einer positiv nachgewiesenen MRSA-Kontaktperson gemäß der Gebührenordnungsposition 30 946 im Zusammenhang mit der Durchführung der Leistung der Gebührenordnungsposition 30 942		
T, 10 Min.	je vollendete 10 Minuten, höchstens zweimal je Sanierungsbehandlung	128	€ 14,42
30 946	Abklärungs-Diagnostik einer Kontaktperson nach erfolgloser Sanierung eines MRSA-Trägers		
T, 2 Min.	einmal im Behandlungsfall	30	€ 3,38
30 948	Teilnahme an einer MRSA-Fall- und/oder regionalen Netzwerkkonferenz gemäß der Qualitätssicherungsvereinbarung MRSA nach § 135 Abs. 2 SGB V,		
Q, 5 Min.	einmal im Behandlungsfall	86	€ 9,69
30 950	Bestätigung einer MRSA-Besiedelung durch Abstrich(e)		
T, 1 Min.	einmal am Behandlungstag, höchstens zweimal im Behandlungsfall	19	€ 2,14
30 952	Ausschluss einer MRSA-Besiedelung durch Abstrich(e)		
T, 1 Min.	einmal am Behandlungstag, höchstens zweimal im Behandlungsfall	19	€ 2,14

Basierend auf einem Punktwert von 11,2662 Ct.

Nr.		Punkte	EUR

30.12.2 Labormedizinischer Nachweis von Methicillin-resistentem Staphylococcus aureus (MRSA)

30 954 Gezielter MRSA-Nachweis auf chromogenem Selektivnährboden

k.A. — 51 — € 5,75

30 956 Nachweis der Koagulase und/oder des Clumpingfaktors zur Erregeridentifikation nur bei positivem Nachweis gemäß Gebührenordnungsposition 30 954

k.A. — 25 — € 2,82

30.13 Spezialisierte geriatrische Diagnostik und Versorgung

30 980 Abklärung vor der Durchführung eines weiterführenden geriatrischen Assessments nach der Gebührenordnungsposition 30 984 durch einen Arzt gemäß Nr. 1 in Absprache mit einem Arzt gemäß Nr. 2 der Präambel des Abschnitts 30.13

Q 12 Min. — **einmal im Krankheitsfall** — 193 — € 21,74

Hinweis:

Die Gebührenordnungspositionen 30 980 und 30 988 sind üblicherweise Hausärzten vorbehalten. In Ausnahmefällen können stattdessen auch Neurologen, Psychiater, Nervenärzte oder Ärzte mit Zusatzbezeichnung Geriatrie in Abstimmung mit dem jeweiligen Hausarzt abrechnen.

30 981 Abklärung vor der Durchführung eines weiterführenden geriatrischen Assessments nach der Gebührenordnungsposition 30 984 durch einen Arzt gemäß Nr. 2 in Absprache mit einem Arzt gemäß Nr. 1 der Präambel des Abschnitts 30.13

Q 8 Min. — **einmal im Krankheitsfall** — 128 — € 14,42

Hinweis:

Die Gebührenordnungspositionen 30 981 und 30 984 bis 30 986 dürfen nur von Geriatern oder ermächtigten geriatrischen Institutsambulanzen abgerechnet werden.

Nr.		Punkte	EUR
30 984	**Weiterführendes geriatrisches Assessment gemäß der Qualitätssicherungsvereinbarung zur spezialisierten geriatrischen Diagnostik nach § 135 Abs. 2 SGB V**		
Q 46 Min.	**einmal im Krankheitsfall**	**871**	**€ 98,13**

Hinweis:

S. Hinweis zur Nr. 30 981.

Nr.		Punkte	EUR
30 985	**Zuschlag zur Gebührenordnungsposition 30 984 für die Fortsetzung des weiterführenden geriatrischen Assessments,**		
Q 16 Min.	**je weitere vollendete 30 Minuten, bis zu zweimal im Krankheitsfall**	**319**	**€ 35,94**

Hinweis:

S. Hinweis zur Nr. 30 981.

Nr.		Punkte	EUR
30 986	**Zuschlag zur Gebührenordnungsposition 30 985 für die Fortsetzung des weiterführenden geriatrischen Assessments,**		
Q 8 Min.	**je weitere vollendete 30 Minuten, bis zu zweimal im Krankheitsfall**	**228**	**€ 25,69**

Hinweis:

S. Hinweis zur Nr. 30 981.

Nr.		Punkte	EUR
30 988	**Zuschlag zu den Gebührenordnungspositionen 03 362, 16 230, 16 231, 21 230 und 21 231 für die Einleitung und Koordination der Therapiemaßnahmen gemäß multiprofessioneller geriatrischer Diagnostik nach Durchführung eines weiterführenden geriatrischen Assessments gemäß Gebührenordnungsposition 30 984**		
Q 4 Min.	**einmal im Krankheitsfall**	**65**	**€ 7,32**

Hinweis:

S. Hinweis zur Nr. 30 980.

Nr.		Punkte	EUR

31 Gebührenordnungspositionen für ambulante Operationen, Anästhesien, präoperative, postoperative und orthopädisch-chirurgisch konservative Leistungen

31.1 Präoperative Gebührenordnungspositionen

31.1.1 Präambel

31.1.2 Präoperative Gebührenordnungspositionen

Nr.	Leistung	Punkte	EUR
31 010	**Operationsvorbereitung für ambulante und belegärztliche Eingriffe bei Neugeborenen, Säuglingen, Kleinkindern und Kindern**		
Q, 19 Min.	einmal im Behandlungsfall	304	€ 34,25
31 011	**Operationsvorbereitung für ambulante und belegärztliche Eingriffe bei Jugendlichen und Erwachsenen bis zum vollendeten 40. Lebensjahr**		
Q, 21 Min.	einmal im Behandlungsfall	304	€ 34,25
31 012	**Operationsvorbereitung bei ambulanten und belegärztlichen Eingriffen bei Patienten nach Vollendung des 40. Lebensjahres bis zur Vollendung des 60. Lebensjahres**		
Q, 22 Min.	einmal im Behandlungsfall	389	€ 43,83
31 013	**Operationsvorbereitung bei ambulanten und belegärztlichen Eingriffen bei Patienten nach Vollendung des 60. Lebensjahres**		
Q, 23 Min.	einmal im Behandlungsfall	416	€ 46,87

Nr.		Punkte	EUR

31.2 Ambulante Operationen

31.2.1 Präambel

31.2.2 Definierte operative Eingriffe an der Körperoberfläche

Nr.	Leistung	Punkte	EUR
31 096	Liposuktion bei Lipödem im Stadium III gemäß Nr. 32 der Anlage I „Anerkannte Untersuchungs- oder Behandlungsmethoden" der Richtlinie Methoden vertragsärztliche Versorgung des Gemeinsamen Bundesausschusses		
T 83 Min.		6037	€ 680,14
31 097	Liposuktion bei Lipödem im Stadium III gemäß Nr. 32 der Anlage I „Anerkannte Untersuchungs- oder Behandlungsmethoden" der Richtlinie Methoden vertragsärztliche Versorgung des Gemeinsamen Bundesausschusses		
T 120 Min.		6444	€ 725,99
31 098	Zuschlag zur Gebührenordnungsposition 31 096 bei Simultaneingriffen sowie zur Gebührenordnungsposition 31 097		
T 15 Min.	je weitere vollendete 15 Minuten Schnitt-Naht-Zeit	612	€ 68,95
31 101	Dermatochirurgischer Eingriff der Kategorie A1		
T 25 Min.		881	€ 99,26
31 102	Dermatochirurgischer Eingriff der Kategorie A2		
T 36 Min.		1438	€ 162,01
31 103	Dermatochirurgischer Eingriff der Kategorie A3		
T 44 Min.		2053	€ 231,30
31 104	Dermatochirurgischer Eingriff der Kategorie A4		
T 55 Min.		2767	€ 311,74
31 105	Dermatochirurgischer Eingriff der Kategorie A5		
T 72 Min.		3649	€ 411,10
31 106	Dermatochirurgischer Eingriff der Kategorie A6		
T 83 Min.		4622	€ 520,72

Nr.		Punkte	EUR
31 107	Dermatochirurgischer Eingriff der Kategorie A7		
T 120 Min.		5082	€ 572,55
31 108	Zuschlag zu den Gebührenordnungspositionen 31 101 bis 31 106 bei Simultaneingriffen sowie zu der Gebührenordnungsposition 31 107		
T 15 Min.	je weitere vollendete 15 Minuten Schnitt-Naht-Zeit	463	€ 52,16
31 111	Eingriff an der Brustdrüse der Kategorie B1		
T 25 Min.		992	€ 111,76
31 112	Eingriff an der Brustdrüse der Kategorie B2		
T 36 Min.		1602	€ 180,48
31 113	Eingriff an der Brustdrüse der Kategorie B3		
T 44 Min.		2343	€ 263,97
31 114	Eingriff an der Brustdrüse der Kategorie B4		
T 55 Min.		3117	€ 351,17
31 115	Eingriff an der Brustdrüse der Kategorie B5		
T 72 Min.		4236	€ 477,24
31 116	Eingriff an der Brustdrüse der Kategorie B6		
T 83 Min.		5324	€ 599,81
31 117	Eingriff an der Brustdrüse der Kategorie B7		
T 120 Min.		5695	€ 641,61
31 118	Zuschlag zu den Gebührenordnungspositionen 31 111 bis 31 116 bei Simultaneingriffen sowie zur Gebührenordnungsposition 31 117		
T 15 Min.	je weitere vollendete 15 Minuten Schnitt-Naht-Zeit	532	€ 59,94

Nr.		Punkte	EUR

31.2.3 Definierte operative Eingriffe der Extremitätenchirurgie

Nr.	Leistung	Punkte	EUR
31 121	Eingriff der Kategorie C1		
T 25 Min.		953	€ 107,37
31 122	Eingriff der Kategorie C2		
T 36 Min.		1542	€ 173,72
31 123	Eingriff der Kategorie C3		
T 44 Min.		2217	€ 249,77
31 124	Eingriff der Kategorie C4		
T 55 Min.		2926	€ 329,65
31 125	Eingriff der Kategorie C5		
T 72 Min.		3934	€ 443,21
31 126	Eingriff der Kategorie C6		
T 83 Min.		5025	€ 566,13
31 127	Eingriff der Kategorie C7		
T 120 Min.		5492	€ 618,74
31 128	Zuschlag zu den Gebührenordnungspositionen 31 121 bis 31 126 bei Simultaneingriffen sowie zu der Gebührenordnungsposition 31 127		
T 15 Min.	je weitere vollendete 15 Minuten Schnitt-Naht-Zeit	507	€ 57,12

31.2.4 Definierte operative Eingriffe an Knochen und Gelenken

Nr.	Leistung	Punkte	EUR
31 131	Eingriff an Knochen und Gelenken der Kategorie D1		
T 25 Min.		1202	€ 135,42
31 132	Eingriff an Knochen und Gelenken der Kategorie D2		
T 36 Min.		1947	€ 219,35

Nr.		Punkte	EUR
31 133	**Eingriff an Knochen und Gelenken der Kategorie D3**		
44 Min. T		2744	€ 309,14
31 134	**Eingriff an Knochen und Gelenken der Kategorie D4**		
55 Min. T		3561	€ 401,19
31 135	**Eingriff an Knochen und Gelenken der Kategorie D5**		
72 Min. T		5255	€ 592,04
31 136	**Eingriff an Knochen und Gelenken der Kategorie D6**		
83 Min. T		6420	€ 723,29
31 137	**Eingriff an Knochen und Gelenken der Kategorie D7**		
120 Min. T		7064	€ 795,84
31 138	**Zuschlag zu den Gebührenordnungspositionen 31 131 bis 31 136 bei Simultaneingriffen sowie zu der Gebührenordnungsposition 31 137**		
15 Min. T	je weitere vollendete 15 Minuten Schnitt-Naht-Zeit	566	€ 63,77

31.2.5 Endoskopische Gelenkeingriffe (Arthroskopien)

Nr.		Punkte	EUR
31 141	**Endoskopischer Gelenkeingriff (Arthroskopie) der Kategorie E1**		
25 Min. T		1556	€ 175,30
31 142	**Endoskopischer Gelenkeingriff (Arthroskopie) der Kategorie E2**		
36 Min. T		2238	€ 252,14
31 143	**Endoskopischer Gelenkeingriff (Arthroskopie) der Kategorie E3**		
44 Min. T		3156	€ 355,56
31 144	**Endoskopischer Gelenkeingriff (Arthroskopie) der Kategorie E4**		
55 Min. T		4153	€ 467,89

Nr.		Punkte	EUR
31 145	**Endoskopischer Gelenkeingriff (Arthroskopie) der Kategorie E5**		
T 72 Min.		5407	€ 609,16
31 146	**Endoskopischer Gelenkeingriff (Arthroskopie) der Kategorie E6**		
T 83 Min.		6765	€ 762,16
31 147	**Endoskopischer Gelenkeingriff (Arthroskopie) der Kategorie E7**		
T 120 Min.		7435	€ 837,64
31 148	**Zuschlag zu den Gebührenordnungspositionen 31 141 bis 31 146 bei Simultaneingriffen sowie zu der Gebührenordnungsposition 31 147**		
T 15 Min.	je weitere vollendete 15 Minuten Schnitt-Naht-Zeit	649	€ 73,12

31.2.6 Definierte operative visceralchirurgische Eingriffe

Nr.		Punkte	EUR
31 151	**Visceralchirurgischer Eingriff der Kategorie F1**		
T 25 Min.		928	€ 104,55
31 152	**Visceralchirurgischer Eingriff der Kategorie F2**		
T 36 Min.		1545	€ 174,06
31 153	**Visceralchirurgischer Eingriff der Kategorie F3**		
T 44 Min.		2223	€ 250,45
31 154	**Visceralchirurgischer Eingriff der Kategorie F4**		
T 55 Min.		2896	€ 326,27
31 155	**Visceralchirurgischer Eingriff der Kategorie F5**		
T 72 Min.		3886	€ 437,80
31 156	**Visceralchirurgischer Eingriff der Kategorie F6**		
T 83 Min.		4951	€ 557,79

Nr.		Punkte	EUR
31 157	Visceralchirurgischer Eingriff der Kategorie F7		
T 120 Min.		5335	€ 601,05
31 158	Zuschlag zu den Gebührenordnungspositionen 31 151 bis 31 156 bei Simultaneingriffen sowie zu der Gebührenordnungsposition 31 157		
T 15 Min.	je weitere vollendete 15 Minuten Schnitt-Naht-Zeit	507	€ 57,12
31 161	Endoskopischer Visceralchirurgischer Eingriff der Kategorie G1		
T 25 Min.		1216	€ 137,00
31 162	Endoskopischer Visceralchirurgischer Eingriff der Kategorie G2		
T 36 Min.		1791	€ 201,78
31 163	Endoskopischer Visceralchirurgischer Eingriff der Kategorie G3		
T 44 Min.		2447	€ 275,68
31 164	Endoskopischer Visceralchirurgischer Eingriff der Kategorie G4		
T 55 Min.		3230	€ 363,90
31 165	Endoskopischer Visceralchirurgischer Eingriff der Kategorie G5		
T 72 Min.		4175	€ 470,36
31 166	Endoskopischer Visceralchirurgischer Eingriff der Kategorie G6		
T 83 Min.		5214	€ 587,42
31 167	Endoskopischer Visceralchirurgischer Eingriff der Kategorie G7		
T 120 Min.		5538	€ 623,92
31 168	Zuschlag zu den Gebührenordnungspositionen 31 161 bis 31 166 bei Simultaneingriffen und zu der Gebührenordnungsposition 31 167		
T 15 Min.	je weitere vollendete 15 Minuten Schnitt-Naht-Zeit	483	€ 54,42

Basierend auf einem Punktwert von 11,2662 Ct.

Nr.		Punkte	EUR
31 171	**Proktologischer Eingriff der Kategorie H1**		
T 25 Min.		1229	€ 138,46
31 172	**Proktologischer Eingriff der Kategorie H2**		
T 36 Min.		1747	€ 196,82
31 173	**Proktologischer Eingriff der Kategorie H3**		
T 44 Min.		2196	€ 247,41
31 174	**Proktologischer Eingriff der Kategorie H4**		
T 55 Min.		2818	€ 317,48
31 175	**Proktologischer Eingriff der Kategorie H5**		
T 72 Min.		3856	€ 434,42
31 176	**Proktologischer Eingriff der Kategorie H6**		
T 83 Min.		4967	€ 559,59
31 177	**Proktologischer Eingriff der Kategorie H7**		
T 120 Min.		5289	€ 595,87
31 178	**Zuschlag zu den Gebührenordnungspositionen 31 171 bis 31 176 bei Simultaneingriffen sowie zu der Gebührenordnungsposition 31 177**		
T 15 Min.	je weitere vollendete 15 Minuten Schnitt-Naht-Zeit	477	€ 53,74

31.2.7 Definierte operative Eingriffe der Herz-, Thorax- und Gefäßchirurgie

Nr.		Punkte	EUR
31 181	**Kardiochirurgischer Eingriff der Kategorie I1**		
T 25 Min.		2177	€ 245,27
31 182	**Kardiochirurgischer Eingriff der Kategorie I2**		
T 36 Min.		2670	€ 300,81
31 183	**Kardiochirurgischer Eingriff der Kategorie I3**		
T 44 Min.		3144	€ 354,21

Nr.		Punkte	EUR
31 184	Kardiochirurgischer Eingriff der Kategorie I4		
T 55 Min.		3853	€ 434,09
31 185	Kardiochirurgischer Eingriff der Kategorie I5		
T 72 Min.		5494	€ 618,97
31 186	Kardiochirurgischer Eingriff der Kategorie I6		
T 83 Min.		6595	€ 743,01
31 187	Kardiochirurgischer Eingriff der Kategorie I7		
T 120 Min.		6975	€ 785,82
31 188	Zuschlag zu den Gebührenordnungspositionen 31 181 bis 31 186 bei Simultaneingriffen sowie zu der Gebührenordnungsposition 31 187		
T 15 Min.	je weitere vollendete 15 Minuten Schnitt-Naht-Zeit	571	€ 64,33
31 191	Thoraxchirurgischer Eingriff der Kategorie J1		
T 25 Min.		2030	€ 228,70
31 192	Thoraxchirurgischer Eingriff der Kategorie J2		
T 36 Min.		2564	€ 288,87
31 193	Thoraxchirurgischer Eingriff der Kategorie J3		
T 44 Min.		3096	€ 348,80
31 194	Thoraxchirurgischer Eingriff der Kategorie J4		
T 55 Min.		3885	€ 437,69
31 195	Thoraxchirurgischer Eingriff der Kategorie J5		
T 72 Min.		4995	€ 562,75
31 196	Thoraxchirurgischer Eingriff der Kategorie J6		
T 83 Min.		6097	€ 686,90
31 197	Thoraxchirurgischer Eingriff der Kategorie J7		
T 120 Min.		6477	€ 729,71

Nr.		Punkte	EUR
31 198	**Zuschlag zu den Gebührenordnungspositionen 31 191 bis 31 196 bei Simultaneingriffen sowie zu der Gebührenordnungsposition 31 197**		
⏱ T 15 Min.	je weitere vollendete 15 Minuten Schnitt-Naht-Zeit	571	€ 64,33
31 201	**Eingriff am Gefäßsystem der Kategorie K1**		
⏱ T 25 Min.		1243	€ 140,04
31 202	**Eingriff am Gefäßsystem der Kategorie K2**		
⏱ T 36 Min.		1788	€ 201,44
31 203	**Eingriff am Gefäßsystem der Kategorie K3**		
⏱ T 44 Min.		2233	€ 251,57
31 204	**Eingriff am Gefäßsystem der Kategorie K4**		
⏱ T 55 Min.		3001	€ 338,10
31 205	**Eingriff am Gefäßsystem der Kategorie K5**		
⏱ T 72 Min.		4093	€ 461,13
31 206	**Eingriff am Gefäßsystem der Kategorie K6**		
⏱ T 83 Min.		5110	€ 575,70
31 207	**Eingriff am Gefäßsystem der Kategorie K7**		
⏱ T 120 Min.		5538	€ 623,92
31 208	**Zuschlag zu den Gebührenordnungspositionen 31 201 bis 31 206 bei Simultaneingriffen und zu der Gebührenordnungsposition 31 207**		
⏱ T 15 Min.	je weitere vollendete 15 Minuten Schnitt-Naht-Zeit	488	€ 54,98
31 211	**Eingriff der Kategorie L1**		
⏱ T 25 Min.		1556	€ 175,30
31 212	**Eingriff der Kategorie L2**		
⏱ T 36 Min.		2028	€ 228,48

Basierend auf einem Punktwert von 11,2662 Ct.

Nr.		Punkte	EUR
31 213	**Eingriff der Kategorie L3**		
T, 44 Min.		2659	€ 299,57
31 214	**Eingriff der Kategorie L4**		
T, 55 Min.		3379	€ 380,68
31 215	**Eingriff der Kategorie L5**		
T, 72 Min.		4562	€ 513,96
31 216	**Eingriff der Kategorie L6**		
T, 83 Min.		5612	€ 632,26
31 217	**Eingriff der Kategorie L7**		
T, 120 Min.		5975	€ 673,16
31 218	**Zuschlag zu den Gebührenordnungspositionen 31 211 bis 31 216 bei Simultaneingriffen und zu der Gebührenordnungsposition 31 217**		
T, 15 Min.	je weitere vollendete 15 Minuten Schnitt-Naht-Zeit	543	€ 61,18

31.2.8 Definierte operative Eingriffe der Mund-, Kiefer- und Gesichts-Chirurgie

Nr.		Punkte	EUR
31 221	**Eingriff der MKG-Chirurgie der Kategorie M1**		
T, 25 Min.		884	€ 99,59
31 222	**Eingriff der MKG-Chirurgie der Kategorie M2**		
T, 36 Min.		1439	€ 162,12
31 223	**Eingriff der MKG-Chirurgie der Kategorie M3**		
T, 44 Min.		2099	€ 236,48
31 224	**Eingriff der MKG-Chirurgie der Kategorie M4**		
T, 55 Min.		2868	€ 323,11
31 225	**Eingriff der MKG-Chirurgie der Kategorie M5**		
T, 72 Min.		3819	€ 430,26

Nr.		Punkte	EUR
31 226	Eingriff der MKG-Chirurgie der Kategorie M6		
83 Min.		5053	€ 569,28
31 227	Eingriff der MKG-Chirurgie der Kategorie M7		
120 Min.		5380	€ 606,12
31 228	Zuschlag zu den Gebührenordnungspositionen 31 221 bis 31 226 bei Simultaneingriffen und zu der Gebührenordnungsposition 31 227		
15 Min.	je weitere vollendete 15 Minuten Schnitt-Naht-Zeit	449	€ 50,59

31.2.9 Definierte operative Eingriffe der HNO-Chirurgie

Nr.		Punkte	EUR
31 231	Eingriffe der HNO-Chirurgie der Kategorie N1		
25 Min.		987	€ 111,20
31 232	Eingriffe der HNO-Chirurgie der Kategorie N2		
36 Min.		1593	€ 179,47
31 233	Eingriffe der HNO-Chirurgie der Kategorie N3		
44 Min.		2318	€ 261,15
31 234	Eingriffe der HNO-Chirurgie der Kategorie N4		
55 Min.		3179	€ 358,15
31 235	Eingriffe der HNO-Chirurgie der Kategorie N5		
72 Min.		4268	€ 480,84
31 236	Eingriffe der HNO-Chirurgie der Kategorie N6		
83 Min.		5487	€ 618,18
31 237	Eingriffe der HNO-Chirurgie der Kategorie N7		
120 Min.		5842	€ 658,17

Nr.		Punkte	EUR
31 238	Zuschlag zu den Gebührenordnungspositionen nach den Nrn. 31 231 bis 31 236 bei Simultaneingriffen und zu der Gebührenordnungsposition 31 237		
T 15 Min.	je weitere vollendete 15 Minuten Schnitt-Naht-Zeit	502	€ 56,56

31.2.10 Definierte operative Eingriffe der Neurochirurgie

Nr.		Punkte	EUR
31 241	Peripherer neurochirurgischer Eingriff der Kategorie O1		
T 25 Min.		912	€ 102,75
31 242	Peripherer neurochirurgischer Eingriff der Kategorie O2		
T 36 Min.		1478	€ 166,51
31 243	Peripherer neurochirurgischer Eingriff der Kategorie O3		
T 44 Min.		2111	€ 237,83
31 244	Peripherer neurochirurgischer Eingriff der Kategorie O4		
T 55 Min.		2894	€ 326,04
31 245	Peripherer neurochirurgischer Eingriff der Kategorie O5		
T 72 Min.		3936	€ 443,44
31 246	Peripherer neurochirurgischer Eingriff der Kategorie O6		
T 83 Min.		4967	€ 559,59
31 247	Peripherer neurochirurgischer Eingriff der Kategorie O7		
T 120 Min.		5414	€ 609,95
31 248	Zuschlag zu den Gebührenordnungspositionen 31 241 bis 31 246 bei Simultaneingriffen und zu der Gebührenordnungsposition 31 247		
T 15 Min.	je weitere vollendete 15 Minuten Schnitt-Naht-Zeit	477	€ 53,74
31 251	Zentraler neurochirurgischer Eingriff der Kategorie P1		
T 25 Min.		1719	€ 193,67

Nr.		Punkte	EUR
31 252	Zentraler neurochirurgischer Eingriff der Kategorie P2		
⏱ T 36 Min.		2256	€ 254,17
31 253	Zentraler neurochirurgischer Eingriff der Kategorie P3		
⏱ T 44 Min.		2815	€ 317,14
31 254	Zentraler neurochirurgischer Eingriff der Kategorie P4		
⏱ T 55 Min.		3598	€ 405,36
31 255	Zentraler neurochirurgischer Eingriff der Kategorie P5		
⏱ T 72 Min.		4694	€ 528,84
31 256	Zentraler neurochirurgischer Eingriff der Kategorie P6		
⏱ T 83 Min.		6033	€ 679,69
31 257	Zentraler neurochirurgischer Eingriff der Kategorie P7		
⏱ T 120 Min.		6408	€ 721,94
31 258	Zuschlag zu den Gebührenordnungspositionen 31 251 bis 31 256 bei Simultaneingriffen und zur Gebührenordnungsposition 31 257		
⏱ T 15 Min.	je weitere vollendete 15 Minuten Schnitt-Naht-Zeit	566	€ 63,77
31 261	Stereotaktischer neurochirurgischer Eingriff der Kategorie PP1		
⏱ T 25 Min.		3436	€ 387,11
31 262	Stereotaktischer neurochirurgischer Eingriff der Kategorie PP2		
⏱ T 36 Min.		3939	€ 443,78
31 263	Stereotaktischer neurochirurgischer Eingriff der Kategorie PP3		
⏱ T 44 Min.		4440	€ 500,22
31 264	Stereotaktischer neurochirurgischer Eingriff der Kategorie PP4		
⏱ T 55 Min.		5184	€ 584,04

Basierend auf einem Punktwert von 11,2662 Ct.

Nr.		Punkte	EUR
31 265	Stereotaktischer neurochirurgischer Eingriff der Kategorie PP5		
T 72 Min.		6233	€ 702,22
31 266	Stereotaktischer neurochirurgischer Eingriff der Kategorie PP6		
T 83 Min.		7269	€ 818,94
31 267	Stereotaktischer neurochirurgischer Eingriff der Kategorie PP7		
T 120 Min.		7628	€ 859,39
31 268	Zuschlag zu den Gebührenordnungspositionen 31 261 bis 31 266 bei Simultaneingriffen und zu der Gebührenordnungsposition 31 267		
T 15 Min.	je weitere vollendete 15 Minuten Schnitt-Naht-Zeit	538	€ 60,61

31.2.11 Definierte operative Eingriffe an der Niere und dem Urogenitalsystem

Nr.		Punkte	EUR
31 271	Urologischer Eingriff der Kategorie Q1		
T 25 Min.		1043	€ 117,51
31 272	Urologischer Eingriff der Kategorie Q2		
T 36 Min.		1708	€ 192,43
31 273	Urologischer Eingriff der Kategorie Q3		
T 44 Min.		2479	€ 279,29
31 274	Urologischer Eingriff der Kategorie Q4		
T 55 Min.		3342	€ 376,52
31 275	Urologischer Eingriff der Kategorie Q5		
T 72 Min.		4445	€ 500,78
31 276	Urologischer Eingriff der Kategorie Q6		
T 83 Min.		5736	€ 646,23

Nr.		Punkte	EUR
31 277	Urologischer Eingriff der Kategorie Q7		
⏱ T 120 Min.		6155	€ 693,43
31 278	Zuschlag zu den Gebührenordnungspositionen 31 271 bis 31 276 bei Simultaneingriffen und zu der Gebührenordnungsposition 31 277		
⏱ T 15 Min.	je weitere vollendete 15 Minuten Schnitt-Naht-Zeit	564	€ 63,54
31 281	Endoskopischer urologischer Eingriff der Kategorie R1		
⏱ T 25 Min.		1314	€ 148,04
31 282	Endoskopischer urologischer Eingriff der Kategorie R2		
⏱ T 36 Min.		1956	€ 220,37
31 283	Endoskopischer urologischer Eingriff der Kategorie R3		
⏱ T 44 Min.		2725	€ 307,00
31 284	Endoskopischer urologischer Eingriff der Kategorie R4		
⏱ T 55 Min.		3589	€ 404,34
31 285	Endoskopischer urologischer Eingriff der Kategorie R5		
⏱ T 72 Min.		4640	€ 522,75
31 286	Endoskopischer urologischer Eingriff der Kategorie R6		
⏱ T 83 Min.		5792	€ 652,54
31 287	Endoskopischer urologischer Eingriff der Kategorie R7		
⏱ T 120 Min.		6150	€ 692,87
31 288	Zuschlag zu den Gebührenordnungspositionen 31 281 bis 31 286 bei Simultaneingriffen und zu der Gebührenordnungsposition 31 287		
⏱ T 15 Min.	je weitere vollendete 15 Minuten Schnitt-Naht-Zeit	534	€ 60,16
31 291	(Endoskopischer) urologischer Eingriff mit Bildwandler der Kategorie RR1		
⏱ T 25 Min.		1314	€ 148,04

Basierend auf einem Punktwert von 11,2662 Ct.

Nr.		Punkte	EUR
31 292	(Endoskopischer) urologischer Eingriff mit Bildwandler der Kategorie RR2		
T 36 Min.		1956	€ 220,37
31 293	(Endoskopischer) urologischer Eingriff mit Bildwandler der Kategorie RR3		
T 44 Min.		2725	€ 307,00
31 294	(Endoskopischer) urologischer Eingriff mit Bildwandler der Kategorie RR4		
T 55 Min.		3589	€ 404,34
31 295	(Endoskopischer) urologischer Eingriff mit Bildwandler der Kategorie RR5		
T 72 Min.		4693	€ 528,72
31 296	(Endoskopischer) urologischer Eingriff mit Bildwandler der Kategorie RR6		
T 83 Min.		5983	€ 674,06
31 297	(Endoskopischer) urologischer Eingriff mit Bildwandler der Kategorie RR7		
T 120 Min.		6402	€ 721,26
31 298	Zuschlag zu den Gebührenordnungspositionen 31 291 bis 31 296 bei Simultaneingriffen und zu der Gebührenordnungsposition 31 297		
T 15 Min.	je weitere vollendete 15 Minuten Schnitt-Naht-Zeit	564	€ 63,54

31.2.12 Definierte operative Eingriffe der Gynäkologie

Nr.		Punkte	EUR
31 301	Gynäkologischer Eingriff der Kategorie S1		
T 25 Min.		939	€ 105,79
31 302	Gynäkologischer Eingriff der Kategorie S2		
T 36 Min.		1399	€ 157,61
31 303	Gynäkologischer Eingriff der Kategorie S3		
T 44 Min.		1756	€ 197,83

Basierend auf einem Punktwert von 11,2662 Ct.

Nr.		Punkte	EUR
31 304	Gynäkologischer Eingriff der Kategorie S4		
T 55 Min.		2263	€ 254,95
31 305	Gynäkologischer Eingriff der Kategorie S5		
T 72 Min.		3038	€ 342,27
31 306	Gynäkologischer Eingriff der Kategorie S6		
T 83 Min.		3902	€ 439,61
31 307	Gynäkologischer Eingriff der Kategorie S7		
T 120 Min.		4198	€ 472,96
31 308	Zuschlag zu den Gebührenordnungspositionen 31 301 bis 31 306 bei Simultaneingriffen und zu der Gebührenordnungsposition 31 307		
T 15 Min.	je weitere vollendete 15 Minuten Schnitt-Naht-Zeit	380	€ 42,81
31 311	Endoskopischer gynäkologischer Eingriff der Kategorie T1		
T 25 Min.		1285	€ 144,77
31 312	Endoskopischer gynäkologischer Eingriff der Kategorie T2		
T 36 Min.		1918	€ 216,09
31 313	Endoskopischer gynäkologischer Eingriff der Kategorie T3		
T 44 Min.		2673	€ 301,15
31 314	Endoskopischer gynäkologischer Eingriff der Kategorie T4		
T 55 Min.		3526	€ 397,25
31 315	Endoskopischer gynäkologischer Eingriff der Kategorie T5		
T 72 Min.		4557	€ 513,40
31 316	Endoskopischer gynäkologischer Eingriff der Kategorie T6		
T 83 Min.		5693	€ 641,38
31 317	Endoskopischer gynäkologischer Eingriff der Kategorie T7		
T 120 Min.		6044	€ 680,93

Basierend auf einem Punktwert von 11,2662 Ct.

Nr.		Punkte	EUR
31 318	**Zuschlag zu den Gebührenordnungspositionen 31 311 bis 31 316 bei Simultaneingriffen und zu der Gebührenordnungsposition 31 317**		
T 15 Min.	je weitere vollendete 15 Minuten Schnitt-Naht-Zeit	525	€ 59,15

31.2.13 Definierte operative Eingriffe der Ophthalmochirurgie

Nr.		Punkte	EUR
31 321	**Extraocularer Eingriff der Kategorie U1**		
T 25 Min.		928	€ 104,55
31 322	**Extraocularer Eingriff der Kategorie U2**		
T 36 Min.		1455	€ 163,92
31 323	**Extraocularer Eingriff der Kategorie U3**		
T 44 Min.		2129	€ 239,86
31 324	**Extraocularer Eingriff der Kategorie U4**		
T 55 Min.		2850	€ 321,09
31 325	**Extraocularer Eingriff der Kategorie U5**		
T 72 Min.		3794	€ 427,44
31 326	**Extraocularer Eingriff der Kategorie U6**		
T 83 Min.		5062	€ 570,30
31 327	**Extraocularer Eingriff der Kategorie U7**		
T 120 Min.		5405	€ 608,94
31 328	**Zuschlag zu den Gebührenordnungspositionen 31 321 bis 31 326 bei Simultaneingriffen und zu der Gebührenordnungsposition 31 327**		
T 15 Min.	je weitere vollendete 15 Minuten Schnitt-Naht-Zeit	481	€ 54,19
31 331	**Intraocularer Eingriff der Kategorie V1**		
T 25 Min.		1703	€ 191,86

Nr.		Punkte	EUR
31 332	**Intraocularer Eingriff der Kategorie V2**		
T 36 Min.		2180	€ 245,60
31 333	**Intraocularer Eingriff der Kategorie V3**		
T 44 Min.		2762	€ 311,17
31 334	**Intraocularer Eingriff der Kategorie V4**		
T 55 Min.		3671	€ 413,58
31 335	**Intraocularer Eingriff der Kategorie V5**		
T 72 Min.		5050	€ 568,94
31 336	**Intraocularer Eingriff der Kategorie V6**		
T 83 Min.		6593	€ 742,78
31 337	**Intraocularer Eingriff der Kategorie V7**		
T 120 Min.		7032	€ 792,24
31 338	**Zuschlag zu den Gebührenordnungspositionen 31 331 bis 31 336 bei Simultaneingriffen und zu der Gebührenordnungsposition 31 337**		
T 15 Min.	je weitere vollendete 15 Minuten Schnitt-Naht-Zeit	629	€ 70,86
31 341	**Laserchirurgischer Eingriff der Kategorie W1**		
T 25 Min.		766	€ 86,30
31 342	**Laserchirurgischer Eingriff der Kategorie W2**		
T 36 Min.		1181	€ 133,05
31 343	**Laserchirurgischer Eingriff der Kategorie W3**		
T 44 Min.		1517	€ 170,91
31 344	**Laserchirurgischer Eingriff der Kategorie W4**		
T 55 Min.		2023	€ 227,92
31 345	**Laserchirurgischer Eingriff der Kategorie W5**		
T 72 Min.		2739	€ 308,58

Basierend auf einem Punktwert von 11,2662 Ct.

Nr.		Punkte	EUR
31 346	Laserchirurgischer Eingriff der Kategorie W6		
T 83 Min.		3708	€ 417,75
31 347	Laserchirurgischer Eingriff der Kategorie W7		
T 120 Min.		3948	€ 444,79
31 348	Zuschlag zu den Gebührenordnungspositionen 31 341 bis 31 346 bei Simultaneingriffen und zu der Gebührenordnungsposition 31 347		
T 15 Min.	je weitere vollendete 15 Minuten Schnitt-Naht-Zeit	357	€ 40,22
31 350	Intraocularer Eingriff der Kategorie X1		
T 20 Min.		3436	€ 387,11
31 351	Intraocularer Eingriff der Kategorie X2		
T 31 Min.		3754	€ 422,93
31 362	Eingriff der Kategorie Y2: Phototherapeutische Keratektomie (PTK) gemäß Nr. 13 Anlage I „Anerkannte Untersuchungs- oder Behandlungsmethoden" der Richtlinie Methoden vertragsärztliche Versorgung des Gemeinsamen Bundesausschusses		
T 37 Min.	je Auge innerhalb von 21 Tagen einmal berechnungsfähig	1052	€ 118,52
31 364	Eingriff der Kategorie YY4: Hornhautvernetzung mit Riboflavin gemäß Nr. 27 Anlage I der Richtlinie Methoden vertragsärztliche Versorgung des Gemeinsamen Bundesausschusses		
T 55 Min.	je Auge	2704	€ 304,64
31 371	Intraocularer Eingriff der Kategorie Z1: Intravitreale Medikamenteneingabe am rechten Auge gemäß der Qualitätssicherungsvereinbarung nach § 135 Abs. 2 SGB V		
T 25 Min.		1683	€ 189,61
31 372	Intraocularer Eingriff der Kategorie Z1: Intravitreale Medikamenteneingabe am linken Auge gemäß der Qualitätssicherungsvereinbarung nach § 135 Abs. 2 SGB V		
T 25 Min.		1683	€ 189,61

Nr.		Punkte	EUR
31 373	Intraocularer Eingriff der Kategorie Z9: Intravitreale Medikamenteneingabe an beiden Augen gemäß der Qualitätssicherungsvereinbarung nach § 135 Abs. 2 SGB V		
T 32 Min.		2216	€ 249,66

31.2.14 Vakuumversiegelungstherapie gemäß Nr. 33 Anlage I „Anerkannte Untersuchungs- oder Behandlungsmethoden" der Richtlinie Methoden vertragsärztliche Versorgung des Gemeinsamen Bundesausschusses

Nr.		Punkte	EUR
31 401	Zuschlag zu einem Eingriff des Abschnitts 31.2 für die Anlage eines Systems zur Vakuumversiegelung zum intendierten primären Wundverschluss gemäß Nr. 33 der Anlage I „Anerkannte Untersuchungs- oder Behandlungsmethoden" der Richtlinie Methoden vertragsärztliche Versorgung des Gemeinsamen Bundesausschusses		
k.A.	einmal am Behandlungstag	68	€ 7,66

31.3 Postoperative Überwachungskomplexe nach ambulanter Erbringung der Leistungen entsprechend den Gebührenordnungspositionen des Abschnittes 31.2

31.3.1 Präambel

31.3.2 Postoperative Überwachungskomplexe nach ambulanter Erbringung einer Leistung entsprechend einer Gebührenordnungsposition des Abschnittes 31.2

Nr.		Punkte	EUR
31 501	Postoperative Überwachung im Anschluss an Biopsien von Muskeln, Weichteilen und Nerven der Kategorie C1 (Nr. 31 121) oder einer Leistung entsprechend der Gebührenordnungsposition 31 341 oder 31 342		
T 5 Min.		141	€ 15,89
31 502	Postoperative Überwachung im Anschluss an die Erbringung einer Leistung entsprechend den Gebührenordnungspositionen 31 101, 31 111, 31 121, 31 131, 31 141, 31 221, 31 231, 31 241, 31 271, 31 281, 31 301, 31 321, 31 331, 31 350, 31 371, 31 372 oder 31 373 (außer Biopsieleistungen der Kategorie C1)		
T 5 Min.		243	€ 27,38

Nr.		Punkte	EUR
31 503	Postoperative Überwachung im Anschluss an die Erbringung einer Leistung entsprechend den Gebührenordnungspositionen 31 102, 31 112, 31 122, 31 132, 31 142, 31 151, 31 152, 31 161, 31 162, 31 171, 31 172, 31 201, 31 202, 31 211, 31 212, 31 222, 31 232, 31 242, 31 272, 31 282, 31 291, 31 292, 31 302, 31 311, 31 312, 31 322, 31 332 oder 31 351		
T 10 Min.		488	€ 54,98
31 504	Postoperative Überwachung im Anschluss an die Erbringung einer Leistung entsprechend den Gebührenordnungspositionen 31 103, 31 104, 31 113, 31 114, 31 123, 31 124, 31 133, 31 134, 31 143, 31 144, 31 181, 31 182, 31 191, 31 192, 31 223, 31 224, 31 232, 31 233, 31 234, 31 243, 31 244, 31 251, 31 252, 31 261, 31 262, 31 323, 31 324, 31 333, 31 334, 31 343 oder 31 344		
T 10 Min.		694	€ 78,19
31 505	Postoperative Überwachung im Anschluss an die Erbringung einer Leistung entsprechend den Gebührenordnungspositionen 31 105, 31 115, 31 125, 31 135, 31 145, 31 153, 31 154, 31 163, 31 164, 31 173, 31 174, 31 203, 31 204, 31 213, 31 214, 31 225, 31 235, 31 245, 31 273, 31 274, 31 283, 31 284, 31 293, 31 294, 31 303, 31 304, 31 313, 31 314, 31 325, 31 335 oder 31 345		
T 20 Min.		977	€ 110,07
31 506	Postoperative Überwachung im Anschluss an die Erbringung einer Leistung entsprechend den Gebührenordnungspositionen 31 096, 31 106, 31 116, 31 126, 31 136, 31 146, 31 155, 31 165, 31 175, 31 205, 31 215, 31 226, 31 236, 31 246, 31 275, 31 285, 31 295, 31 305, 31 315, 31 326, 31 336 oder 31 346		
T 20 Min.		1388	€ 156,37
31 507	Postoperative Überwachung im Anschluss an die Erbringung einer Leistung entsprechend den Gebührenordnungspositionen 31 097, 31 107, 31 117, 31 127, 31 137, 31 147, 31 156, 31 157, 31 166, 31 167, 31 176, 31 177, 31 206, 31 207, 31 216, 31 217, 31 227, 31 237, 31 247, 31 276, 31 277, 31 286, 31 287, 31 296, 31 297, 31 306, 31 307, 31 316, 31 317, 31 327, 31 337 oder 31 347		
T 25 Min.		1838	€ 207,07

Nr.		Punkte	EUR

31.4 Postoperative Behandlungskomplexe

31.4.1 Präambel

31.4.2 Postoperativer Behandlungskomplex im Hausärztlichen Versorgungsbereich

31 600 **Postoperative Behandlung durch den Hausarzt nach der Erbringung eines Eingriffes des Abschnittes 31.2 bei Überweisung durch den Operateur**

Q 9 Min.

einmalig im Zeitraum von 21 Tagen nach Erbringung einer Leistung des Abschnitts 31.2 — 159 — € 17,91

31.4.3 Postoperative Behandlungskomplexe im Fachärztlichen Versorgungsbereich

31 601 **Postoperative Behandlung nach der Erbringung einer Leistung entsprechend den Gebührenordnungspositionen 31 101, 31 111, 31 141, 31 151, 31 161, 31 181, 31 191, 31 211 oder 31 271 bei Überweisung durch den Operateur**

Q 10 Min.

einmalig im Zeitraum von 21 Tagen nach Erbringung einer Leistung des Abschnitts 31.2 — 146 — € 16,45

31 602 **Postoperative Behandlung nach der Erbringung einer Leistung entsprechend den Gebührenordnungspositionen 31 101, 31 111, 31 141, 31 151, 31 161, 31 181, 31 191, 31 211 oder 31 271 bei Erbringung durch den Operateur**

Q 5 Min.

einmalig im Zeitraum von 21 Tagen nach Erbringung einer Leistung des Abschnitts 31.2 — 85 — € 9,58

31 608 **Postoperative Behandlung nach der Erbringung einer Leistung entsprechend den Gebührenordnungspositionen 31 102, 31 103, 31 112, 31 113, 31 152, 31 153, 31 162, 31 163, 31 182, 31 183, 31 192, 31 193, 31 212, 31 213, 31 272 oder 31 273 bei Überweisung durch den Operateur**

Q 15 Min.

einmalig im Zeitraum von 21 Tagen nach Erbringung einer Leistung des Abschnitts 31.2 — 240 — € 27,04

Nr.		Punkte	EUR
31 609	**Postoperative Behandlung nach der Erbringung einer Leistung entsprechend den Gebührenordnungspositionen 31 102, 31 103, 31 112, 31 113, 31 152, 31 153, 31 162, 31 163, 31 182, 31 183, 31 192, 31 193, 31 212, 31 213, 31 272 oder 31 273 bei Erbringung durch den Operateur**		
Q 10 Min.	einmalig im Zeitraum von 21 Tagen nach Erbringung einer Leistung des Abschnitts 31.2	178	€ 20,05
31 610	**Postoperative Behandlung nach der Erbringung einer Leistung entsprechend den Gebührenordnungspositionen 31 104, 31 105, 31 114, 31 115, 31 154, 31 155, 31 164, 31 165, 31 184, 31 185, 31 194, 31 195, 31 214, 31 215, 31 274 oder 31 275 bei Überweisung durch den Operateur**		
Q 19 Min.	einmalig im Zeitraum von 21 Tagen nach Erbringung einer Leistung des Abschnitts 31.2	301	€ 33,91
31 611	**Postoperative Behandlung nach der Erbringung einer Leistung entsprechend den Gebührenordnungspositionen 31 104, 31 105, 31 114, 31 115, 31 154, 31 155, 31 164, 31 165, 31 184, 31 185, 31 194, 31 195, 31 214, 31 215, 31 274 oder 31 275 bei Erbringung durch den Operateur**		
Q 15 Min.	einmalig im Zeitraum von 21 Tagen nach Erbringung einer Leistung des Abschnitts 31.2	240	€ 27,04
31 612	**Postoperative Behandlung nach der Erbringung einer Leistung entsprechend den Gebührenordnungspositionen 31 096, 31 097, 31 106, 31 107, 31 116, 31 117, 31 156, 31 157, 31 166, 31 167, 31 186, 31 187, 31 196, 31 197, 31 216, 31 217, 31 276 oder 31 277 bei Überweisung durch den Operateur**		
Q 22 Min.	einmalig im Zeitraum von 21 Tagen nach Erbringung einer Leistung des Abschnitts 31.2	364	€ 41,01
31 613	**Postoperative Behandlung nach der Erbringung einer Leistung entsprechend den Gebührenordnungspositionen 31 096, 31 097, 31 106, 31 107, 31 116, 31 117, 31 156, 31 157, 31 166, 31 167, 31 186, 31 187, 31 196, 31 197, 31 216, 31 217, 31 276 oder 31 277 bei Erbringung durch den Operateur**		
Q 18 Min.	einmalig im Zeitraum von 21 Tagen nach Erbringung einer Leistung des Abschnitts 31.2	303	€ 34,14

Nr.		Punkte	EUR
31 614	**Postoperative Behandlung nach der Erbringung einer Leistung entsprechend den Gebührenordnungspositionen 31 121, 31 122, 31 131, 31 132, 31 142, 31 241 oder 31 242 bei Überweisung durch den Operateur**		
Q 10 Min.	einmalig im Zeitraum von 21 Tagen nach Erbringung einer Leistung des Abschnitts 31.2	170	€ 19,15
31 615	**Postoperative Behandlung nach der Erbringung einer Leistung entsprechend den Gebührenordnungspositionen 31 121, 31 122, 31 131, 31 132, 31 142, 31 241 oder 31 242 bei Erbringung durch den Operateur**		
Q 5 Min.	einmalig im Zeitraum von 21 Tagen nach Erbringung einer Leistung des Abschnitts 31.2	109	€ 12,28
31 616	**Postoperative Behandlung nach der Erbringung einer Leistung entsprechend den Gebührenordnungspositionen 31 123, 31 133, 31 143 oder 31 243 bei Überweisung durch den Operateur**		
Q 15 Min.	einmalig im Zeitraum von 21 Tagen nach Erbringung einer Leistung des Abschnitts 31.2	274	€ 30,87
31 617	**Postoperative Behandlung nach der Erbringung einer Leistung entsprechend den Gebührenordnungspositionen 31 123, 31 133, 31 143 oder 31 243 bei Erbringung durch den Operateur**		
Q 10 Min.	einmalig im Zeitraum von 21 Tagen nach Erbringung einer Leistung des Abschnitts 31.2	212	€ 23,88
31 618	**Postoperative Behandlung nach der Erbringung einer Leistung entsprechend den Gebührenordnungspositionen 31 124, 31 125, 31 134, 31 135, 31 144, 31 145, 31 244 oder 31 245 bei Überweisung durch den Operateur**		
Q 19 Min.	einmalig im Zeitraum von 21 Tagen nach Erbringung einer Leistung des Abschnitts 31.2	355	€ 40,00
31 619	**Postoperative Behandlung nach der Erbringung einer Leistung entsprechend den Gebührenordnungspositionen 31 124, 31 125, 31 134, 31 135, 31 144, 31 145, 31 244 oder 31 245 bei Erbringung durch den Operateur**		
Q 15 Min.	einmalig im Zeitraum von 21 Tagen nach Erbringung einer Leistung des Abschnitts 31.2	293	€ 33,01

Basierend auf einem Punktwert von 11,2662 Ct.

Nr.		Punkte	EUR
31 620	**Postoperative Behandlung nach der Erbringung einer Leistung entsprechend den Gebührenordnungspositionen 31 126, 31 127, 31 136, 31 137, 31 146, 31 147, 31 246 oder 31 247 bei Überweisung durch den Operateur**		
Q 22 Min.	einmalig im Zeitraum von 21 Tagen nach Erbringung einer Leistung des Abschnitts 31.2	417	€ 46,98
31 621	**Postoperative Behandlung nach der Erbringung einer Leistung entsprechend den Gebührenordnungspositionen 31 126, 31 127, 31 136, 31 137, 31 146, 31 147, 31 246 oder 31 247 bei Erbringung durch den Operateur**		
Q 18 Min.	einmalig im Zeitraum von 21 Tagen nach Erbringung einer Leistung des Abschnitts 31.2	356	€ 40,11
31 622	**Postoperative Behandlung nach der Erbringung der Leistung entsprechend der Gebührenordnungsposition 31 171 bei Überweisung durch den Operateur**		
Q 12 Min.	einmalig im Zeitraum von 21 Tagen nach Erbringung einer Leistung des Abschnitts 31.2	178	€ 20,05
31 623	**Postoperative Behandlung nach der Erbringung der Leistung entsprechend der Gebührenordnungsposition 31 171 bei Erbringung durch den Operateur**		
Q 7 Min.	einmalig im Zeitraum von 21 Tagen nach Erbringung einer Leistung des Abschnitts 31.2	117	€ 13,18
31 624	**Postoperative Behandlung nach der Erbringung einer Leistung entsprechend den Gebührenordnungspositionen 31 172 oder 31 173 bei Überweisung durch den Operateur**		
Q 15 Min.	einmalig im Zeitraum von 21 Tagen nach Erbringung einer Leistung des Abschnitts 31.2	253	€ 28,50
31 625	**Postoperative Behandlung nach der Erbringung einer Leistung entsprechend den Gebührenordnungspositionen 31 172 oder 31 173 bei Erbringung durch den Operateur**		
Q 10 Min.	einmalig im Zeitraum von 21 Tagen nach Erbringung einer Leistung des Abschnitts 31.2	191	€ 21,52

Nr.		Punkte	EUR
31 626	Postoperative Behandlung nach der Erbringung einer Leistung entsprechend den Gebührenordnungspositionen 31 174 oder 31 175 bei Überweisung durch den Operateur		
Q 19 Min.	einmalig im Zeitraum von 21 Tagen nach Erbringung einer Leistung des Abschnitts 31.2	335	€ 37,74
31 627	Postoperative Behandlung nach der Erbringung einer Leistung entsprechend den Gebührenordnungspositionen 31 174 oder 31 175 bei Erbringung durch den Operateur		
Q 15 Min.	einmalig im Zeitraum von 21 Tagen nach Erbringung einer Leistung des Abschnitts 31.2	272	€ 30,64
31 628	Postoperative Behandlung nach der Erbringung einer Leistung entsprechend den Gebührenordnungspositionen 31 176 oder 31 177 bei Überweisung durch den Operateur		
Q 22 Min.	einmalig im Zeitraum von 21 Tagen nach Erbringung einer Leistung des Abschnitts 31.2	397	€ 44,73
31 629	Postoperative Behandlung nach der Erbringung einer Leistung entsprechend den Gebührenordnungspositionen 31 176 oder 31 177 bei Erbringung durch den Operateur		
Q 18 Min.	einmalig im Zeitraum von 21 Tagen nach Erbringung einer Leistung des Abschnitts 31.2	335	€ 37,74
31 630	Postoperative Behandlung nach der Erbringung der Leistung entsprechend der Gebührenordnungsposition 31 201 bei Überweisung durch den Operateur		
Q 12 Min.	einmalig im Zeitraum von 21 Tagen nach Erbringung einer Leistung des Abschnitts 31.2	178	€ 20,05
31 631	Postoperative Behandlung nach der Erbringung der Leistung entsprechend der Gebührenordnungsposition 31 201 bei Erbringung durch den Operateur		
Q 7 Min.	einmalig im Zeitraum von 21 Tagen nach Erbringung einer Leistung des Abschnitts 31.2	117	€ 13,18

Nr.		Punkte	EUR
31 632	**Postoperative Behandlung nach der Erbringung einer Leistung entsprechend den Gebührenordnungspositionen 31 202 oder 31 203 bei Überweisung durch den Operateur**		
Q 15 Min.	einmalig im Zeitraum von 21 Tagen nach Erbringung einer Leistung des Abschnitts 31.2	253	€ 28,50
31 633	**Postoperative Behandlung nach der Erbringung einer Leistung entsprechend den Gebührenordnungspositionen 31 202 oder 31 203 bei Erbringung durch den Operateur**		
Q 10 Min.	einmalig im Zeitraum von 21 Tagen nach Erbringung einer Leistung des Abschnitts 31.2	191	€ 21,52
31 634	**Postoperative Behandlung nach der Erbringung einer Leistung entsprechend den Gebührenordnungspositionen 31 204 oder 31 205 bei Überweisung durch den Operateur**		
Q 19 Min.	einmalig im Zeitraum von 21 Tagen nach Erbringung einer Leistung des Abschnitts 31.2	335	€ 37,74
31 635	**Postoperative Behandlung nach der Erbringung einer Leistung entsprechend den Gebührenordnungspositionen 31 204 oder 31 205 bei Erbringung durch den Operateur**		
Q 15 Min.	einmalig im Zeitraum von 21 Tagen nach Erbringung einer Leistung des Abschnitts 31.2	272	€ 30,64
31 636	**Postoperative Behandlung nach der Erbringung einer Leistung entsprechend den Gebührenordnungspositionen 31 206 oder 31 207 bei Überweisung durch den Operateur**		
Q 22 Min.	einmalig im Zeitraum von 21 Tagen nach Erbringung einer Leistung des Abschnitts 31.2	397	€ 44,73
31 637	**Postoperative Behandlung nach der Erbringung einer Leistung entsprechend den Gebührenordnungspositionen 31 206 oder 31 207 bei Erbringung durch den Operateur**		
Q 18 Min.	einmalig im Zeitraum von 21 Tagen nach Erbringung einer Leistung des Abschnitts 31.2	335	€ 37,74

Nr.		Punkte	EUR
31 643	**Postoperative Behandlung nach der Erbringung einer Leistung entsprechend den Gebührenordnungspositionen 31 221 oder 31 222 bei Überweisung durch den Operateur**		
10 Min. Q	einmalig im Zeitraum von 21 Tagen nach Erbringung einer Leistung des Abschnitts 31.2	146	€ 16,45
31 644	**Postoperative Behandlung nach der Erbringung einer Leistung entsprechend den Gebührenordnungspositionen 31 221 oder 31 222 bei Erbringung durch den Operateur**		
5 Min. Q	einmalig im Zeitraum von 21 Tagen nach Erbringung einer Leistung des Abschnitts 31.2	85	€ 9,58
31 645	**Postoperative Behandlung nach der Erbringung der Leistung entsprechend der Gebührenordnungsposition 31 223 bei Überweisung durch den Operateur**		
15 Min. Q	einmalig im Zeitraum von 21 Tagen nach Erbringung einer Leistung des Abschnitts 31.2	240	€ 27,04
31 646	**Postoperative Behandlung nach der Erbringung der Leistung entsprechend der Gebührenordnungsposition 31 223 bei Erbringung durch den Operateur**		
10 Min. Q	einmalig im Zeitraum von 21 Tagen nach Erbringung einer Leistung des Abschnitts 31.2	178	€ 20,05
31 647	**Postoperative Behandlung nach der Erbringung einer Leistung entsprechend den Gebührenordnungspositionen 31 224 oder 31 225 bei Überweisung durch den Operateur**		
19 Min. Q	einmalig im Zeitraum von 21 Tagen nach Erbringung einer Leistung des Abschnitts 31.2	301	€ 33,91
31 648	**Postoperative Behandlung nach der Erbringung einer Leistung entsprechend den Gebührenordnungspositionen 31 224 oder 31 225 bei Erbringung durch den Operateur**		
15 Min. Q	einmalig im Zeitraum von 21 Tagen nach Erbringung einer Leistung des Abschnitts 31.2	240	€ 27,04

Nr.		Punkte	EUR
31 649	Postoperative Behandlung nach der Erbringung einer Leistung entsprechend den Gebührenordnungspositionen 31 226 oder 31 227 bei Überweisung durch den Operateur		
Q 22 Min.	einmalig im Zeitraum von 21 Tagen nach Erbringung einer Leistung des Abschnitts 31.2	364	€ 41,01
31 650	Postoperative Behandlung nach der Erbringung einer Leistung entsprechend den Gebührenordnungspositionen 31 226 oder 31 227 bei Erbringung durch den Operateur		
Q 18 Min.	einmalig im Zeitraum von 21 Tagen nach Erbringung einer Leistung des Abschnitts 31.2	303	€ 34,14
31 656	Postoperative Behandlung nach der Erbringung der Leistung entsprechend der Gebührenordnungsposition 31 231 bei Überweisung durch den Operateur		
Q 10 Min.	einmalig im Zeitraum von 21 Tagen nach Erbringung einer Leistung des Abschnitts 31.2	139	€ 15,66
31 657	Postoperative Behandlung nach der Erbringung der Leistung entsprechend der Gebührenordnungsposition 31 231 bei Erbringung durch den Operateur		
Q 5 Min.	einmalig im Zeitraum von 21 Tagen nach Erbringung einer Leistung des Abschnitts 31.2	86	€ 9,69
31 658	Postoperative Behandlung nach der Erbringung einer Leistung entsprechend den Gebührenordnungspositionen 31 232 oder 31 233 bei Überweisung durch den Operateur		
Q 20 Min.	einmalig im Zeitraum von 21 Tagen nach Erbringung einer Leistung des Abschnitts 31.2	271	€ 30,53
31 659	Postoperative Behandlung nach der Erbringung einer Leistung entsprechend den Gebührenordnungspositionen 31 232 oder 31 233 bei Erbringung durch den Operateur		
Q 16 Min.	einmalig im Zeitraum von 21 Tagen nach Erbringung einer Leistung des Abschnitts 31.2	216	€ 24,33

Nr.		Punkte	EUR
31 660	**Postoperative Behandlung nach der Erbringung einer Leistung entsprechend den Gebührenordnungspositionen 31 234 oder 31 235 bei Überweisung durch den Operateur**		
Q 24 Min.	einmalig im Zeitraum von 21 Tagen nach Erbringung einer Leistung des Abschnitts 31.2	328	€ 36,95
31 661	**Postoperative Behandlung nach der Erbringung einer Leistung entsprechend den Gebührenordnungspositionen 31 234 oder 31 235 bei Erbringung durch den Operateur**		
Q 20 Min.	einmalig im Zeitraum von 21 Tagen nach Erbringung einer Leistung des Abschnitts 31.2	274	€ 30,87
31 662	**Postoperative Behandlung nach der Erbringung einer Leistung entsprechend den Gebührenordnungspositionen 31 236 oder 31 237 bei Überweisung durch den Operateur**		
Q 30 Min.	einmalig im Zeitraum von 21 Tagen nach Erbringung einer Leistung des Abschnitts 31.2	412	€ 46,42
31 663	**Postoperative Behandlung nach der Erbringung einer Leistung entsprechend den Gebührenordnungspositionen 31 236 oder 31 237 bei Erbringung durch den Operateur**		
Q 26 Min.	einmalig im Zeitraum von 21 Tagen nach Erbringung einer Leistung des Abschnitts 31.2	358	€ 40,33
31 669	**Postoperative Behandlung nach der Erbringung einer Leistung entsprechend den Gebührenordnungspositionen 31 251, 31 252, 31 261 oder 31 262 bei Überweisung durch den Operateur**		
Q 10 Min.	einmalig im Zeitraum von 21 Tagen nach Erbringung einer Leistung des Abschnitts 31.2	146	€ 16,45
31 670	**Postoperative Behandlung nach der Erbringung einer Leistung entsprechend den Gebührenordnungspositionen 31 251, 31 252, 31 261 oder 31 262 bei Erbringung durch den Operateur**		
Q 5 Min.	einmalig im Zeitraum von 21 Tagen nach Erbringung einer Leistung des Abschnitts 31.2	85	€ 9,58

Nr.		Punkte	EUR
31 671	**Postoperative Behandlung nach der Erbringung einer Leistung entsprechend den Gebührenordnungspositionen 31 253 oder 31 263 bei Überweisung durch den Operateur**		
15 Min. Q	einmalig im Zeitraum von 21 Tagen nach Erbringung einer Leistung des Abschnitts 31.2	240	€ 27,04
31 672	**Postoperative Behandlung nach der Erbringung einer Leistung entsprechend den Gebührenordnungspositionen 31 253 oder 31 263 bei Erbringung durch den Operateur**		
10 Min. Q	einmalig im Zeitraum von 21 Tagen nach Erbringung einer Leistung des Abschnitts 31.2	178	€ 20,05
31 673	**Postoperative Behandlung nach der Erbringung einer Leistung entsprechend den Gebührenordnungspositionen 31 254, 31 255, 31 264 oder 31 265 bei Überweisung durch den Operateur**		
19 Min. Q	einmalig im Zeitraum von 21 Tagen nach Erbringung einer Leistung des Abschnitts 31.2	301	€ 33,91
31 674	**Postoperative Behandlung nach der Erbringung einer Leistung entsprechend den Gebührenordnungspositionen 31 254, 31 255, 31 264 oder 31 265 bei Erbringung durch den Operateur**		
15 Min. Q	einmalig im Zeitraum von 21 Tagen nach Erbringung einer Leistung des Abschnitts 31.2	240	€ 27,04
31 675	**Postoperative Behandlung nach der Erbringung einer Leistung entsprechend den Gebührenordnungspositionen 31 256, 31 257, 31 266 oder 31 267 bei Überweisung durch den Operateur**		
22 Min. Q	einmalig im Zeitraum von 21 Tagen nach Erbringung einer Leistung des Abschnitts 31.2	364	€ 41,01
31 676	**Postoperative Behandlung nach der Erbringung einer Leistung entsprechend den Gebührenordnungspositionen 31 256, 31 257, 31 266 oder 31 267 bei Erbringung durch den Operateur**		
18 Min. Q	einmalig im Zeitraum von 21 Tagen nach Erbringung einer Leistung des Abschnitts 31.2	303	€ 34,14

Nr.		Punkte	EUR
31 682	**Postoperative Behandlung nach der Erbringung einer Leistung entsprechend den Gebührenordnungspositionen 31 281 oder 31 291 bei Überweisung durch den Operateur**		
Q 10 Min.	einmalig im Zeitraum von 21 Tagen nach Erbringung einer Leistung des Abschnitts 31.2	149	€ 16,79
31 683	**Postoperative Behandlung nach der Erbringung einer Leistung entsprechend den Gebührenordnungspositionen 31 281 oder 31 291 bei Erbringung durch den Operateur**		
Q 5 Min.	einmalig im Zeitraum von 21 Tagen nach Erbringung einer Leistung des Abschnitts 31.2	97	€ 10,93
31 684	**Postoperative Behandlung nach der Erbringung einer Leistung entsprechend den Gebührenordnungspositionen 31 282, 31 283, 31 292 oder 31 293 bei Überweisung durch den Operateur**		
Q 15 Min.	einmalig im Zeitraum von 21 Tagen nach Erbringung einer Leistung des Abschnitts 31.2	250	€ 28,17
31 685	**Postoperative Behandlung nach der Erbringung einer Leistung entsprechend den Gebührenordnungspositionen 31 282, 31 283, 31 292 oder 31 293 bei Erbringung durch den Operateur**		
Q 10 Min.	einmalig im Zeitraum von 21 Tagen nach Erbringung einer Leistung des Abschnitts 31.2	196	€ 22,08
31 686	**Postoperative Behandlung nach der Erbringung einer Leistung entsprechend den Gebührenordnungspositionen 31 284, 31 285, 31 294 oder 31 295 bei Überweisung durch den Operateur**		
Q 19 Min.	einmalig im Zeitraum von 21 Tagen nach Erbringung einer Leistung des Abschnitts 31.2	299	€ 33,69
31 687	**Postoperative Behandlung nach der Erbringung einer Leistung entsprechend den Gebührenordnungspositionen 31 284, 31 285, 31 294 oder 31 295 bei Erbringung durch den Operateur**		
Q 15 Min.	einmalig im Zeitraum von 21 Tagen nach Erbringung einer Leistung des Abschnitts 31.2	245	€ 27,60

Nr.		Punkte	EUR
31 688	**Postoperative Behandlung nach der Erbringung einer Leistung entsprechend den Gebührenordnungspositionen 31 286, 31 287, 31 296 oder 31 297 bei Überweisung durch den Operateur**		
Q 22 Min.	einmalig im Zeitraum von 21 Tagen nach Erbringung einer Leistung des Abschnitts 31.2	337	€ 37,97
31 689	**Postoperative Behandlung nach der Erbringung einer Leistung entsprechend den Gebührenordnungspositionen 31 286, 31 287, 31 296 oder 31 297 bei Erbringung durch den Operateur**		
Q 18 Min.	einmalig im Zeitraum von 21 Tagen nach Erbringung einer Leistung des Abschnitts 31.2	284	€ 32,00
31 695	**Postoperative Behandlung nach der Erbringung einer Leistung entsprechend den Gebührenordnungspositionen 31 301 oder 31 311 bei Überweisung durch den Operateur**		
Q 10 Min.	einmalig im Zeitraum von 21 Tagen nach Erbringung einer Leistung des Abschnitts 31.2	161	€ 18,14
31 696	**Postoperative Behandlung nach der Erbringung einer Leistung entsprechend den Gebührenordnungspositionen 31 301 oder 31 311 bei Erbringung durch den Operateur**		
Q 5 Min.	einmalig im Zeitraum von 21 Tagen nach Erbringung einer Leistung des Abschnitts 31.2	102	€ 11,49
31 697	**Postoperative Behandlung nach der Erbringung einer Leistung entsprechend den Gebührenordnungspositionen 31 302, 31 303, 31 312 oder 31 313 bei Überweisung durch den Operateur**		
Q 18 Min.	einmalig im Zeitraum von 21 Tagen nach Erbringung einer Leistung des Abschnitts 31.2	324	€ 36,50
31 698	**Postoperative Behandlung nach der Erbringung einer Leistung entsprechend den Gebührenordnungspositionen 31 302, 31 303, 31 312 oder 31 313 bei Erbringung durch den Operateur**		
Q 13 Min.	einmalig im Zeitraum von 21 Tagen nach Erbringung einer Leistung des Abschnitts 31.2	266	€ 29,97

Nr.		Punkte	EUR
31 699	Postoperative Behandlung nach der Erbringung einer Leistung entsprechend den Gebührenordnungspositionen 31 304, 31 305, 31 314 oder 31 315 bei Überweisung durch den Operateur		
24 Min. Q	einmalig im Zeitraum von 21 Tagen nach Erbringung einer Leistung des Abschnitts 31.2	419	€ 47,21
31 700	Postoperative Behandlung nach der Erbringung einer Leistung entsprechend den Gebührenordnungspositionen 31 304, 31 305, 31 314 oder 31 315 bei Erbringung durch den Operateur		
19 Min. Q	einmalig im Zeitraum von 21 Tagen nach Erbringung einer Leistung des Abschnitts 31.2	360	€ 40,56
31 701	Postoperative Behandlung nach der Erbringung einer Leistung entsprechend den Gebührenordnungspositionen 31 306, 31 307, 31 316 oder 31 317 bei Überweisung durch den Operateur		
28 Min. Q	einmalig im Zeitraum von 21 Tagen nach Erbringung einer Leistung des Abschnitts 31.2	536	€ 60,39
31 702	Postoperative Behandlung nach der Erbringung einer Leistung entsprechend den Gebührenordnungspositionen 31 306, 31 307, 31 316 oder 31 317 bei Erbringung durch den Operateur		
24 Min. Q	einmalig im Zeitraum von 21 Tagen nach Erbringung einer Leistung des Abschnitts 31.2	476	€ 53,63
31 708	Postoperative Behandlung nach der Erbringung einer Leistung entsprechend den Gebührenordnungspositionen 31 321 oder 31 322 bei Überweisung durch den Operateur		
10 Min. Q	einmalig im Zeitraum von 21 Tagen nach Erbringung einer Leistung des Abschnitts 31.2	167	€ 18,81
31 709	Postoperative Behandlung nach der Erbringung einer Leistung entsprechend den Gebührenordnungspositionen 31 321 oder 31 322 bei Erbringung durch den Operateur		
5 Min. Q	einmalig im Zeitraum von 21 Tagen nach Erbringung einer Leistung des Abschnitts 31.2	103	€ 11,60

Nr.		Punkte	EUR
31 710	**Postoperative Behandlung nach der Erbringung der Leistung entsprechend der Gebührenordnungsposition 31 323 bei Überweisung durch den Operateur**		
Q 15 Min.	einmalig im Zeitraum von 21 Tagen nach Erbringung einer Leistung des Abschnitts 31.2	269	€ 30,31
31 711	**Postoperative Behandlung nach der Erbringung der Leistung entsprechend der Gebührenordnungsposition 31 323 bei Erbringung durch den Operateur**		
Q 10 Min.	einmalig im Zeitraum von 21 Tagen nach Erbringung einer Leistung des Abschnitts 31.2	204	€ 22,98
31 712	**Postoperative Behandlung nach der Erbringung einer Leistung entsprechend den Gebührenordnungspositionen 31 324 oder 31 325 bei Überweisung durch den Operateur**		
Q 19 Min.	einmalig im Zeitraum von 21 Tagen nach Erbringung einer Leistung des Abschnitts 31.2	344	€ 38,76
31 713	**Postoperative Behandlung nach der Erbringung einer Leistung entsprechend den Gebührenordnungspositionen 31 324 oder 31 325 bei Erbringung durch den Operateur**		
Q 15 Min.	einmalig im Zeitraum von 21 Tagen nach Erbringung einer Leistung des Abschnitts 31.2	277	€ 31,21
31 714	**Postoperative Behandlung nach der Erbringung einer Leistung entsprechend den Gebührenordnungspositionen 31 326 oder 31 327 bei Überweisung durch den Operateur**		
Q 22 Min.	einmalig im Zeitraum von 21 Tagen nach Erbringung einer Leistung des Abschnitts 31.2	391	€ 44,05
31 715	**Postoperative Behandlung nach der Erbringung einer Leistung entsprechend den Gebührenordnungspositionen 31 326 oder 31 327 bei Erbringung durch den Operateur**		
Q 18 Min.	einmalig im Zeitraum von 21 Tagen nach Erbringung einer Leistung des Abschnitts 31.2	326	€ 36,73

Nr.		Punkte	EUR
31 716	**Postoperative Behandlung nach der Erbringung der Leistung entsprechend den Gebührenordnungspositionen 31 331, 31 350, 31 371, 31 372 oder 31 373 bei Überweisung durch den Operateur**		
Q 13 Min.	einmalig im Zeitraum von 21 Tagen nach Erbringung einer Leistung des Abschnitts 31.2	233	€ 26,25
31 717	**Postoperative Behandlung nach der Erbringung der Leistung entsprechend den Gebührenordnungspositionen 31 331, 31 350, 31 371, 31 372 oder 31 373 bei Erbringung durch den Operateur**		
Q 8 Min.	einmalig im Zeitraum von 21 Tagen nach Erbringung einer Leistung des Abschnitts 31.2	167	€ 18,81
31 718	**Postoperative Behandlung nach der Erbringung einer Leistung entsprechend den Gebührenordnungspositionen 31 332, 31 333 oder 31 351 bei Überweisung durch den Operateur**		
Q 21 Min.	einmalig im Zeitraum von 21 Tagen nach Erbringung einer Leistung des Abschnitts 31.2	368	€ 41,46
31 719	**Postoperative Behandlung nach der Erbringung einer Leistung entsprechend den Gebührenordnungspositionen 31 332, 31 333 oder 31 351 bei Erbringung durch den Operateur**		
Q 17 Min.	einmalig im Zeitraum von 21 Tagen nach Erbringung einer Leistung des Abschnitts 31.2	301	€ 33,91
31 720	**Postoperative Behandlung nach der Erbringung einer Leistung entsprechend den Gebührenordnungspositionen 31 334 oder 31 335 bei Überweisung durch den Operateur**		
Q 28 Min.	einmalig im Zeitraum von 21 Tagen nach Erbringung einer Leistung des Abschnitts 31.2	441	€ 49,68
31 721	**Postoperative Behandlung nach der Erbringung einer Leistung entsprechend den Gebührenordnungspositionen 31 334 oder 31 335 bei Erbringung durch den Operateur**		
Q 21 Min.	einmalig im Zeitraum von 21 Tagen nach Erbringung einer Leistung des Abschnitts 31.2	376	€ 42,36

Nr.		Punkte	EUR
31 722	Postoperative Behandlung nach der Erbringung einer Leistung entsprechend den Gebührenordnungspositionen 31 336 oder 31 337 bei Überweisung durch den Operateur		
Q 29 Min.	einmalig im Zeitraum von 21 Tagen nach Erbringung einer Leistung des Abschnitts 31.2	492	€ 55,43
31 723	Postoperative Behandlung nach der Erbringung einer Leistung entsprechend den Gebührenordnungspositionen 31 336 oder 31 337 bei Erbringung durch den Operateur		
Q 24 Min.	einmalig im Zeitraum von 21 Tagen nach Erbringung einer Leistung des Abschnitts 31.2	428	€ 48,22
31 724	Postoperative Behandlung nach der Erbringung der Leistung entsprechend der Gebührenordnungsposition 31 341 bei Überweisung durch den Operateur		
Q 7 Min.	einmalig im Zeitraum von 21 Tagen nach Erbringung einer Leistung des Abschnitts 31.2	140	€ 15,77
31 725	Postoperative Behandlung nach der Erbringung der Leistung entsprechend der Gebührenordnungsposition 31 341 bei Erbringung durch den Operateur		
Q 3 Min.	einmalig im Zeitraum von 21 Tagen nach Erbringung einer Leistung des Abschnitts 31.2	73	€ 8,22
31 726	Postoperative Behandlung nach der Erbringung einer Leistung entsprechend den Gebührenordnungspositionen 31 342 oder 31 343 bei Überweisung durch den Operateur		
Q 7 Min.	einmalig im Zeitraum von 21 Tagen nach Erbringung einer Leistung des Abschnitts 31.2	140	€ 15,77
31 727	Postoperative Behandlung nach der Erbringung einer Leistung entsprechend den Gebührenordnungspositionen 31 342 oder 31 343 bei Erbringung durch den Operateur		
Q 3 Min.	einmalig im Zeitraum von 21 Tagen nach Erbringung einer Leistung des Abschnitts 31.2	73	€ 8,22

Nr.		Punkte	EUR
31 728	Postoperative Behandlung nach der Erbringung einer Leistung entsprechend den Gebührenordnungspositionen 31 344 oder 31 345 bei Überweisung durch den Operateur		
10 Min. Q	einmalig im Zeitraum von 21 Tagen nach Erbringung einer Leistung des Abschnitts 31.2	186	€ 20,96
31 729	Postoperative Behandlung nach der Erbringung einer Leistung entsprechend den Gebührenordnungspositionen 31 344 oder 31 345 bei Erbringung durch den Operateur		
6 Min. Q	einmalig im Zeitraum von 21 Tagen nach Erbringung einer Leistung des Abschnitts 31.2	122	€ 13,74
31 730	Postoperative Behandlung nach der Erbringung einer Leistung entsprechend den Gebührenordnungspositionen 31 346 oder 31 347 bei Überweisung durch den Operateur		
13 Min. Q	einmalig im Zeitraum von 21 Tagen nach Erbringung einer Leistung des Abschnitts 31.2	231	€ 26,02
31 731	Postoperative Behandlung nach der Erbringung einer Leistung entsprechend den Gebührenordnungspositionen 31 346 oder 31 347 bei Erbringung durch den Operateur		
9 Min. Q	einmalig im Zeitraum von 21 Tagen nach Erbringung einer Leistung des Abschnitts 31.2	164	€ 18,48
31 734	Postoperative Behandlung nach der Erbringung einer Leistung entsprechend der Gebührenordnungsposition 31 362 bei Überweisung durch den Operateur		
26 Min. Q	einmalig im Zeitraum von 21 Tagen nach Erbringung einer Leistung des Abschnitts 31.2	525	€ 59,15
31 735	Postoperative Behandlung nach der Erbringung einer Leistung entsprechend der Gebührenordnungsposition 31 362 bei Erbringung durch den Operateur		
8 Min. Q	einmalig im Zeitraum von 21 Tagen nach Erbringung einer Leistung des Abschnitts 31.2	169	€ 19,04

Nr.		Punkte	EUR
31 737	**Postoperative Behandlung nach der Erbringung einer Leistung nach der Gebührenordnungsposition 31 364 bei Überweisung durch den Operateur**		
Q, 21 Min.	einmalig im Zeitraum von 21 Tagen nach Erbringung einer Leistung des Abschnitts 31.2	368	€ 41,46
31 738	**Postoperative Behandlung nach der Erbringung einer Leistung nach der Gebührenordnungsposition 31 364 bei Erbringung durch den Operateur**		
Q, 11 Min.	einmalig im Zeitraum von 21 Tagen nach Erbringung einer Leistung des Abschnitts 31.2	169	€ 19,04

31.5 Anästhesien im Zusammenhang mit Eingriffen des Abschnitts 31.2

31.5.1 Präambel

31.5.2 Regionalanästhesien durch den Operateur

Nr.		Punkte	EUR
31 800	**Regionalanästhesie durch den Operateur, der einen ambulanten Eingriff nach Abschnitt 31.2 erbringt**		
T, 15 Min.		385	€ 43,37

Hinweis:

Nur Plexus Brachialis, 3-in-1-Block oder regionale venöse Anästhesie einer Extremität

Nr.		Punkte	EUR
31 801	**Retrobulbäreund/oder parabulbäre und/oder peribulbäre Anästhesie durch den Operateur, der einen ambulanten Eingriff der Kategorie U, V, W oder X entsprechend Anhang 2 erbringt**		
T, 4 Min.		170	€ 19,15
31 802	**Tumeszenzlokalanästhesie durch den Operateur, der einen ambulanten Eingriff nach den Gebührenordnungspositionen 31 096 und 31 097 entsprechend Anhang 2 durchführt**		
T, 48 Min.		2592	€ 292,02

31.5.3 Anästhesien im Zusammenhang mit der Erbringung von Leistungen des Abschnittes 31.2

31 820 Leitungsanästhesie eines Nerven oder Ganglions an der Schädelbasis

T, 8 Min.

215 | € 24,22

31 821 Anästhesie und/oder Narkose, im Rahmen der Durchführung von Leistungen entsprechend einer der Gebührenordnungspositionen 31 101, 31 111, 31 121, 31 131, 31 141, 31 151, 31 161, 31 171, 31 181, 31 191, 31 201, 31 211, 31 221, 31 231, 31 241, 31 251, 31 261, 31 271, 31 281, 31 291, 31 301, 31 311, 31 321, 31 331, 31 341, 31 371, 31 372 oder 31 373 einschließlich der prä- und postanästhesiologischen Rüstzeiten, mittels eines oder mehrerer der nachfolgend genannten Verfahren:

T, 32 Min.

- Plexusanästhesie und/oder
- Spinal- und/oder Periduralanästhesie und/oder
- Intravenöse regionale Anästhesie einer Extremität und/oder
- Narkose mit Maske, Larynxmaske und/oder endotracheale Intubation einschließlich Kapnometrie

997 | € 112,32

31 822 Anästhesie und/oder Narkose, im Rahmen der Durchführung von Leistungen entsprechend einer der Gebührenordnungspositionen 31 102, 31 112, 31 122, 31 132, 31 142, 31 152, 31 162, 31 172, 31 182, 31 192, 31 202, 31 212, 31 222, 31 232, 31 242, 31 252, 31 262, 31 272, 31 282, 31 292, 31 302, 31 312, 31 322, 31 332 oder 31 342 einschließlich der prä- und postanästhesiologischen Rüstzeiten, mittels eines oder mehrerer der nachfolgend genannten Verfahren:

T, 47 Min.

- Plexusanästhesie und/oder
- Spinal- und/oder Periduralanästhesie und/oder
- Intravenöse regionale Anästhesie einer Extremität und/oder
- Narkose mit Maske, Larynxmaske und/oder endotracheale Intubation einschließlich Kapnometrie

1346 | € 151,64

Nr.		Punkte	EUR

31 823 Anästhesie und/oder Narkose, im Rahmen der Durchführung von Leistungen entsprechend einer der Gebührenordnungspositionen 31 103, 31 113, 31 123, 31 133, 31 143, 31 153, 31 163, 31 173, 31 183, 31 193, 31 203, 31 213, 31 223, 31 233, 31 243, 31 253, 31 263, 31 273, 31 283, 31 293, 31 303, 31 313, 31 323, 31 333 oder 31 343, einschließlich der prä- und postanästhesiologischen Rüstzeiten, mittels eines oder mehrerer der nachfolgend genannten Verfahren:

T 62 Min.

- Plexusanästhesie und/oder
- Spinal- und/oder Periduralanästhesie und/oder
- Intravenöse regionale Anästhesie einer Extremität und/oder
- Narkose mit Maske, Larynxmaske und/oder endotracheale Intubation einschließlich Kapnometrie

1695 € 190,96

31 824 Anästhesie und/oder Narkose, im Rahmen der Durchführung von Leistungen entsprechend einer der Gebührenordnungspositionen 31 104, 31 114, 31 124, 31 134, 31 144, 31 154, 31 164, 31 174, 31 184, 31 194, 31 204, 31 214, 31 224, 31 234, 31 244, 31 254, 31 264, 31 274, 31 284, 31 294, 31 304, 31 314, 31 324, 31 334 oder 31 344, einschließlich der prä- und postanästhesiologischen Rüstzeiten, mittels eines oder mehrerer der nachfolgend genannten Verfahren:

T 77 Min.

- Plexusanästhesie und/oder
- Spinal- und/oder Periduralanästhesie und/oder
- Intravenöse regionale Anästhesie einer Extremität und/oder
- Narkose mit Maske, Larynxmaske und/oder endotracheale Intubation einschließlich Kapnometrie

2045 € 230,39

31 825 Anästhesie und/oder Narkose, im Rahmen der Durchführung von Leistungen entsprechend einer der Gebührenordnungspositionen 31 105, 31 115, 31 125, 31 135, 31 145, 31 155, 31 165, 31 175, 31 185, 31 195, 31 205, 31 215, 31 225, 31 235, 31 245, 31 255, 31 265, 31 275, 31 285, 31 295, 31 305, 31 315, 31 325, 31 335 oder 31 345, einschließlich der prä- und postanästhesiologischen Rüstzeiten, mittels eines oder mehrerer der nachfolgend genannten Verfahren:

T 93 Min.

- Plexusanästhesie und/oder
- Spinal- und/oder Periduralanästhesie und/oder
- Intravenöse regionale Anästhesie einer Extremität und/oder
- Narkose mit Maske, Larynxmaske und/oder endotracheale Intubation einschließlich Kapnometrie

2744 € 309,14

Nr.		Punkte	EUR

31 826 Anästhesie und/oder Narkose, im Rahmen der Durchführung von Leistungen entsprechend einer der Gebührenordnungspositionen 31 096, 31 106, 31 116, 31 126, 31 136, 31 146, 31 156, 31 166, 31 176, 31 186, 31 196, 31 206, 31 216, 31 226, 31 236, 31 246, 31 256, 31 266, 31 276, 31 286, 31 296, 31 306, 31 316, 31 326, 31 336 oder 31 346 einschließlich der prä- und postanästhesiologischen Rüstzeiten, mittels eines oder mehrerer der nachfolgend genannten Verfahren:

T 108 Min.

- Plexusanästhesie und/oder
- Spinal- und/oder Periduralanästhesie und/oder
- Intravenöse regionale Anästhesie einer Extremität und/oder
- Narkose mit Maske, Larynxmaske und/oder endotracheale Intubation einschließlich Kapnometrie

3300 | € 371,78

31 827 Anästhesie und/oder Narkose, im Rahmen der Durchführung von Leistungen entsprechend einer der Gebührenordnungspositionen 31 097, 31 107, 31 117, 31 127, 31 137, 31 147, 31 157, 31 167, 31 177, 31 187, 31 197, 31 207, 31 217, 31 227, 31 237, 31 247, 31 257, 31 267, 31 277, 31 287, 31 297, 31 307, 31 317, 31 327, 31 337 oder 31 347, einschließlich der prä- und postanästhesiologischen Rüstzeiten, mittels eines oder mehrerer der nachfolgend genannten Verfahren:

T 122 Min.

- Plexusanästhesie und/oder
- Spinal- und/oder Periduralanästhesie und/oder
- Intravenöse regionale Anästhesie einer Extremität und/oder
- Narkose mit Maske, Larynxmaske und/oder endotracheale Intubation einschließlich Kapnometrie

3443 | € 387,90

31 828 Zuschlag zu den Gebührenordnungspositionen 31 821 bis 31 826 bei Simultaneingriffen sowie zu der Gebührenordnungsposition 31 827 bei Fortsetzung einer Anästhesie und/oder Narkose für jeweils vollendete 15 Minuten Schnitt-Naht-Zeit

T 15 Min.

je weitere vollendete 15 Minuten Schnitt-Naht-Zeit | 349 | € 39,32

31 840 Patientenadaptiertes Narkosemanagement im Zusammenhang mit einem operativen Eingriff nach der Gebührenordnungsposition 31 350

Q 27 Min.

443 | € 49,91

Basierend auf einem Punktwert von 11,2662 Ct.

Nr.		Punkte	EUR
31 841	**Patientenadaptiertes Narkosemanagement im Zusammenhang mit einem operativen Eingriff nach der Gebührenordnungsposition 31 351**		
Q 39 Min.		706	€ 79,54

31.6 Orthopädisch-chirurgisch konservative Gebührenordnungspositionen

31.6.1 Präambel

31.6.2 Orthopädisch-chirurgisch konservative Gebührenordnungspositionen

Nr.		Punkte	EUR
31 900	**Praktische Schulung**		
T 2 Min.	je Sitzung	57	€ 6,42
31 910	**Einrichtung von Frakturen und/oder Luxationen distal der Hand- oder Fußwurzel**		
T 2 Min.		57	€ 6,42
31 912	**Einrichtung von Frakturen und/oder Luxationen des Ellenbogen- oder Kniegelenkes oder distal davon mit Ausnahme der Leistungsinhalte der Gebührenordnungsposition 31 910**		
T 5 Min.		112	€ 12,62
31 914	**Einrichtung von Frakturen und/oder Luxationen proximal von Knie- oder Ellenbogengelenk**		
T 10 Min.		280	€ 31,55
31 920	**Kontraktionsmobilisierung**		
T 7 Min.		167	€ 18,81

Hinweis:

Nur Kiefer-, Schulter-, Ellbogen-, Hüft- oder Kniegelenk bei Narkose oder Regionalanästhesie durch Narkosearzt.

Nr.		Punkte	EUR
31 930	**Behandlung mit einer orofazialen Stütz-, Halte- oder Hilfsvorrichtung**		
T 10 Min.		280	€ 31,55

Nr.		Punkte	EUR
31 932	**Behandlung mit einer orthopädischen Stütz-, Halte- und/ oder Hilfsvorrichtung**		
T 10 Min.		280	€ 31,55
31 941	**Abdrücke und Modelle I**		
T 2 Min.		57	€ 6,42
31 942	**Abdrücke und Modelle II**		
T 4 Min.		93	€ 10,48
31 943	**Abdrücke und Modelle III**		
T 5 Min.		112	€ 12,62
31 944	**Abdrücke und Modelle IV**		
T 7 Min.		174	€ 19,60
31 945	**Abdrücke und Modelle V**		
T 10 Min.		280	€ 31,55
31 946	**Abdrücke und Modelle VI**		
T 10 Min.		297	€ 33,46

Nr.		EUR

32 In-vitro-Diagnostik der Laboratoriumsmedizin, Mikrobiologie, Virologie und Infektionsepidemiologie sowie Transfusionsmedizin

32.1 Grundleistungen

32 001 Wirtschaftliche Erbringung und/oder Veranlassung von Leistungen der Abschnitte 32.2 und/oder 32.3 (in Punkten) im Behandlungsfall, in dem mindestens eine Versicherten-, Grund- und/oder Konsiliarpauschale der Kapitel 3, 4, 7 bis 11, 13, 16 bis 18, 20, 21, 26, 27 oder 30.7 mit persönlichem Arzt-Patienten-Kontakt abgerechnet wird,

Versicherten-, Grund- oder Konsiliarpauschale des EBM-Kapitels bzw. -Abschnitts	Arztgruppe	Punkte
3	Allgemeinmedizin, hausärztliche Internisten und praktische Ärzte	19
4	Kinder- und Jugendmedizin	17
7	Chirurgie	3
8	Gynäkologie, Fachärzte ohne SP Endokrinologie und Reproduktionsmedizin	10
8	Gynäkologie, SP Endokrinologie und Reproduktionsmedizin: Nur für Ärzte, die die Gebührenordnungspositionen 08 520, 08 531, 08 535, 08 537, 08 538, 08 539, 08 550, 08 555 und 08 558 berechnen	37
9	Hals-Nasen-Ohrenheilkunde	6
10	Dermatologie	10
11	Humangenetik	3
13.2	Innere Medizin, fachärztliche Internisten ohne SP	15
13.3.1	Innere Medizin, SP Angiologie	10
13.3.2	Innere Medizin, SP Endokrinologie	37
13.3.3	Innere Medizin, SP Gastroenterologie	15
13.3.4	Innere Medizin, SP Hämatologie/Onkologie	23
13.3.5	Innere Medizin, SP Kardiologie	6
13.3.6	Innere Medizin, SP Nephrologie	37
13.3.7	Innere Medizin, SP Pneumologie	15
13.3.8	Innere Medizin, SP Rheumatologie	23
16	Neurologie, Neurochirurgie	6
17	Nuklearmedizin	23
18	Orthopädie, Fachärzte ohne SP Rheumatologie	3
18	Orthopädie, SP Rheumatologie: Nur für Ärzte, die die Gebührenordnungsposition 18 700 berechnen	6

Versicherten-, Grund- oder Konsiliarpauschale des EBM-Kapitels bzw. -Abschnitts	Arztgruppe	Punkte
20	Phoniatrie, Pädaudiologie	3
21	Psychiatrie	3
26	Urologie	15
27	Physikalische und Rehabilitative Medizin	3
30.7	Schmerztherapie	3

einmal im Behandlungsfall

32.2 Allgemeine Laboratoriumsuntersuchungen

32.2.1 Basisuntersuchungen

Quantitative Bestimmung, gilt für die Gebührenordnungspositionen 32 025 bis 32 027,

je Untersuchung

32 025 Glukose **€ 1,60**

32 026 TPZ (Thromboplastinzeit) **€ 4,70**

32 027 D-Dimer (nicht mittels trägergebundener Reagenzien) **€ 15,30**

32 030 Orientierende Untersuchung **€ 0,50**

32 031 Mikroskopische Untersuchung des Harns auf morphologische Bestandteile **€ 0,25**

32 032 Bestimmung des pH-Wertes durch apparative Messung (außer im Harn) **€ 0,25**

32 033 Harnstreifentest auf mindestens fünf der folgenden Parameter: Eiweiß, Glukose, Erythrozyten, Leukozyten, Nitrit, pH-Wert, spezifisches Gewicht, Ketonkörper ggf. einschließlich Kontrolle auf Ascorbinsäure einschließlich visueller oder apparativer Auswertung **€ 0,50**

Nr.		EUR
	Quantitative Bestimmung mit physikalischer oder chemischer Messung oder Zellzählung, gilt für die Gebührenordnungspositionen 32 035 bis 32 039, je Untersuchung	
32 035	Erythrozytenzählung	€ 0,25
32 036	Leukozytenzählung	€ 0,25
32 037	Thrombozytenzählung	€ 0,25
32 038	Hämoglobin	€ 0,25
32 039	Hämatokrit	€ 0,25
32 041	Qualitativer immunologischer Nachweis von Albumin im Stuhl	€ 1,65
32 042	Bestimmung der Blutkörperchensenkungsgeschwindigkeit	€ 0,25

32.2.2 Mikroskopische Untersuchungen

32 045	Mikroskopische Untersuchung eines Körpermaterials	€ 0,25
	Mikroskopische Untersuchung eines Körpermaterials nach differenzierender Färbung, ggf. einschl. Zellzählung, gilt für die Gebührenordnungspositionen 32 046, 32 047 und 32 050, je Untersuchung	
32 046	Fetal-Hämoglobin in Erythrozyten	€ 0,40
32 047	Retikulozytenzählung	€ 0,40
32 050	Mikroskopische Untersuchung eines Körpermaterials nach Gram-Färbung	€ 0,40

Nr.		EUR
32 051	Mikroskopische Differenzierung und Beurteilung aller korpuskulären Bestandteile des gefärbten Blutausstriches	€ 0,40
32 052	Quantitative Bestimmung(en) der morphologischen Bestandteile durch Kammerzählung der Zellen im Sammelharn, auch in mehreren Fraktionen innerhalb von 24 Stunden (Addis-Count)	€ 0,25

32.2.3 Physikalische oder chemische Untersuchungen

32 055	Quantitative Bestimmung eines Arzneimittels (z. B. Theophyllin, Antikonvulsiva, Herzglykoside) in einem Körpermaterial mittels trägergebundener (vorportionierter) Reagenzien und apparativer Messung (z. B. Reflexionsmessung), je Untersuchung	€ 2,05
	Quantitative Bestimmung von Substraten, Enzymaktivitäten oder Elektrolyten, auch mittels trägergebundener (vorportionierter) Reagenzien, gilt für die Gebührenordnungspositionen 32 056 bis 32 079 und 32 081 bis 32 087, je Untersuchung	
32 056	Gesamteiweiß	€ 0,25
32 057	Glukose	€ 0,25
32 058	Bilirubin gesamt	€ 0,25
32 059	Bilirubin direkt	€ 0,40
32 060	Cholesterin gesamt	€ 0,25
32 061	HDL-Cholesterin	€ 0,25
32 062	LDL-Cholesterin	€ 0,25
32 063	Triglyceride	€ 0,25
32 064	Harnsäure	€ 0,25
32 065	Harnstoff	€ 0,25

Nr.		EUR
32 066	Kreatinin (Jaffé-Methode)	€ 0,25
32 067	Kreatinin, enzymatisch	€ 0,40
32 068	Alkalische Phosphatase	€ 0,25
32 069	GOT	€ 0,25
32 070	GPT	€ 0,25
32 071	Gamma-GT	€ 0,25
32 072	Alpha-Amylase	€ 0,40
32 073	Lipase	€ 0,40
32 074	Creatinkinase (CK)	€ 0,25
32 075	LDH	€ 0,25
32 076	GLDH	€ 0,40
32 077	HBDH	€ 0,40
32 078	Cholinesterase	€ 0,40
32 079	Saure Phosphatase	€ 0,25
32 081	Kalium	€ 0,25
32 082	Calcium	€ 0,25
32 083	Natrium	€ 0,25
32 084	Chlorid	€ 0,25
32 085	Eisen	€ 0,25
32 086	Phosphor anorganisch	€ 0,40
32 087	Lithium	€ 0,60

Nr.		EUR
32 089	Zuschlag zu den Gebührenordnungspositionen 32 057, 32 064, 32 065 oder 32 066 oder 32 067, 32 069, 32 070, 32 072 oder 32 073, 32 074, 32 081, 32 082 und 32 083 bei Erbringung mittels trägergebundener (vorportionierter) Reagenzien im Labor innerhalb der eigenen Arztpraxis als Einzelbestimmung(en),	
	je Leistung	€ 0,80
	Quantitative Bestimmung	
32 092	CK-MB	€ 1,15
32 094	Glykierte Hämoglobine (z. B. HbA1 und/oder HbA1c)	€ 4,00
	Quantitative Bestimmung mittels Immunoassay,	
	je Untersuchung	
32 097	Untersuchung des/der natriuretischen Peptides/Peptide BNP und/oder NT-Pro-BNP und/oder MR-Pro-ANP	
	je Untersuchung	€ 19,40
32 101	Thyrotropin (TSH)	€ 3,00
	Quantitative immunochemische Bestimmung im Serum, gilt für die Gebührenordnungspositionen 32 103 bis 32 106,	
	je Untersuchung	
32 103	Immunglobulin A (Gesamt-IgA)	€ 0,60
32 104	Immunglobulin G (Gesamt-IgG)	€ 0,60
32 105	Immunglobulin M (Gesamt-IgM)	€ 0,60
32 106	Transferrin	€ 0,60
32 107	Elektrophoretische Trennung von Proteinen oder Lipoproteinen im Serum mit quantitativer Auswertung der Fraktionen und graphischer Darstellung	€ 0,75

Nr.		EUR

32.2.4 Gerinnungsuntersuchungen

Untersuchungen zur Abklärung einer plasmatischen Gerinnungsstörung oder zur Verlaufskontrolle bei Antikoagulantientherapie, gilt für die Gebührenordnungspositionen 32 110 bis 32 117,

je Untersuchung

Nr.	Leistung	EUR
32 110	Blutungszeit (standardisiert)	€ 0,75
32 111	Rekalzifizierungszeit	€ 0,75
32 112	Partielle Thromboplastinzeit (PTT)	€ 0,60
32 113	Thromboplastinzeit (TPZ) aus Plasma	€ 0,60
32 114	Thromboplastinzeit (TPZ) aus Kapillarblut	€ 0,75
32 115	Thrombingerinnungszeit (TZ)	€ 0,75
32 116	Fibrinogenbestimmung	€ 0,75
32 117	Qualitativer Nachweis von Fibrinmonomeren, Fibrin- und/oder Fibrinogen-Spaltprodukten (z. B. D-Dimere)	€ 4,60

32.2.5 Funktions- und Komplexuntersuchungen

Nr.	Leistung	EUR
32 120	Bestimmung von mindestens zwei der folgenden Parameter: Erythrozytenzahl, Leukozytenzahl (ggf. einschl. orientierender Differenzierung), Thrombozytenzahl, Hämoglobin, Hämatokrit, mechanisierte Retikulozytenzählung, insgesamt	€ 0,50
32 121	Mechanisierte Zählung der Neutrophilen, Eosinophilen, Basophilen, Lymphozyten und Monozyten, insgesamt	€ 0,60
32 122	Vollständiger Blutstatus mittels automatisierter Verfahren	€ 1,10

Nr.		EUR
32 123	Zuschlag zu den Gebührenordnungspositionen 32 121 oder 32 122 bei nachfolgender mikroskopischer Differenzierung und Beurteilung aller korpuskulären Bestandteile des gefärbten Blutausstriches	€ 0,40
32 124	Bestimmung der endogenen Kreatininclearance	€ 0,80
32 125	Bestimmung von mindestens sechs der folgenden Parameter: Erythrozyten, Leukozyten, Thrombozyten, Hämoglobin, Hämatokrit, Kalium, Glukose im Blut, Kreatinin, Gamma-GT vor Eingriffen in Narkose oder in rückenmarksnaher Regionalanästhesie (spinal, peridural)	€ 1,45

32.2.6 Immunologische Untersuchungen und Untersuchungen auf Drogen

Immunologischer oder gleichwertiger chemischer Nachweis, ggf. einschl. mehrerer Probenverdünnungen, gilt für die Gebührenordnungspositionen 32 128 und 32 130 bis 32 136,

je Untersuchung

32 128	C-reaktives Protein	€ 1,15
32 130	Streptolysin-O-Antikörper (Antistreptolysin)	€ 1,15
32 131	Gesamt-IgM beim Neugeborenen	€ 2,15
32 132	Schwangerschaftsnachweis	€ 1,30
32 133	Mononucleose-Test	€ 2,05
32 134	Myoglobin	€ 3,00
32 135	Mikroalbuminurie-Nachweis	€ 1,55
32 136	Alpha-1-Mikroglobulinurie-Nachweis	€ 1,85

Nr.		EUR
	Drogensuchtest unter Verwendung eines vorgefertigten Reagenzträgers, gilt für die Gebührenordnungspositionen 32 137 und 32 140 bis 32 147,	
	je Substanz und/oder Substanzgruppe	
32 137	Buprenorphinhydrochlorid	€ 3,05
32 140	Amphetamin/Metamphetamin	€ 3,05
32 141	Barbiturate	€ 3,05
32 142	Benzodiazepine	€ 3,05
32 143	Cannabinoide (THC)	€ 3,05
32 144	Kokain	€ 3,05
32 145	Methadon	€ 3,05
32 146	Opiate (Morphin)	€ 3,05
32 147	Phencyclidin (PCP)	€ 3,05
32 148	Quantitative Alkohol-Bestimmung in der Atemluft mit apparativer Messung, z. B. elektrochemisch, im Rahmen der substitutionsgestützten Behandlung Opioidabhängiger gemäß Nr. 2 Anlage I „Anerkannte Untersuchungs- oder Behandlungsmethoden“ der Richtlinie Methoden vertragsärztliche Versorgung des Gemeinsamen Bundesausschusses	€ 1,00
32 150	Immunologischer Nachweis von Troponin I und/oder Troponin T auf einem vorgefertigten Reagenzträger bei akutem koronaren Syndrom (ACS), ggf. einschl. apparativer quantitativer Auswertung	€ 11,25

Nr.		EUR

32.2.7 Mikrobiologische Untersuchungen

32 151	Kulturelle bakteriologische und/oder mykologische Untersuchung	€ 1,15
32 152	Orientierender Schnelltest auf A-Streptokokken-Gruppenantigen bei Patienten bis zum vollendeten 16. Lebensjahr	€ 2,55

32.2.8 Laborpauschalen im Zusammenhang mit präventiven Leistungen

32 880	Harnstreifentest gemäß Anlage 1 der Gesundheitsuntersuchungs-Richtlinie auf Eiweiß, Glukose, Erythrozyten, Leukozyten und Nitrit	€ 0,50
32 881	Bestimmung der Nüchternplasmaglukose gemäß Anlage 1 der Gesundheitsuntersuchungs-Richtlinie	€ 0,25
32 882	Bestimmung des Lipidprofils (Gesamtcholesterin, LDL-Cholesterin, HDL-Cholesterin und Triglyceride) gemäß Anlage 1 der Gesundheitsuntersuchungs-Richtlinie	€ 1,00

32.3 Spezielle Laboratoriumsuntersuchungen, molekulargenetische und molekularpathologische Untersuchungen

32.3.1 Mikroskopische Untersuchungen

Mikroskopische Untersuchung von Blut- oder Knochenmarkzellen nach zytochemischer Färbung, gilt für die Gebührenordnungspositionen 32 155 bis 32 158 und 32 159 bis 32 161,

je Untersuchung

32 155	Alkalische Leukozyten(Neutrophilen)phosphatase	€ 14,30
32 156	Esterasereaktion	€ 5,60

Nr.		EUR
32 157	Peroxydasereaktion	€ 5,60
32 158	PAS-Reaktion	€ 5,60
32 159	Eisenfärbung	€ 8,40
32 160	Saure Phosphatase	€ 5,60
32 161	Terminale Desoxynukleotidyl-Transferase (TdT)	€ 5,60
	Mikroskopische Differenzierung eines Materials als gefärbte(r) Ausstrich(e) oder als Tupfpräparat(e) eines Organpunktates, gilt für die Gebührenordnungspositionen 32 163 bis 32 167, je Untersuchung	
32 163	Knochenmark	€ 7,90
32 164	Lymphknoten	€ 9,20
32 165	Milz	€ 12,00
32 166	Synovia	€ 5,80
32 167	Morphologische Differenzierung des Liquorzellausstrichs	€ 6,40
32 168	Mikroskopische Differenzierung eines Materials als gefärbte(r) Ausstrich(e) oder als Tupfpräparat(e) des Knochenmarks einschl. der Beurteilung des Eisenstatus auf Sideroblasten, Makrophageneisen und Therapieeisengranula	€ 15,30
32 169	Vergleichende hämatologische Begutachtung von mikroskopisch differenzierten Ausstrichen des Knochenmarks und des Blutes, einschl. Dokumentation	€ 15,30
32 170	Mikroskopische Differenzierung von Haaren (Trichogramm)	€ 5,60

Nr.		EUR
32 172	Mikroskopische Untersuchung des Blutes auf Parasiten, z. B. Plasmodien, Mikrofilarien, im gefärbten Blutausstrich und/oder Dicken Tropfen	€ 8,40
	Mikroskopische Untersuchung eines Körpermaterials auf Krankheitserreger nach differenzierender Färbung, gilt für die Gebührenordnungspositionen 32 175 bis 32 182, je Untersuchung	
32 175	Corynebakterienfärbung nach Neisser	€ 6,20
32 176	Ziehl-Neelsen-Färbung auf Mykobakterien	€ 5,20
32 177	Färbung mit Fluorochromen (z. B. Auramin) auf Mykobakterien	€ 5,00
32 178	Giemsa-Färbung auf Protozoen	€ 6,30
32 179	Karbolfuchsinfärbung auf Kryptosporidien	€ 1,40
32 180	Tuschepräparat auf Kryptokokken	€ 5,60
32 181	Färbung mit Fluorochromen (z. B. Acridinorange, Calcofluor weiß) auf Pilze	€ 3,30
32 182	Ähnliche Untersuchungen unter Angabe der Erregerart und Art der Färbung	€ 6,30
	Mikroskopische Untersuchung eines Körpermaterials auf Krankheitserreger nach differenzierender Färbung, gilt für die Gebührenordnungspositionen 32 185 bis 32 187, je Untersuchung	
32 185	Heidenhain-Färbung auf Protozoen	€ 9,80
32 186	Trichrom-Färbung auf Protozoen	€ 7,90
32 187	Silberfärbung auf Pneumozysten	€ 3,50

Nr.		EUR

32.3.2 Funktionsuntersuchungen

Nr.		EUR
32 190	Physikalisch-morphologische Untersuchung des Spermas [Menge, Viskosität, pH-Wert, Nativpräparat(e), Differenzierung der Beweglichkeit, Bestimmung der Spermienzahl, Vitalitätsprüfung, morphologische Differenzierung nach Ausstrichfärbung (z. B. Papanicolaou)]	€ 23,70
	Funktionsprüfung mit Belastung, einschl. der erforderlichen quantitativen Bestimmungen im Harn oder Blut, gilt für die Gebührenordnungspositionen 32 192 bis 32 195, je Funktionsprüfung	
32 192	Laktosetoleranz-Test	€ 4,10
32 193	D-Xylose-Test	€ 5,00
32 194	Pancreolauryl-Test	€ 9,00
32 195	Ähnliche Untersuchungen (mit Ausnahme von Glukose-Toleranztests), unter Angabe der Art der Untersuchung	€ 5,00
	Funktionsprüfung der Nieren durch Bestimmung der Clearance mit mindestens drei quantitativ-chemischen Blut- oder Harnanalysen, gilt für die Gebührenordnungspositionen 32 196 bis 32 198, je Funktionsprüfung	
32 196	Inulin-Clearance	€ 11,20
32 197	Harnstoff-, Phosphat- und/oder Calcium-Clearance, ggf. inkl. Kreatinin-Clearance	€ 10,00
32 198	Ähnliche Untersuchungen, unter Angabe der Art der Untersuchung	€ 11,30

Nr.		EUR

32.3.3 Gerinnungsuntersuchungen

32 203	Thrombelastogramm	€ 16,60

Untersuchung der Gerinnungsfunktion durch Globaltests, ggf. einschl. mehrfacher Bestimmung der Gerinnungszeit, gilt für die Gebührenordnungspositionen 32 205 bis 32 208,

je Untersuchung

32 205	Batroxobin-(Reptilase-)zeit	€ 16,80
32 206	Aktiviertes-Protein-C-Resistenz (APC-Resistenz, APC-Ratio)	€ 15,60
32 207	Lupus-Antikoagulans (Lupusinhibitoren)	€ 13,90
32 208	Ähnliche Untersuchungen unter Angabe der Art der Untersuchung	€ 19,20

Quantitative Bestimmung von Einzelfaktoren des Gerinnungssystems, gilt für die Gebührenordnungspositionen 32 210 bis 32 227,

je Faktor

32 210	Antithrombin III	€ 11,40
32 211	Plasminogen	€ 18,30
32 212	Fibrinmonomere, Fibrin- und/oder Fibrinogenspaltprodukte, z. B. D-Dimere	€ 17,80
32 213	Faktor II	€ 18,80
32 214	Faktor V	€ 18,40
32 215	Faktor VII	€ 34,60
32 216	Faktor VIII	€ 24,30
32 217	Faktor-VIII-assoziiertes Protein	€ 30,20

Nr.		EUR
32 218	Faktor IX	€ 24,10
32 219	Faktor X	€ 29,10
32 220	Faktor XI	€ 27,60
32 221	Faktor XII	€ 27,60
32 222	Faktor XIII	€ 25,90
32 223	Protein C	€ 31,30
32 224	Protein S	€ 31,30
32 225	Plättchenfaktor 4	€ 32,40
32 226	C1-Esterase-Inhibitor (C1-INH)	€ 27,20
32 227	Ähnliche Untersuchungen unter Angabe des Faktors	€ 20,70
32 228	Untersuchungen der Thrombozytenfunktion mit mehreren Methoden, z. B. Thrombozytenausbreitung, -adhäsion, -aggregation, insgesamt	€ 33,20
32 229	Untersuchung der von-Willebrand-Faktor-Multimere	€ 75,00

32.3.4 Klinisch-chemische Untersuchungen

Quantitative chemische oder physikalische Bestimmung, gilt für die Gebührenordnungspositionen 32 230 bis 32 236, 32 240 und 32 242 bis 32 246 und 32 248,

je Untersuchung

32 230	Methämoglobin	€ 8,90
32 231	Fruktose	€ 11,10
32 232	Lactat	€ 6,90
32 233	Ammoniak	€ 10,80

Nr.		EUR
32 234	Fluorid	€ 13,80
32 235	Phenylalanin	€ 9,20
32 236	Kreatin	€ 15,80
32 237	Gesamteiweiß im Liquor oder Harn	€ 6,30
32 238	Plasmaviskosität	€ 6,20
32 240	Angiotensin-I-Converting Enzyme (ACE)	€ 15,30
32 242	Knochen-AP (Isoenzym der Alkalischen Phosphatase) nach Lektinfällung	€ 18,50
32 243	Osmotische Erythrozyten-Resistenzbestimmung	€ 11,80
32 244	Osmolalität (apparative Bestimmung)	€ 8,10
32 245	Gallensäuren	€ 16,10
32 246	Ähnliche Untersuchungen unter Angabe der Art der Untersuchung	€ 10,20
32 248	Magnesium	€ 1,40
32 247	Bestimmung der Blutgase und des Säure-Basen-Status	€ 13,80
	Quantitative chemische oder physikalische Bestimmung, gilt für die Gebührenordnungspositionen 32 250 bis 32 254 und 32 257 bis 32 262,	
	je Untersuchung	
32 250	Spektralphotometrische Bilirubin-Bestimmung im Fruchtwasser oder im Blut des Neugeborenen	€ 11,10
32 251	Carboxyhämoglobin	€ 27,60

Nr.		EUR
32 252	Carnitin	€ 26,90
32 253	Stuhlfett-Ausscheidung pro 24 Stunden	€ 14,20
32 254	Fetales (HbF) oder freies Hämoglobin	€ 7,30
32 257	Citronensäure/Citrat	€ 17,20
32 258	Oxalsäure/Oxalat	€ 23,90
32 259	Phosphohexose-Isomerase (PHI)	€ 14,60
32 260	Glukose-6-Phosphat-Dehydrogenase (G6PDH)	€ 17,00
32 261	Pyruvatkinase	€ 14,60
32 262	Ähnliche Untersuchungen unter Angabe der Art der Untersuchung	€ 15,40

Quantitative physikalische Bestimmung von Elementen mittels Atomabsorption, gilt für die Gebührenordnungspositionen 32 265, 32 267 bis 32 274, 32 277 bis 32 281 und 32 283,

je Untersuchung

Nr.		EUR
32 265	Calcium im Harn	€ 3,10
32 267	Zink	€ 12,30
32 268	Nickel	€ 16,10
32 269	Arsen	€ 16,10
32 270	Aluminium	€ 12,30
32 271	Blei	€ 13,80
32 272	Cadmium	€ 9,90
32 273	Chrom	€ 15,30

Nr.		EUR
32 274	Eisen im Harn	€ 19,20
32 277	Kupfer im Harn oder Gewebe	€ 8,10
32 278	Mangan	€ 12,30
32 279	Quecksilber	€ 12,30
32 280	Selen	€ 14,60
32 281	Thallium	€ 13,70
32 283	Spurenelemente unter Angabe der Art der Untersuchung	€ 9,70
	Qualitativer chromatographischer Nachweis einer oder mehrerer Substanz(en), gilt für die Gebührenordnungspositionen 32 290 bis 32 294, je Untersuchungsgang	
32 290	Aminosäuren	€ 17,90
32 291	Porphyrine	€ 29,60
32 292	Drogen Unter Angabe der Substanz(en) oder Substanzgruppe(n)	€ 20,30
32 293	Arzneimittel Unter Angabe der Substanz(en) oder Substanzgruppe(n)	€ 10,40
32 294	Ähnliche Untersuchungen unter Angabe der Substanz(en) oder Substanzgruppe	€ 19,70

Nr.		EUR
	Quantitative chromatographische Bestimmung(en) einer oder mehrerer Substanz(en), ggf. einschl. qualitativem chromatographischem Nachweis, gilt für die Gebührenordnungspositionen 32 300 bis 32 313,	
	je Untersuchungsgang	
32 300	Katecholamine und/oder Metabolite	€ 27,00
32 301	Serotonin und/oder Metabolite	€ 13,30
32 302	Porphyrine	€ 15,40
32 303	Porphobilinogen	€ 23,40
32 304	Delta-Aminolävulinsäure	€ 24,50
32 305	Arzneimittel (chromatographisch oder mit sonstigen Verfahren)	
	Unter Angabe der Substanz(en) oder Substanzgruppe(n)	€ 17,30
32 306	Vitamine	
	Unter Angabe der Substanz(en) oder Substanzgruppe(n)	€ 22,30
32 307	Drogen	
	Unter Angabe der Substanz(en) oder Substanzgruppe(n)	€ 17,70
32 308	Pyridinolin und/oder Desoxypyridinolin	€ 28,40
32 309	Phenylalanin	€ 18,70
32 310	Aminosäuren	€ 22,00
32 311	Exogene Gifte	
	Unter Angabe der Substanz(en) oder Substanzgruppe(n)	€ 28,70
32 312	Hämoglobine (außer glykierte Hämoglobine nach Nr. 32 094)	
		€ 11,80

Nr.		EUR
32 313	Ähnliche Untersuchungen unter Angabe der Substanz(en) oder Substanzgruppe	€ 20,90
32 314	Bestimmung von Substanzen mittels DC, GC und/oder HPLC und anschließender Massenspektrometrie und EDV-Auswertung, je Körpermaterial unter Angabe der Art der Untersuchung	€ 51,90
32 315	Analytische Auswertung einer oder mehrerer Atemproben eines ^{13}C-Harnstoff-Atemtests nach der Nr. 02 400, ggf. einschl. Probenvorbereitung (z. B. chromatographisch), insgesamt	€ 12,00
32 316	Vollständige chemische Analyse zur Differenzierung eines Steins	€ 10,30
32 317	Analyse zur Differenzierung eines Steins in seinen verschiedenen Schichtungen mittels Infrarot-Spektrographie	€ 20,30
32 318	Quantitative Bestimmung von Homocystein	€ 15,00
	Quantitative Bestimmung der freien Schilddrüsenhormone, gilt für die Gebührenordnungspositionen 32 320 und 32 321, je Untersuchung	
32 320	Freies Thyroxin (fT4)	€ 3,70
32 321	Freies Trijodthyronin (fT3)	€ 3,70
	Quantitative Bestimmung, gilt für die Gebührenordnungspositionen 32 323 bis 32 325, je Untersuchung	
32 323	Digoxin	€ 6,30
32 324	Carcinoembryonales Antigen (CEA)	€ 3,80
32 325	Ferritin	€ 4,20

Nr.		EUR
	Quantitative Bestimmung von Drogen mittels Immunoassay, gilt für die Gebührenordnungspositionen 32 330 bis 32 337, je Untersuchung	
32 330	Amphetamine	€ 7,70
32 331	Barbiturate	€ 8,80
32 332	Benzodiazepine	€ 7,10
32 333	Cannabinoide	€ 7,50
32 334	Kokain	€ 7,70
32 335	Methadon	€ 8,90
32 336	Opiate	€ 7,50
32 337	Ähnliche Untersuchungen unter Angabe der Art der Untersuchung	€ 9,50
	Quantitative Bestimmung von Arzneimitteln mittels Immunoassay, gilt für die Gebührenordnungspositionen 32 340 bis 32 346, je Untersuchung	
32 340	Antiarrhythmika	€ 14,90
32 341	Antibiotika	€ 17,70
32 342	Antiepileptika	€ 8,60
32 343	Digitoxin	€ 7,20
32 344	Zytostatika, z. B. Methotrexat	€ 23,90
32 345	Theophyllin	€ 10,70
32 346	Ähnliche Untersuchungen unter Angabe der Art der Untersuchung	€ 14,60

Nr.		EUR
	Quantitative Bestimmung mittels Immunoassay, gilt für die Gebührenordnungspositionen 32 350 bis 32 361,	
	je Untersuchung	
32 350	Alpha-Fetoprotein (AFP)	€ 6,40
32 351	Prostataspezifisches Antigen (PSA) oder freies PSA	€ 4,80
32 352	Choriongonadotropin (HCG und/oder ß-HCG)	€ 6,10
32 353	Follitropin (FSH)	€ 4,50
32 354	Lutropin (LH)	€ 4,90
32 355	Prolaktin	€ 4,60
32 356	Östradiol	€ 4,60
32 357	Progesteron	€ 3,80
32 358	Testosteron und/oder freies Testosteron	€ 5,00
32 359	Insulin	€ 6,40
32 360	Sexualhormonbindendes Globulin (SHBG)	€ 11,90
32 361	Ähnliche Untersuchungen unter Angabe der Art der Untersuchung	€ 8,10
	Quantitative Bestimmung frühestens ab der 24. SSW + 0 Tage, gilt für die Gebührenordnungspositionen 32 362 und 32 363,	
	je Untersuchung	
32 362	PIGF	€ 19,40
32 363	sFlt-1/PIGF-Quotienten	€ 62,25

Nr.		EUR
	Quantitative Bestimmung mittels Immunoassay, gilt für die Gebührenordnungspositionen 32 365 bis 32 381,	
	je Untersuchung	
32 365	C-Peptid	€ 14,70
32 366	Gastrin	€ 11,70
32 367	Cortisol	€ 6,20
32 368	17-Hydroxy-Progesteron	€ 9,40
32 369	Dehydroepiandrosteron (DHEA) und/oder -sulfat (DHEA-S)	€ 6,90
32 370	Wachstumshormon (HGH), Somatotropin (STH)	€ 10,20
32 371	Insulin-like growth factor I (IGF-I) bzw. Somatomedin C (SM-C) und/oder IGF-I bindendes Protein 3 (IGFBP-3)	€ 33,70
32 372	Folsäure	€ 5,40
32 373	Vitamin B12	€ 4,20
32 374	Cyclosporin	€ 29,60
32 375	Trypsin	€ 24,60
32 376	ß2-Mikroglobulin	€ 10,90
32 377	Pankreas-Elastase	€ 22,50
32 378	Neopterin	€ 18,50
32 379	Tacrolimus (FK 506)	€ 31,90
32 380	Eosinophiles kationisches Protein (ECP)	€ 21,60
32 381	Ähnliche Untersuchungen unter Angabe der Art der Untersuchung	€ 15,90

Nr.		EUR
	Quantitative Bestimmung mittels Immunoassay, gilt für die Gebührenordnungspositionen 32 385 bis 32 405,	
	je Untersuchung	
32 385	Aldosteron	€ 11,70
32 386	Renin	€ 31,30
32 387	Androstendion	€ 12,80
32 388	Corticosteron	€ 53,70
32 389	11-Desoxycortisol	€ 22,10
32 390	CA 125 und/oder HE 4	€ 10,60
32 391	CA 15-3	€ 8,70
32 392	CA 19-9	€ 9,20
32 393	CA 50	€ 29,20
32 394	CA 72-4 (TAG 72)	€ 22,70
32 395	Neuronenspezifische Enolase (NSE)	€ 15,50
32 396	Squamous cell carcinoma Antigen (SCC)	€ 15,90
32 397	Tissue Polypeptide Antigen (TPA, TPS)	€ 24,40
32 398	Mucin-like cancer-associated antigen (MCA)	€ 33,20
32 400	Cytokeratin-19-Fragmente (CYFRA 21-1)	€ 24,20
32 401	Dihydrotestosteron	€ 16,10
32 402	Erythropoetin	€ 25,10
32 403	Pyridinolin, Desoxypyridinolin und/oder Typ-I-Kollagen-Telopeptide	€ 18,90

Nr.		EUR
32 404	Knochen-AP (Isoenzym der Alkalischen Phosphatase) und/oder Typ-I-Prokollagen-Propeptide	€ 20,50
32 405	Ähnliche Untersuchungen unter Angabe der Art der Untersuchung	€ 22,80
	Quantitative Bestimmung mittels Immunoassay, gilt für die Gebührenordnungspositionen 32 410 bis 32 416, je Untersuchung	
32 410	Calcitonin	€ 14,90
32 411	Intaktes Parathormon	€ 14,80
32 412	Corticotropin (ACTH)	€ 14,50
32 413	25-Hydroxy-Cholecalciferol (Vitamin D)	€ 18,40
32 414	Osteocalcin	€ 23,90
32 415	Antidiuretisches Hormon (ADH, Vasopressin)	€ 24,00
32 416	Ähnliche Untersuchungen unter Angabe der Art der Untersuchung	€ 24,90
	Quantitative Bestimmung mittels Immunoassay, gilt für die Gebührenordnungspositionen 32 420 bis 32 421, je Untersuchung	
32 420	Thyreoglobulin, einschl. Bestätigungstest	€ 17,40
32 421	1,25-Dihydroxy-Cholecalciferol (Vitamin D3)	€ 33,80

Nr.		EUR

32.3.5 Immunologische Untersuchungen

Nr.		EUR
32 426	Quantitative Bestimmung von Gesamt-IgE	€ 4,60
32 427	Untersuchung auf allergenspezifische Immunglobuline in Einzelansätzen (Allergene oder Allergengemische), je Ansatz	€ 7,10
32 430	Qualitativer Nachweis von humanen Proteinen mittels Immunpräzipitation, je Nachweis unter Angabe der Art des Proteins	€ 6,40
	Quantitative Bestimmung von humanen Proteinen oder anderen Substanzen mittels Immunnephelometrie, Immunturbidimetrie, Immunpräzipitation, Fluorometrie, Immunoassay oder anderer gleichwertiger Verfahren, gilt für die Gebührenordnungspositionen 32 435 und 32 437 bis 32 455, je Untersuchung	
32 435	Albumin	€ 3,40
32 437	Alpha-1-Mikroglobulin	€ 8,40
32 438	Alpha-1-Antitrypsin (Alpha-1-Proteinase-Inhibitor, Alpha-1-Pi)	€ 10,70
32 439	Alpha-2-Makroglobulin	€ 10,20
32 440	Coeruloplasmin	€ 11,20
32 441	Haptoglobin	€ 7,30
32 442	Hämopexin	€ 11,50
32 443	Komplementfaktor C 3	€ 7,80
32 444	Komplementfaktor C 4	€ 7,50
32 445	Immunglobulin D (IgD)	€ 11,60
32 446	Freie Kappa-Ketten	€ 12,60

Nr.		EUR
32 447	Freie Lambda-Ketten	€ 12,50
32 448	Immunglobulin A, G oder M im Liquor	€ 8,50
32 449	Immunglobulin G im Harn	€ 5,50
32 450	Myoglobin	€ 10,80
32 451	Apolipoprotein A-I	€ 9,50
32 452	Apolipoprotein B	€ 9,60
32 453	Granulozyten-(PMN-)Elastase	€ 14,40
32 454	Lysozym	€ 10,60
32 455	Ähnliche Untersuchungen unter Angabe der Art der Untersuchung	€ 8,90
32 456	Quantitative Bestimmung des Lipoproteins(a)	€ 11,90
32 457	Quantitative immunologische Bestimmung von occultem Blut im Stuhl (iFOBT) einschließlich der Kosten für das Stuhlprobenentnahmesystem und das Probengefäß, einmal im Behandlungsfall	€ 6,21
	Quantitative Bestimmung mittels Immunnephelometrie, Immunturbidimetrie, Immunpräzipitation, Immunoassay oder anderer gleichwertiger Verfahren, gilt für die Gebührenordnungspositionen 32 459 bis 32 461, je Untersuchung	
32 459	Procalcitonin (PCT)	€ 9,60
32 460	C-reaktives Protein (CRP)	€ 4,90
32 461	Rheumafaktor (RF)	€ 4,20
32 462	Quantitative Bestimmung einer Immunglobulinsubklasse	€ 23,40

Nr.		EUR
32 463	Quantitative Bestimmung von Cystatin C bei einer GFR von 40 bis 80 ml/(Minute/1,73 m²) (berechnet nach der MDRD-Formel), sowie in begründeten Einzelfällen bei Sammelschwierigkeiten	€ 9,70
	Elektrophoretische Trennung von humanen Proteinen, gilt für die Gebührenordnungspositionen 32 465 bis 32 475, je Untersuchungsgang	
32 465	Oligoklonale Banden im Liquor und im Serum	€ 24,90
32 466	Harnproteine	€ 18,00
32 467	Lipoproteine, einschl. Polyanionenpräzipitation	€ 21,20
32 468	Hämoglobine (außer glykierte Hämoglobine nach der Nr. 32 094)	€ 21,90
32 469	Isoenzyme der Alkalischen Phosphatase (AP)	€ 21,40
32 470	Isoenzyme der Creatinkinase (CK)	€ 21,60
32 471	Isoenzyme der Lactatdehydrogenase (LDH)	€ 20,90
32 472	Alpha-1-Antitrypsin, Phänotypisierung	€ 33,00
32 473	Acetylcholinesterase (AChE) im Fruchtwasser	€ 14,00
32 474	Proteine in Punktaten	€ 8,10
32 475	Ähnliche Untersuchungen (mit Ausnahme der Gebührenordnungsposition 32 107) unter Angabe der Art der Untersuchung	€ 7,20
32 476	Elektrophoretische Trennung von humanen Proteinen durch Polyacrylamidgel-Elektrophorese oder ähnliche Verfahren mit Antigentransfer und anschließender Immunreaktion (Immunoblot), je Untersuchungsgang unter Angabe der Art der Untersuchung	€ 25,00

Nr.		EUR
32 478	Immunfixationselektrophorese	€ 20,00
32 479	Qualitativer Nachweis und/oder quantitative Bestimmung von Gliadin-Antikörpern mittels indirekter Immunfluoreszenz oder Immunoassay,	
	je IgG und IgA	€ 14,70
32 480	Nachweis von Anti-Drug-Antikörpern gemäß Fachinformation eines Arzneimittels mit dem Wirkstoff Velmanase alfa,	
	je Untersuchung	€ 18,65
32 481	Nachweis von Anti-Drug-Antikörpern gemäß Fachinformation eines Arzneimittels mit dem Wirkstoff Sebelipase alfa,	
	je Untersuchung	€ 28,70
	Qualitativer Nachweis und/oder quantitative Bestimmung von Antikörpern gegen körpereigene Antigene (Autoantikörper) mittels indirekter Immunfluoreszenz, Immunoassay oder Immunoblot, gilt für die Gebührenordnungspositionen 32 489 bis 32 505,	
32 489	Antikörper gegen zyklisch citrulliniertes Peptid (Anti-CCP-AK),	
	einmal im Krankheitsfall	€ 11,20
32 490	Antinukleäre Antikörper (ANA) als Suchtest	€ 7,30
32 491	Antikörper gegen native Doppelstrang-DNS (anti-ds-DNS)	
		€ 10,40
32 492	Antikörper gegen Zellkern- oder zytoplasmatische Antigene, z. B. Sm-, U1-RNP-, SS-A-, SS-B-, Scl-70-, Jo-1-, Histon-Antikörper	
		€ 9,50
32 493	Antikörper gegen Zentromerantigene, z. B. CENP-B-Antikörper	
		€ 9,00
32 494	Antimitochondriale Antikörper (AMA), auch Subtypen, z. B. AMA-M2	
		€ 6,00

Nr.		EUR
32 495	Leberspezifische Antikörper, z. B. gegen Leber-/Nieren-Mikrosomen (LKM-Antikörper), lösliches Leberantigen (SLA-Antikörper), Asialoglykoprotein Rezeptor (ASGPR-Antikörper)	€ 12,30
32 496	Antikörper gegen zytoplasmatische Antigene neutrophiler Granulozyten (ANCA), z. B. c-ANCA (Proteinase-3-Antikörper), p-ANCA (Myeloperoxidase-Antikörper)	€ 10,10
32 497	Antikörper gegen glatte Muskulatur	€ 14,90
32 498	Herzmuskel-Antikörper	€ 14,80
32 499	Antikörper gegen Skelettmuskulatur	€ 9,10
32 500	Antikörper gegen Inselzellen, z. B. ICA, Glutaminsäure-decarboxylase-Antikörper (GADA)	€ 12,50
32 501	Insulin-Antikörper	€ 12,40
32 502	Antikörper gegen Schilddrüsenperoxidase (-mikrosomen) und/oder Thyreoglobulin, einmal im Behandlungsfall	€ 7,50
32 503	Phospholipid-Antikörper, z. B. Cardiolipin-Antikörper	€ 7,30
32 504	Thrombozyten-Antikörper	€ 28,70
32 505	Ähnliche Untersuchungen unter Angabe des Antikörpers	€ 9,50
32 506	Mixed antiglobulin reaction (MAR-Test) zum Nachweis von spermiengebundenen Antikörpern	€ 7,40
32 507	Nachweis von Antikörpern gegen Spermien, ggf. mit mehreren Methoden, insgesamt	€ 17,10

Nr.		EUR
32 508	Quantitative Bestimmung von TSH-Rezeptor-Antikörpern, einmal im Behandlungsfall	€ 10,30
32 509	Quantitative Bestimmung von Acetylcholin-Rezeptor-Antikörpern	€ 41,80
32 510	Dichtegradienten- oder immunomagnetische Isolierung von Zellen als vorbereitende Untersuchung	€ 10,40
	Differenzierung und Quantifizierung von Zellen (Immunphänotypisierung) mittels Durchflusszytometrie und/oder mikroskopisch und mittels markierter monoklonaler Antikörper, gilt für die Gebührenordnungspositionen 32 520 bis 32 527, je Untersuchung	
32 520	B-Lymphozyten	€ 8,90
32 521	T-Lymphozyten	€ 7,40
32 522	CD4-T-Zellen	€ 8,90
32 523	CD8-T-Zellen	€ 8,90
32 524	Natürliche Killerzellen	€ 8,90
32 525	Aktivierte T-Zellen	€ 8,90
32 526	Zytotoxische T-Zellen	€ 8,90
32 527	Ähnliche Untersuchungen unter Angabe der Art der Untersuchung	€ 11,50
32 532	Lymphozyten-Transformations-Test(s), einschl. Kontrollkultur(en) ggf. mit mehreren Mitogenen und/oder Antigenen (nicht zur Erregerdiagnostik), insgesamt	€ 52,40
32 533	Untersuchung der Leukozytenfunktion, auch unter Anwendung mehrerer Methoden, z. B. Chemotaxis, Phagozytose, insgesamt	€ 25,60

Nr.		EUR

32.3.6 Blutgruppenserologische Untersuchungen

Nr.	Leistung	EUR
32 540	Nachweis der Blutgruppenmerkmale A, B, 0 und Rh-Faktor D	€ 9,60
32 541	Nachweis eines Blutgruppenmerkmals (Antigens) mit agglutinierenden oder konglutinierenden Testseren, z. B. Rh-Merkmale, Lewis, M, N, P1, je Untersuchung unter Angabe der Art des Antigens	€ 6,90
32 542	Nachweis eines Blutgruppenmerkmals (Antigens) mittels Antiglobulintest (Coombs-Test), z. B. Dweak, Duffy, Kell, Kidd, je Untersuchung unter Angabe der Art des Antigens	€ 8,70
32 543	Nachweis von Erythrozytenantikörpern im direkten Antiglobulintest mit zwei verschiedenen polyspezifischen Antiglobulinseren	€ 8,70
32 544	Nachweis von Erythrozytenantikörpern ohne Antiglobulinphase, z. B. Kälteagglutinine	€ 6,40
32 545	Antikörpersuchtest in mehreren Techniken einschl. indirekter Antiglobulintests mit mindestens zwei Testerythrozyten-Präparationen	€ 7,30
32 546	Antikörperdifferenzierung in mehreren Techniken einschl. indirekter Antiglobulintests gegen mindestens acht Testerythrozyten-Präparationen	€ 20,60

Nachweis oder quantitative Bestimmung von Blutgruppenantigenen oder -antikörpern mit aufwendigen Verfahren, gilt für die Gebührenordnungspositionen 32 550 bis 32 555,

je Antigen oder Antikörper

Nr.	Leistung	EUR
32 550	Antiglobulintest mit monospezifischem Antihumanglobulin	€ 14,40

Nr.		EUR
32 551	Chemische oder thermische Elution von Erythrozytenantikörpern	€ 19,20
32 552	Absorption von Erythrozytenantikörpern an vorbehandelte Zellen	€ 10,70
32 553	Nachweis von Hämolysin(en) mit Komplementzusatz	€ 13,80
32 554	Quantitative Bestimmung eines Erythrozytenantikörpers	€ 8,00
32 555	Ähnliche Untersuchungen unter Angabe der Art der Untersuchung	€ 8,70
32 556	Serologische Verträglichkeitsprobe (Kreuzprobe) mit indirektem Antiglobulintest, je Konserve	€ 12,70
32 557	Zuschlag zu der Gebührenordnungsposition 32 545 oder 32 556 für eine Vorbehandlung mit Dithiothreitol (DTT) zur Vermeidung von Interferenzen durch Daratumumab oder Isatuximab, je Untersuchung	€ 19,20

32.3.7 Infektionsimmunologische Untersuchungen

Quantitative Bestimmung von Streptokokken-Antikörpern, gilt für die Gebührenordnungspositionen 32 560 bis 32 563,

je Untersuchung

32 560	Antistreptolysin-O-Reaktion	€ 5,00
32 561	Anti-DNase-B-Reaktion (Antistreptodornase)	€ 11,70
32 562	Antistreptokokken-Hyaluronidase	€ 12,10
32 563	Antistreptokinase	€ 11,60
32 564	Antistaphylolysinbestimmung	€ 8,40

Nr.		EUR
32 565	Cardiolipin-Flockungstest, quantitativ nur bei nachgewiesener Infektion	€ 4,70
32 566	Treponemenantikörper-Nachweis im TPHA/TPPA-Test (Lues-Suchreaktion) oder mittels Immunoassay	€ 4,60
32 567	Treponemenantikörper-Bestimmung (nur bei positivem Suchtest), quantitativ je Immunglobulin IgG oder IgM	€ 14,10
32 568	Treponema-pallidum-Bestätigungsteste (Immunoblot oder FTA-ABS), einmal im Krankheitsfall	€ 21,90
32 569	Toxoplasmaantikörper-Nachweis (qualitativer Suchtest)	€ 6,90
32 570	Quantitative Bestimmung von Toxoplasma-IgM-Antikörpern nach positivem Suchtest	€ 10,60
32 571	Quantitative Bestimmung von Toxoplasmaantikörpern nach positivem Suchtest, ggf. einschl. qualitativem Suchtest, unter Angabe der Art der Untersuchung	€ 8,30
32 574	Rötelnantikörper-Nachweis mittels Immunoassay je Klasse	€ 9,60
32 575	Nachweis von HIV-1- und HIV-2-Antikörpern und von HIV-p24-Antigen	€ 4,45

Nr.		EUR
	Qualitativer Nachweis und/oder quantitative Bestimmung von Antikörpern gegen Krankheitserreger mittels Immunoassay, indirekter Immunfluoreszenz, Komplementbindungsreaktion, Immunpräzipitation (z. B. Ouchterlony-Test), indirekter Hämagglutination, Hämagglutinationshemmung oder Bakterienagglutination (Widal-Reaktion), einschl. der Beurteilung des Infektions- oder Immunstatus, gilt für die Gebührenordnungspositionen 32 585 bis 32 641,	
	je Krankheitserreger oder klinisch relevanter Immunglobulinklasse, z. B. IgG-, IgM-Antikörper	
32 585	Bordetella-pertussis-Antikörper	€ 10,60
32 586	Borrelia-burgdorferi-Antikörper	€ 7,10
32 587	Brucella-Antikörper	€ 7,80
32 588	Campylobacter-Antikörper	€ 7,70
32 589	Chlamydien-Antikörper	€ 10,10
32 590	Coxiella-burnetii-Antikörper	€ 13,80
32 591	Gonokokken-Antikörper	€ 8,00
32 592	Legionellen-Antikörper	€ 9,70
32 593	Leptospiren-Antikörper	€ 11,60
32 594	Listerien-Antikörper	€ 4,90
32 595	Mycoplasma-pneumoniae-Antikörper	€ 7,00
32 596	S.-typhi- oder S.-paratyphi-Antikörper	€ 5,40
32 597	Tetanus-Antitoxin	€ 9,10
32 598	Yersinien-Antikörper	€ 6,10
32 599	Leptospiren-Antikörper mittels Mikroagglutinationsreaktion mit Lebendkulturen	€ 31,70

Nr.		EUR
32 600	Chlamydien-Antikörper (speziesspezifisch) mittels Mikroimmunfluoreszenztest (MIF)	€ 15,70
32 601	Adenoviren-Antikörper	€ 10,40
32 602	Cytomegalievirus-Antikörper	€ 9,80
32 603	Cytomegalievirus-IgM-Antikörper	€ 9,70
32 604	Coxsackieviren-Antikörper	€ 7,90
32 605	EBV-EA-Antikörper	€ 8,50
32 606	EBV-EBNA-Antikörper	€ 8,40
32 607	EBV-VCA-Antikörper	€ 9,10
32 608	EBV-VCA-IgM-Antikörper	€ 9,80
32 609	Echoviren-Antikörper	€ 8,20
32 610	Enteroviren-Antikörper	€ 7,40
32 611	FSME-Virus-Antikörper	€ 11,10
32 612	HAV-Antikörper	€ 5,80
32 613	HAV-IgM-Antikörper	€ 6,70
32 614	HBc-Antikörper	€ 5,90
32 615	HBc-IgM-Antikörper	€ 8,50
32 616	HBe-Antikörper	€ 9,40
32 617	HBs-Antikörper	€ 5,50
32 618	HCV-Antikörper	€ 9,80
32 619	HDV-Antikörper bei nachgewiesener HBV-Infektion	€ 26,70

Nr.		EUR
32 620	HDV-IgM-Antikörper bei nachgewiesener HBV-Infektion	€ 28,90
32 621	HSV-Antikörper	€ 11,10
32 622	Influenzaviren-Antikörper	€ 7,60
32 623	Masernvirus-Antikörper	€ 11,10
32 624	Mumpsvirus-Antikörper	€ 12,00
32 625	Parainfluenzaviren-Antikörper	€ 10,30
32 626	Parvoviren-Antikörper	€ 17,30
32 627	Polioviren-Antikörper	€ 9,80
32 628	RSV-Antikörper	€ 8,00
32 629	Varicella-zoster-Virus-Antikörper	€ 11,30
32 630	Varicella-zoster-Virus-IgM-Antikörper	€ 13,20
32 631	Aspergillus-Antikörper	€ 9,80
32 632	Candida-Antikörper	€ 9,80
32 633	Coccidioides-Antikörper	€ 24,40
32 634	Histoplasma-Antikörper	€ 18,40
32 635	Cysticercus-Antikörper	€ 18,40
32 636	Echinococcus-Antikörper	€ 14,20
32 637	Entamoeba-histolytica-Antikörper	€ 14,70
32 638	Leishmania-Antikörper	€ 18,90
32 639	Plasmodien-Antikörper	€ 15,40

Nr.		EUR
32 640	Bestimmung der Avidität von Toxoplasma-IgG-Antikörpern als Abklärungstest nach positiver IgM-Antikörperbestimmung, in mehreren Ansätzen, insgesamt	€ 25,90
32 641	Ähnliche Untersuchungen unter Angabe der Antikörperspezifität	€ 11,10
32 642	Nachweis neutralisierender Antikörper mittels Zellkultur(en), in vivo oder im Brutei, je Untersuchung unter Angabe des Antikörpers	€ 14,20
	Untersuchungen auf Antikörper gegen Krankheitserreger mittels Immunreaktion mit elektrophoretisch aufgetrennten und/oder diagnostisch gleichwertigen rekombinanten mikrobiellen/viralen Antigenen (Immunoblot) als Bestätigungs- oder Abklärungstest nach positivem oder fraglich positivem Antikörpernachweis, gilt für die Gebührenordnungspositionen 32 660 bis 32 664	
32 660	HIV-1- und/oder HIV-2-Antikörper (Westernblot)	€ 53,60
32 661	HCV-Antikörper	€ 44,10
32 662	Borrelia-Antikörper	€ 20,30
32 663	Yersinien-Antikörper, auch als Eingangstest	€ 20,10
32 664	Ähnliche Untersuchungen unter Angabe des Krankheitserregers	€ 19,20
32 670	Quantitative Bestimmung einer In-vitro-Interferon-gamma-Freisetzung nach Ex-vivo-Stimulation mit Antigenen (mindestens ESAT-6 und CFP-10) spezifisch für Mycobacterium tuberculosis-complex (außer BCG) bei Patienten – vor Einleitung einer Behandlung mit einem Arzneimittel, für das der Ausschluss einer latenten oder aktiven Tuberkulose in der Fachinformation (Zusammenfassung der Merkmale des Arzneimittels/Summary of Product Characteristics) des Herstellers gefordert wird – mit einer HI-Virus-Infektion nur vor einer Therapieentscheidung einer behandlungsbedürftigen Infektion mit Mycobacterium-tuberculosis-complex (außer BCG)	

Nr.		EUR
	- vor Einleitung einer Dialysebehandlung bei chronischer Niereninsuffizienz - vor Durchführung einer Organtransplantation (Niere, Herz, Lunge, Leber, Pankreas)	€ 58,00

32.3.8 Parasitologische Untersuchungen

Nr.		EUR
32 680	Nachweis von Parasiten-Antigenen aus einem Körpermaterial (Direktnachweis) mittels Immunfluoreszenz und/oder Immunoassay mit photometrischer oder gleichwertiger Messung, je Untersuchung unter Angabe des Antigens	€ 9,00
32 681	Kulturelle Untersuchung auf Protozoen je Untersuchung unter Angabe der Art der Untersuchung	€ 5,70
32 682	Systematische parasitologische Untersuchung auf einheimische und/oder tropische Helminthen und/oder Helmintheneier nach Anreicherung, z. B. SAF-, Zink-Sulfat-Anreicherung, einschl. aller mikroskopischen Untersuchungen	€ 6,90

32.3.9 Mykologische Untersuchungen

Nr.		EUR
32 685	Nachweis von Pilz-Antigenen aus einem Körpermaterial (Direktnachweis) mittels Agglutination und/oder Immunpräzipitation, je Untersuchung unter Angabe des Antigens	€ 10,40
32 686	Nachweis von Pilz-Antigenen aus einem Körpermaterial (Direktnachweis) mittels Immunfluoreszenz und/oder Immunoassay mit photometrischer oder gleichwertiger Messung, je Untersuchung unter Angabe des Antigens	€ 11,70
32 687	Kulturelle mykologische Untersuchung	€ 4,60
32 688	Morphologische Differenzierung gezüchteter Pilze außer Hefen je Pilzart	€ 2,70

Nr.		EUR
32 689	Biochemische Differenzierung von Hefen	
	je Hefeart	€ 10,10
32 690	Differenzierung gezüchteter Pilze mittels mono- oder polyvalenter Seren,	
	je Antiserum	€ 2,30
32 691	Orientierende Empfindlichkeitsprüfung(en) von Hefen in Reinkultur,	
	insgesamt je Körpermaterial	€ 5,60
32 692	Differenzierung gezüchteter Pilze mittels MALDI-TOF-Massenspektrometrie (Matrixunterstützte Laser-Desorptions-Ionisations-Flugzeit),	
	je Art	€ 6,59

32.3.10 Bakteriologische Untersuchungen

32 700	Nachweis von Bakterien-Antigenen aus einem Körpermaterial (Direktnachweis) mittels Agglutination und/oder Immunpräzipitation,	
	je Untersuchung unter Angabe des Antigens	€ 9,50
	Nachweis von Bakterien-Antigenen aus einem Körpermaterial (Direktnachweis) mittels Immunfluoreszenz und/oder Immunoassay mit photometrischer oder gleichwertiger Messung, gilt für die Gebührenordnungspositionen 32 703 bis 32 707,	
	je Untersuchung	
32 703	Neisseria gonorrhoeae	€ 7,20
32 704	Mycoplasma pneumoniae	€ 9,70
32 705	Shigatoxin (Verotoxin), ggf. einschl. kultureller Anreicherung	
		€ 9,30
32 706	Helicobacter-pylori-Antigen im Stuhl	€ 23,50
32 707	Ähnliche Untersuchungen unter Angabe des Antigens	
		€ 11,90

Nr.		EUR
	Kulturelle Untersuchung auf ätiologisch relevante Bakterien, gilt für die Gebührenordnungspositionen 32 720 bis 32 727, je Untersuchung	
32 720	Urinuntersuchung mit mindestens zwei Nährböden (ausgenommen Eintauchnährböden) und/oder mit apparativer Wachstumsmessung	€ 5,50
32 721	Untersuchung von Sekreten des Respirationstrakts, z. B. Sputum, Bronchialsekret, mit mindestens drei Nährböden	€ 7,20
32 722	Stuhluntersuchung mit mindestens fünf Nährböden, ggf. einschl. anaerober Untersuchung, z. B. auf Clostridien	€ 8,00
32 723	Stuhluntersuchung mit mindestens fünf Nährböden, einschl. Untersuchung auf Yersinien, Campylobacter und ggf. weitere darmpathogene Bakterien, ggf. einschl. anaerober Untersuchung, z. B. auf Clostridien	€ 10,70
32 724	Aerobe oder anaerobe Untersuchung von Blut	€ 11,70
32 725	Untersuchung von Liquor, Punktat, Biopsie-, Bronchiallavage- oder Operationsmaterial, ggf. einschl. anaerober Untersuchung, unter Angabe der Materialart	€ 9,40
32 726	Untersuchung eines Abstrichs, Exsudats, Sekrets oder anderen Körpermaterials mit mindestens drei Nährböden unter Angabe der Materialart	€ 6,40
32 727	Untersuchung eines Abstrichs, Exsudats, Sekrets oder anderen Körpermaterials mit mindestens fünf Nährböden, ggf. einschl. anaerober Untersuchung unter Angabe der Materialart	€ 8,50

Nr.		EUR
	Gezielte kulturelle Untersuchung auf bestimmte Krankheitserreger, gilt für die Gebührenordnungspositionen 32 740 bis 32 747 je Untersuchung	
32 740	Untersuchung auf beta-hämolysierende Streptokokken, z. B. aus dem Rachen, mit mindestens zwei Nährböden	€ 5,40
32 741	Untersuchung auf Neisseria gonorrhoeae unter vermehrter CO_2-Spannung, ggf. einschl. Oxidase- und/oder β-Lactamaseprüfung	€ 5,20
32 742	Untersuchung auf Aktinomyzeten	€ 6,20
32 743	Untersuchung auf Borrelien	€ 6,60
32 744	Untersuchung auf Mykoplasmen, ggf. auch mehrere Gattungen (z. B. Mycoplasma, Ureaplasma)	€ 9,50
32 745	Untersuchung auf Legionellen	€ 6,60
32 746	Untersuchung auf Leptospiren	€ 6,60
32 747	Untersuchung auf Mykobakterien mit mindestens einem flüssigen und zwei festen Kulturmedien	€ 34,90
32 748	Bakteriologische Untersuchung in vivo je Untersuchungsmaterial unter Angabe des Krankheitserregers	€ 13,80
32 749	Nachweis bakterieller Toxine, z. B. Verotoxine, mittels Zellkultur(en), je Untersuchungsmaterial unter Angabe des Toxins	€ 12,80
32 750	Differenzierung gezüchteter Bakterien mittels mono- oder polyvalenter Seren, je Antiserum	€ 3,90

Nr.		EUR
32 759	Differenzierung von in Reinkultur gezüchteten Bakterien mittels MALDI-TOF-Massenspektrometrie (Matrix-unterstützte Laser-Desorptions-Ionisations-Flugzeit), je Bakterienart	€ 6,59
	Differenzierung von in Reinkultur gezüchteten Bakterien, gilt für die Gebührenordnungspositionen 32 760 bis 32 765 je Bakterienart und/oder -typ	
32 760	Verfahren mit bis zu drei Reaktionen	€ 3,60
32 761	Verfahren mit mindestens vier Reaktionen	€ 5,30
32 762	Verfahren mit mindestens zehn Reaktionen	€ 8,80
32 763	Differenzierung von strikten Anaerobiern	€ 13,30
32 764	Differenzierung von Tuberkulosebakterien (M. tuberculosis, M. bovis, M. africanum, BCG-Stamm)	€ 28,40
32 765	Differenzierung von Mykobakterien, die nicht Tuberkulosebakterien sind (sog. ubiquitäre Mykobakterien), mit Verfahren mit mindestens zehn Reaktionen oder mittels Nukleinsäuresonden	€ 34,50
32 768	Bestimmung der minimalen Hemmkonzentration (MHK) von in Reinkultur gezüchteten, ätiologisch relevanten Bakterien, außer aus Sputum, Urin, Stuhl und von Oberflächenabstrichen von Haut und Schleimhäuten, in mindestens acht Verdünnungsstufen, je Untersuchungsprobe, insgesamt	€ 18,70
32 769	Zuschlag zur Gebührenordnungsposition 32 768 bei Bestimmung der minimalen bakteriziden Konzentration (MBK) durch Subkulturen, je Untersuchungsprobe	€ 9,20
32 770	Empfindlichkeitsprüfungen von Mykobakterien in Reinkultur, je Bakterienstamm und je Chemotherapeutikum in mindestens jeweils zwei Abstufungen	€ 7,90

Nr.		EUR
32 772	Semiquantitative nach EUCAST oder CLSI ausgewählte Empfindlichkeitsprüfungen von in Reinkultur gezüchteten klinisch relevanten gramnegativen Bakterien aus einem Material gegen mindestens fünf Standardtherapeutika sowie mindestens drei für den Nachweis von Resistenzmechanismen relevanten Leitsubstanzgruppen	
	je Bakterienart, höchstens zwei Bakterienarten je Untersuchungsprobe	€ 6,93
32 773	Semiquantitative nach EUCAST oder CLSI ausgewählte Empfindlichkeitsprüfungen von in Reinkultur gezüchteten klinisch relevanten grampositiven Bakterien aus einem Material gegen mindestens fünf Standardtherapeutika sowie der für den Nachweis von Resistenzmechanismen relevanten Leitsubstanzgruppen	
	je Bakterienart, höchstens zwei Bakterienarten je Untersuchungsprobe	€ 6,93
32 774	Zuschlag zu der Gebührenordnungsposition 32 772 bei gramnegativen Bakterien für die Durchführung von phänotypischen Bestätigungstesten bei Multiresistenz gegen die für die Bakterienart relevante(n) Leitsubstanz(en),	
	je Bakterienart und Resistenzmechanismus	€ 8,50
32 775	Zuschlag zu der Gebührenordnungsposition 32 773 bei grampositiven Bakterien für die Durchführung von phänotypischen Bestätigungstesten bei Multiresistenz gegen die für die Bakterienart relevante(n) Leitsubstanz(en),	
	je Bakterienart und Resistenzmechanismus	€ 8,50

32.3.11 Virologische Untersuchungen

	Nachweis von Virus-Antigenen aus einem Körpermaterial (Direktnachweis) mittels Immunfluoreszenz und/oder mittels Immunoassay mit photometrischer oder gleichwertiger Messung, gilt für die Gebührenordnungspositionen 32 779 bis 32 782 und 32 784 bis 32 791	
	je Untersuchung	
32 779	SARS-CoV-2	€ 10,80
32 780	Hepatitis-A-Virus (HAV)	€ 7,70
32 781	Hepatitis-B-Oberflächenantigen (HBsAg)	€ 5,50

Nr.		EUR
32 782	Hepatitis-B-e-Antigen (HBeAg)	€ 10,90
32 784	Cytomegalievirus (CMV)	€ 18,50
32 785	Herpes-simplex-Viren	€ 17,30
32 786	Influenzaviren	€ 9,20
32 787	Parainfluenzaviren	€ 6,10
32 788	Respiratory-Syncytial-Virus (RSV)	€ 18,50
32 789	Adenoviren	€ 8,70
32 790	Rotaviren	€ 7,40
32 791	Ähnliche Untersuchungen unter Angabe des Antigens	€ 13,20
32 792	Elektronenmikroskopischer Nachweis von Viren	€ 46,00
32 793	Anzüchtung von Viren, Rickettsien in Zellkulturen oder in vivo	€ 10,30
32 794	Anzüchtung von Viren oder Rickettsien in einem Brutei	€ 10,20
32 795	Typisierung von Viren in Zellkulturen, in vivo oder im Brutei, je Antiserum	€ 9,20

32.3.12 Molekularbiologische Untersuchungen

32 816	Nukleinsäurenachweis des beta-Coronavirus SARS-CoV-2 einmal am Behandlungstag	€ 35,00

32 819 **DNA- und/oder mRNA-Nachweis ausschließlich von High-Risk-HPV-Typen sowie Genotypisierung auf HPV-Typ 16 und HPV-Typ 18, sofern High-Risk-HPV-Typen nachweisbar sind bei**

- Zustand nach operativem (operativen) Eingriff(en) an der Cervix uteri wegen einer zervikalen intraepithelialen Neoplasie und/oder
- einem Zervixzytologiebefund ab Gruppe II-p, II-g oder IIID1 nach Münchner Nomenklatur III und/oder
- positivem HPV-Nachweis frühestens nach 6 Monaten zur Kontrolle,

einmal im Behandlungsfall **€ 18,80**

32 821 **Genotypische HIV-Resistenztestung bei HIV-Infizierten vor spezifischer antiretroviraler Therapie oder bei Verdacht auf Therapieversagen mit folgenden Substanzklassen gemäß Zusammenfassung der Merkmale eines Arzneimittels (Fachinformation)**

- Integrase-Inhibitoren oder
- Corezeptor-Antagonisten oder
- Fusionsinhibitoren,

je Substanzklasse **€ 260,00**

Nachweis mikrobieller/viraler Nukleinsäure aus einem Körpermaterial (Direktnachweis) mittels einer Amplifikationsmethode (z. B. Polymerase-Kettenreaktion), einschl. Aufbereitung (z. B. Zellisolierung, Nukleinsäureisolierung, -denaturierung) und Spezifitätskontrolle des Amplifikats (z. B. mittels Elektrophorese und markierter Sonden), ggf. einschl. reverser Transkription und mehreren aufeinanderfolgenden Amplifikationen, je Erregerart und/oder -typ, gilt für die Gebührenordnungspositionen 32 823 bis 32 827,

einmal im Behandlungsfall

32 823 **Quantitative Bestimmung der Hepatitis-B-Virus-DNA oder Hepatitis-C-Virus-RNA vor oder während der antiviralen Therapie mit Interferon und/oder Nukleosidanaloga**

€ 89,50

32 824 **HIV (Humanes Immunschwäche-Virus)-RNA zur Bestimmung der Virusmenge für die Entscheidung über den Beginn einer medikamentösen antiretroviralen Therapie bei HIV-Infizierten nach positivem Antikörpernachweis und zur Überwachung und ggf. Umstellung der antiretroviralen Therapie oder zum Nachweis einer HIV-Infektion des Neugeborenen einer HIV-antikörperpositiven Mutter**

€ 112,50

Nr.		EUR
32 825	DNA und/oder RNA des Mycobacterium tuberculosis Complex (MTC) aus respiratorischen Sekreten von Patienten mit begründetem Verdacht auf eine Lungentuberkulose, wenn mikroskopisch keine säurefesten Stäbchen nachweisbar sind, aus respiratorischen Sekreten von AIDS-Patienten auch bei mikroskopisch positivem Befund, oder aus Liquor cerebrospinalis bei Verdacht auf Meningitis tuberculosa	€ 61,40
32 826	Chlamydia-trachomatis-DNA und/oder -RNA	€ 20,50
32 827	Bestimmung des Hepatitis-C-Virus-Genotyps vor antiviraler Therapie mit Interferon und/oder Nukleosidanaloga	€ 85,00
32 828	Genotypische HIV-Resistenztestung bei HIV-Infizierten vor spezifischer antiretroviraler Therapie oder bei Verdacht auf Therapieversagen mit folgenden Substanzklassen – Protease-Inhibitoren und/oder – Reverse Transkriptase-Inhibitoren	€ 260,00
	Nukleinsäurenachweis von	
32 829	Bordetella pertussis und B. parapertussis aus Nasal-/Bronchial-Material (Befundmitteilung am Tag der Materialeinsendung)	€ 16,50
32 830	Mycobacterium tuberculosis	€ 16,50
32 831	CMV bei organtransplantierten Patienten sowie nur bei konkreter therapeutischer Konsequenz in begründeten Einzelfällen bei immunsupprimierten Patienten	€ 16,50
32 832	Parvovirus aus Fruchtwasser und/oder Fetalblut zum Nachweis einer vorgeburtlichen fetalen Infektion oder in besonders zu begründenden Einzelfällen	€ 16,50
32 833	Toxoplasma aus Fruchtwasser und/oder Fetalblut	€ 16,50

Nr.		EUR
32 834	Erreger aus Liquor	€ 16,50
32 835	HCV	€ 40,00
32 836	Neisseria gonorrhoeae	€ 16,50
32 837	MRSA (nicht für das Sanierungsmonitoring)	€ 16,50
32 838	Norovirus im Stuhl bei Endemieverdacht oder in besonders begründeten Dringlichkeitsfällen	€ 16,50
32 839	Chlamydien Durchführung ausschließlich mittels Nukleinsäureamplifikationsverfahren (NAT)	€ 16,50
32 841	Influenza A und B (nicht bei Verdacht auf Vogelgrippe)	€ 16,50
32 842	Mycoplasmen	€ 16,50
32 843	Polyoma-Virus bei organtransplantierten Patienten	€ 16,50
32 844	EBV bei organtransplantierten Patienten	€ 16,50
32 850	Nukleinsäurenachweis von HIV-RNA, einmal im Behandlungsfall	€ 43,40
32 855	Nukleinsäurenachweis von HDV vor einer spezifischen antiviralen Therapie gemäß Fachinformation eines Arzneimittels mit dem Wirkstoff Bulevirtid, einmal im Behandlungsfall	€ 19,90
32 856	Quantitative Bestimmung der Hepatitis D-Virus-RNA zur Indikationsstellung, während, zum Abschluss oder nach Abbruch einer spezifischen antiviralen Therapie gemäß Fachinformation eines Arzneimittels mit dem Wirkstoff Bulevirtid, höchstens dreimal im Behandlungsfall	€ 89,50

Nr.		EUR
32 857	Quantitative Bestimmung der Hepatitis B-Virus-DNA zum Abschluss, nach Abbruch einer spezifischen antiviralen Therapie oder zur Diagnostik einer HBV-Reaktivierung gemäß Fachinformation eines Arzneimittels,	
	höchstens dreimal im Behandlungsfall	€ 79,60
32 859	Zuschlag zu den Gebührenordnungspositionen 32 829 bis 32 839 und 32 841 bis 32 844 bei Nachweis mittels Nukleinsäureamplifikationstechniken (NAT)	
		€ 4,00

32.3.13 nicht besetzt

32.3.14 Molekulargenetische Untersuchungen

32 860	Faktor-V-Leiden-Mutation,	
	insgesamt	€ 30,00
32 861	Prothrombin-G20210A-Mutation,	
	insgesamt	€ 30,00
32 863	Nachweis einer MTHFR-Mutation (Homocystein-Konzentration im Plasma > 50 µmol pro Liter)	
		€ 30,00
32 864	Hämochromatose	
	einmal im Krankheitsfall	€ 50,00
32 865	Genotypisierung zur Bestimmung des CYP2D6-Metabolisierungsstatus vor Gabe von Inhibitoren der Glukozerebrosid-Synthase bei Morbus Gaucher Typ 1 gemäß der Zusammenfassung der Merkmale eines Arzneimittels (Fachinformation)	
	einmal im Krankheitsfall	€ 308,50
32 866	Genotypisierung zur Bestimmung des CYP2C9-Metabolisierungsstatus vor der Gabe von Siponimod bei sekundär progredienter Multipler Sklerose gemäß der Zusammenfassung der Merkmale des Arzneimittels (Fachinformation)	
	einmal im Krankheitsfall	€ 82,00

Nr.		EUR
32 867	Genotypisierung zur Bestimmung des Dihydropyrimidin-Dehydrogenase (DPD)-Metabolisierungsstatus vor systemischer Therapie mit 5-Fluorouracil oder dessen Vorstufen gemäß der Zusammenfassung der Merkmale des Arzneimittels (Fachinformation)	
	einmal im Krankheitsfall	€ 120,00

32.3.15 Immungenetische Untersuchungen

32.3.15.1 Transplantationsvorbereitende immungenetische Untersuchungen

Nr.		EUR
32 901	Ausschluss einer Expressionsvariante,	
	je Genort	€ 21,10
32 902	Typisierung eines HLA-Klasse-I-Genortes HLA-A, -B oder -C in Einfeldauflösung mit Split-äquivalenter Zweifeldauflösung	
	je Genort	€ 115,00
32 904	Typisierung eines HLA-Klasse-I-Genortes HLA-A, -B oder -C in Zweifeldauflösung bei bekannter Einfeldauflösung	
	je Genort	€ 150,00
32 906	Typisierung eines HLA-Klasse-II-Genortes HLA-DR, -DQ oder -DP in Einfeldauflösung mit Split-äquivalenter Zweifeldauflösung	
	je Genort	€ 72,00
32 908	Typisierung eines HLA-Klasse-II-Genortes HLA-DR, -DQ oder -DP in Zweifeldauflösung bei bekannter Einfeldauflösung	
	je Genort	€ 115,00
32 910	Transplantations-Cross-Match mittels Lymphozytotoxizitäts-Test (LCT),	
	je Spender	€ 42,90
32 911	Erweitertes Transplantations-Cross-Match	
	je Spender	€ 78,30
32 915	Nachweis von Antikörpern gegen HLA-Klasse-I- oder -II-Antigene mittels Lymphozytotoxizitäts-Test (LCT), ggf. einschließlich Vorbehandlung mit Dithiothreitol (DTT),	
	je HLA-Klasse	€ 29,50

Nr.		EUR
32916	Nachweis von Antikörpern gegen HLA-Klasse-I- oder -II-Antigene mittels Festphasenmethoden, je HLA-Klasse und je Immunglobulinklasse	€ 47,30
32917	Spezifizierung der Antikörper gegen HLA-Klasse-I- oder -II-Antigene unter Anwendung spezifisch charakterisierter HLA-Antigenpanel auf unterscheidbaren Festphasen und Berechnung des virtuellen Panelreaktivitätswertes, je HLA-Klasse	€ 79,00
32918	Spezifizierung der Antikörper gegen HLA-Klasse-I- oder -II-Antigene mittels Single-Antigen-Festphasentest, je HLA-Klasse	€ 150,00

32.3.15.2 Allgemeine immungenetische Untersuchungen

32931	Molekulargenetischer Nachweis HLA-B27 einmal im Krankheitsfall	€ 30,00
32932	Molekulargenetischer Nachweis eines krankheitsrelevanten HLA-Merkmals in Einfeldauflösung je Merkmal	€ 33,00
32935	Serologische HLA-Typisierung der Klasse-I-Antigene HLA-A, -B und -C, je Krankheitsfall	€ 76,70
32937	Typisierung eines HLA-Klasse-I-Genortes HLA-A, -B oder -C in Einfeldauflösung mit Split-äquivalenter Zweifeldauflösung je Genort	€ 115,00
32939	Nachweis von Antikörpern gegen HLA-Klasse-I- oder -II-Antigene mittels Lymphozytotoxizitäts-Test (LCT), ggf. einschließlich Vorbehandlung mit Dithiothreitol (DTT), je HLA-Klasse	€ 29,50
32940	Nachweis von Antikörpern gegen HLA-Klasse-I- oder -II-Antigene mittels Festphasenmethoden, je HLA-Klasse und je Immunglobulinklasse	€ 47,30

Nr.		EUR
32 941	Spezifizierung der Antikörper gegen HLA-Klasse-I- oder -II-Antigene unter Anwendung spezifisch charakterisierter HLA-Antigenpanel auf unterscheidbaren Festphasen,	
	je HLA-Klasse	€ 79,00
32 942	Spezifizierung der Antikörper gegen HLA-Klasse-I- oder -II-Antigene mittels Single-Antigen-Festphasentest,	
	je HLA-Klasse	€ 150,00
32 943	Zuschlag für die Spezifizierung der Antikörper gegen HLA-Klasse-I- oder -II-Antigene mittels Komplement-abhängigem und/oder IgG-Subklassen-spezifischem Single-Antigen-Festphasentest zu den Gebührenordnungspositionen 32 917, 32 918, 32 941 oder 32 942,	
	je HLA-Klasse	€ 150,00
32 945	Typisierung des HPA-1- und HPA-5-Merkmals auf die Allele a und b	
	einmal im Krankheitsfall	€ 60,00
32 946	Typisierung weiterer HPA-Merkmale auf die Allele a und b	
	einmal im Krankheitsfall	€ 90,00
32 947	Serologische Verträglichkeitsprobe (Kreuzprobe) von Thrombozyten in einem komplementunabhängigen Testsystem unter Verwendung von immobilisierten HLA-Antigenen und Thrombozytenantigenen	
	je Spender	€ 42,90
32 948	Nachweis von Allo-Antikörpern gegen Antigene des HPA-Systems	
		€ 28,70
32 949	Spezifizierung von HPA-Antikörpern gegen Thrombozyten mittels glykoproteinspezifischer Festphasenmethoden,	
	je Glykoproteinkomplex	€ 28,70

Nr.		Punkte	EUR

33 Ultraschalldiagnostik

33 000	**Ultraschalluntersuchung des Auges**		
T 5 Min.	je Sitzung	95	€ 10,70
33 001	**Ultraschall-Biometrie des Auges**		
T 3 Min.	je Sitzung	49	€ 5,52
33 002	**Messung der Hornhautdicke des Auges mittels Ultraschall-Pachymetrie**		
T 3 Min.	je Sitzung	53	€ 5,97
33 010	**Sonographische Untersuchung der Nasennebenhöhlen mittels A-Mode- und/oder B-Mode-Verfahren,**		
T 3 Min.	je Sitzung	53	€ 5,97
33 011	**Sonographie der Gesichtsweichteile und/oder Halsweichteile und/oder Speicheldrüsen (mit Ausnahme der Schilddrüse)**		
T 4 Min.	je Sitzung	79	€ 8,90
33 012	**Sonographische Untersuchung der Schilddrüse mittels B-Mode-Verfahren,**		
T 4 Min.	je Sitzung	77	€ 8,67
33 020	**Echokardiographische Untersuchung mittels M-Mode- und B-Mode-Verfahren,**		
T 9 Min.	je Sitzung	245	€ 27,60
33 021	**Doppler-Echokardiographie mittels PW- und/oder CW-Doppler,**		
T 10 Min.	je Sitzung	270	€ 30,42
33 022	**Doppler-Echokardiographie mittels Duplex-Verfahren mit Farbcodierung,**		
T 10 Min.	je Sitzung	307	€ 34,59
33 023	**Zuschlag zu den Gebührenordnungspositionen 04 410, 13 545 sowie 33 020 bis 33 022 bei transösophagealer Durchführung**		
T 9 Min.		378	€ 42,59

Nr.		Punkte	EUR
33 030	Zweidimensionale echokardiographische Untersuchung in Ruhe und unter physikalisch definierter und reproduzierbarer Stufenbelastung,		
T 26 Min.	je Sitzung	721	€ 81,23
33 031	Zweidimensionale echokardiographische Untersuchung in Ruhe und unter standardisierter pharmakodynamischer Stufenbelastung,		
T 29 Min.	je Sitzung	807	€ 90,92
33 040	Sonographische Untersuchung der Thoraxorgane mittels B-Mode-Verfahren,		
T 6 Min.	je Sitzung	110	€ 12,39
33 041	Sonographische Untersuchung einer oder beider Brustdrüsen mittels B-Mode-Verfahren, ggf. einschl. der regionalen Lymphknoten,		
T 6 Min.	je Sitzung	150	€ 16,90
33 042	Sonographische Untersuchung des Abdomens oder dessen Organe und/oder des Retroperitoneums oder dessen Organe einschl. der Nieren mittels B-Mode-Verfahren,		
T 7 Min.	je Sitzung	143	€ 16,11
33 043	Sonographische Untersuchung eines oder mehrerer Uro-Genital-Organe mittels B-Mode-Verfahren,		
T 4 Min.	je Sitzung	82	€ 9,24
33 044	Sonographische Untersuchung eines oder mehrerer weiblicher Genitalorgane, ggf. einschließlich Harnblase, mittels B-Mode-Verfahren		
T 4 Min.		130	€ 14,65
33 046	Zuschlag zu den Gebührenordnungspositionen 33 020 bis 33 022, 33 030, 33 031 und 33 042 bei Durchführung der Echokardiographie/Sonographie des Abdomens mit Kontrastmitteleinbringung		
T 4 Min.		76	€ 8,56
33 050	Sonographische Untersuchung von Gelenken und/oder umschriebenen Strukturen des Bewegungsapparates (Sehne, Muskel, Bursa) mittels B-Mode-Verfahren,		
T 4 Min.	je Sitzung	68	€ 7,66

Basierend auf einem Punktwert von 11,2662 Ct.

Nr.		Punkte	EUR
33 051	Sonographische Untersuchung der Säuglingshüften mittels B-Mode-Verfahren,		
6 Min. T	je Sitzung	103	€ 11,60
33 052	Sonographische Untersuchung des Schädels durch die offene Fontanelle beim Neugeborenen, Säugling oder Kleinkind,		
5 Min. T	je Sitzung	110	€ 12,39
33 060	Sonographische Untersuchung extrakranieller hirnversorgender Gefäße, der Periorbitalarterien, Aa. subclaviae und Aa. vertebrales mittels CW-Doppler-Verfahren an mindestens 14 Ableitungsstellen		
10 Min. T	je Sitzung	267	€ 30,08
33 061	Sonographische Untersuchung der extremitätenver- und/oder -entsorgenden Gefäße mittels CW-Doppler-Verfahren an mindestens 3 Ableitungsstellen je Extremität,		
5 Min. T	je Sitzung	90	€ 10,14
33 062	Sonographische Untersuchung der Gefäße des männlichen Genitalsystems mittels CW-Doppler-Verfahren, einschließlich Tumeszenzmessung,		
4 Min. T	je Sitzung	71	€ 8,00
33 063	Sonographische Untersuchung der intrakraniellen Gefäße mittels PW-Doppler-Verfahren an mindestens 7 Ableitungsstellen		
9 Min. T	je Sitzung	231	€ 26,02
33 064	Sonographische Untersuchung der Gefäße des männlichen Genitalsystems mittels PW-Doppler-Verfahren, einschließlich Tumeszenzmessung,		
4 Min. T	je Sitzung	91	€ 10,25
33 070	Sonographische Untersuchung der extrakraniellen hirnversorgenden Gefäße mittels Duplex-Verfahren von mindestens 6 Gefäßabschnitten		
14 Min. T	je Sitzung	381	€ 42,92
33 071	Sonographische Untersuchung der intrakraniellen hirnversorgenden Gefäße mittels Duplex-Verfahren,		
12 Min. T	je Sitzung	214	€ 24,11

Basierend auf einem Punktwert von 11,2662 Ct.

Nr.		Punkte	EUR
33 072	Sonographische Untersuchung der extremitätenver- und/oder -entsorgenden Gefäße mittels Duplex-Verfahren,		
⏱ T 11 Min.	je Sitzung	224	€ 25,24
33 073	Sonographische Untersuchung der abdominellen und/oder retroperitonealen Gefäße oder des Mediastinums mittels Duplex-Verfahren,		
⏱ T 12 Min.	je Sitzung	224	€ 25,24
33 074	Sonographische Untersuchung der Gefäße des weiblichen Genitalsystems mittels Duplex-Verfahren,		
⏱ T 10 Min.	je Sitzung	188	€ 21,18
33 075	Zuschlag zu den Gebührenordnungspositionen 33 070 bis 33 074 für die Durchführung der Untersuchung als farbcodierte Untersuchung		
⏱ k.A.		37	€ 4,17
33 076	Sonographische Untersuchung der Venen einer Extremität mittels B-Mode-Verfahren von mindestens 8 Beschallungsstellen,		
⏱ T 4 Min.	je Sitzung	73	€ 8,22
33 080	Sonographische Untersuchung von Teilen der Haut und/oder Subkutis und/oder der subkutanen Lymphknoten mittels B-Mode-Verfahren,		
⏱ T 4 Min.	je Sitzung	63	€ 7,10
33 081	Sonographische Untersuchung von Organen oder Organteilen bzw. Organstrukturen, die nicht Bestandteil der Gebührenordnungspositionen 33 000 bis 33 002, 33 010 bis 33 012, 33 020 bis 33 023, 33 030, 33 031, 33 040 bis 33 044, 33 050 bis 33 052, 33 060 bis 33 064, 33 070 bis 33 076, 33 080 und 33 100 sind, mittels B-Mode-Verfahren,		
⏱ T 4 Min.	je Sitzung	56	€ 6,31
33 090	Zuschlag zu den Gebührenordnungspositionen 33 040, 33 042, 33 043 und 33 081 bei transkavitärer Untersuchung		
⏱ T 2 Min.		57	€ 6,42
33 091	Zuschlag zu den Gebührenordnungspositionen 33 012, 33 040, 33 041 und 33 081 für optische Führungshilfe		
⏱ T 4 Min.		87	€ 9,80

Basierend auf einem Punktwert von 11,2662 Ct.

Nr.		Punkte	EUR
33 092	Zuschlag zu den Gebührenordnungspositionen 33 042, 33 043 und 33 044 für optische Führungshilfe		
T 6 Min.		118	€ 13,29
33 100	Muskel- und/oder Nervensonographie zur weiteren Klärung einer peripheren neuromuskulären Erkrankung, inkl. Nervenkompressionssyndrom mittels B-Mode-Verfahren		
T 4 Min.	je Sitzung	72	€ 8,11

34 Diagnostische und interventionelle Radiologie, Computertomographie, Magnetfeld-Resonanz-Tomographie und Positronenemissionstomographie bzw. Positronenemissionstomographie mit Computertomographie

34.1 Präambel

34.2 Diagnostische Radiologie

34.2.1 Schädel, Halsweichteile

Nr.		Punkte	EUR
34 210	Röntgenübersichtsaufnahmen des Schädels		
T 1 Min.		103	€ 11,60
34 211	Panoramaschichtaufnahme(n) des Ober- und/oder Unterkiefers		
T 1 Min.		71	€ 8,00
34 212	Röntgenaufnahme(n) der Halsorgane und/oder des Mundbodens		
T 1 Min.		102	€ 11,49

34.2.2 Thorax, Wirbelsäule, Myelographie

Nr.		Punkte	EUR
34 220	Röntgenaufnahmen des knöchernen Thorax und/oder seiner Teile		
T 1 Min.	je Körperseite	91	€ 10,25

Nr.		Punkte	EUR
34 221	**Röntgenaufnahmen von Teilen der Wirbelsäule**		
T 2 Min.	je Wirbelsäulenabschnitt	140	€ 15,77
34 222	**Röntgenaufnahme der gesamten Wirbelsäule**		
T 3 Min.		164	€ 18,48
34 223	**Myelographie(n)**		
T 18 Min.		702	€ 79,09

34.2.3 Röntgenaufnahmen von Teilen von Skelett, Kopf, Schultergürtel, Extremitäten, Becken, Weichteile; Arthrographien

Nr.		Punkte	EUR
34 230	**Röntgenaufnahme von Teilen des Skeletts oder des Kopfes**		
T 1 Min.	je Teil	74	€ 8,34
34 231	**Röntgenaufnahmen und/oder Teilaufnahmen der Schulter und/oder des Schultergürtels**		
T 1 Min.	je Teil	137	€ 15,43
34 232	**Röntgenaufnahmen der Hand, des Fußes oder deren Teile**		
T 1 Min.	je Teil	99	€ 11,15
34 233	**Röntgenaufnahmen der Extremitäten oder deren Teile mit Ausnahme der in der Gebührenordnungsposition 34 232 genannten Extremitätenteile**		
T 1 Min.	je Teil	99	€ 11,15
34 234	**Röntgenaufnahme(n) des Beckens und/oder dessen Weichteile**		
T 1 Min.		71	€ 8,00
34 235	**Röntgenkontrastuntersuchung eines Schulter-, Ellbogen-, Hüft- oder Kniegelenks**		
T 10 Min.	je Gelenk	611	€ 68,84

Nr.			Punkte	EUR
34 236		Röntgenkontrastuntersuchung eines Gelenkes mit Ausnahme der in der Gebührenordnungsposition 34 235 genannten Gelenke		
T 10 Min.		je Seite, höchstens fünfmal am Behandlungstag	514	€ 57,91
34 237		Röntgenteilaufnahmen des Beckens in mindestens zwei Ebenen		
T 2 Min.			154	€ 17,35
34 238		Durchführung gehaltener Aufnahmen bzw. (standardisierter) gehaltener Stressaufnahmen zur Stabilitätsprüfung von Gelenk- und Bandapparatstrukturen im Zusammenhang mit den Gebührenordnungspositionen 34 230 bis 34 233		
T 1 Min.		je Teil	99	€ 11,15

34.2.4 Röntgenuntersuchung des Thorax und Abdomens

Nr.	Leistung	Punkte	EUR
34 240	Röntgenübersichtsaufnahme(n) der Brustorgane		
T 1 Min.		82	€ 9,24
34 241	Röntgenübersichtsaufnahme(n) der Brustorgane		
T 2 Min.		146	€ 16,45
34 242	Röntgenübersichtsaufnahme(n) der Brustorgane einschließlich Durchleuchtung		
T 3 Min.		266	€ 29,97
34 243	Röntgenübersichtsaufnahme(n) des Abdomens		
T 1 Min.		93	€ 10,48
34 244	Röntgenübersichtsaufnahmen des Abdomens		
T 1 Min.		141	€ 15,89
34 245	Röntgenaufnahme(n) von Teilen des Abdomens		
T 1 Min.		106	€ 11,94

Nr.		Punkte	EUR
34 246	Röntgenuntersuchung der Speiseröhre		
⏱ T 5 Min.		289	€ 32,56
34 247	Röntgenuntersuchung des Magens und/oder des Zwölffingerdarms		
⏱ T 8 Min.		448	€ 50,47
34 248	Röntgenuntersuchung des Dünndarms		
⏱ T 16 Min.		1037	€ 116,83
34 250	Röntgenuntersuchung der Gallenblase und/oder Gallengänge		
⏱ T 5 Min.		398	€ 44,84
34 251	Röntgenkontrastuntersuchung des Dickdarms		
⏱ T 16 Min.		879	€ 99,03
34 252	Röntgenkontrastuntersuchung des Dickdarms beim Neugeborenen, Säugling, Kleinkind oder Kind bis zum vollendeten 12. Lebensjahr		
⏱ T 15 Min.		740	€ 83,37

34.2.5 Urogenitalorgane

34 255	Ausscheidungsurographie		
⏱ T 5 Min.		437	€ 49,23
34 256	Urethrozystographie oder Refluxzystogramm		
⏱ T 11 Min.		549	€ 61,85
34 257	Retrograde Pyelographie einer Seite		
⏱ T 17 Min.		845	€ 95,20

34.2.6 Gangsysteme

34 260	Röntgenuntersuchung natürlicher oder krankhaft entstandener Gangsysteme, Höhlen oder Fisteln		
⏱ T 7 Min.		363	€ 40,90

Nr.		Punkte	EUR

34.2.7 Mammographie

Nr.	Leistung	Punkte	EUR
34 270	**Mammographie**		
T 2 Min.	je Seite	274	€ 30,87
34 271	**Zuschlag zu der Gebührenordnungsposition 34 270**		
T 12 Min.	je Seite	869	€ 97,90
34 272	**Mammateilaufnahme(n)**		
T 4 Min.	je Seite	267	€ 30,08
34 273	**Röntgenuntersuchung eines Mammapräparates**		
T 3 Min.		98	€ 11,04
34 274	**Vakuumbiopsie(n) der Mamma im Zusammenhang mit der Erbringung der Gebührenordnungsposition 34 270 nach der Qualitätssicherungsvereinbarung zur Vakuumbiopsie der Brust gemäß § 135 Abs. 2 SGB V**		
T 3 Min.	je Seite	272	€ 30,64
34 275	**Durchführung einer Mammographie in einer Ebene gemäß der Qualitätssicherungsvereinbarung nach § 135 Abs. 2 SGB V zur Vakuumbiopsie der Brust im Zusammenhang mit der Gebührenordnungsposition 34 274**		
T 2 Min.	je Seite	213	€ 24,00

Hinweis:

Nicht neben anderen Mammographie-GOP (Nrn. 34 270, 34 272)

34.2.8 Durchleuchtungen/Schichtaufnahmen

Nr.	Leistung	Punkte	EUR
34 280	**Durchleuchtung(en)**		
T 3 Min.		95	€ 10,70
34 281	**Durchleuchtungen zur weiteren diagnostischen Abklärung**		
T 3 Min.		62	€ 6,99
34 282	**Schichtaufnahmen, je Strahlengang und Projektionsrichtung**		
T 5 Min.		372	€ 41,91

Nr.		Punkte	EUR

34.2.9 Gefäße

Nr.	Leistung	Punkte	EUR
34 283	Serienangiographie		
⏱ T 22 Min.	je Sitzung	1552	€ 174,85
34 284	Zuschlag zu der Gebührenordnungsposition 34 283 bei selektiver Darstellung hirnversorgender Gefäße		
⏱ T 16 Min.		982	€ 110,63
34 285	Zuschlag zu der Gebührenordnungsposition 34 283 bei selektiver Darstellung anderer als in der Gebührenordnungsposition 34 284 genannter Gefäße		
⏱ T 8 Min.		477	€ 53,74
34 286	Zuschlag zu der Gebührenordnungsposition 34 283 bei Durchführung einer interventionellen Maßnahme (PTA, Stent, Embolisation, Atherektomie, Rotationsablatio, Lyse)		
⏱ T 36 Min.		2221	€ 250,22
34 287	Zuschlag zu der Gebührenordnungsposition 34 283 bei Verwendung eines C-Bogens		
⏱ T 3 Min.		125	€ 14,08
34 290	Angiokardiographie bei Patienten bis zum vollendeten 18. Lebensjahr		
⏱ T 5 Min.	einmal im Behandlungsfall	1404	€ 158,18
34 291	Herzkatheteruntersuchung mit Koronarangiographie		
⏱ Q 40 Min.	einmal im Behandlungsfall	3175	€ 357,70
34 292	Zuschlag zu der Gebührenordnungsposition 34 291 bei Durchführung einer interventionellen Maßnahme (z. B. PTCA, Stent),		
⏱ Q 51 Min.	einmal im Behandlungsfall	3799	€ 428,00
34 293	Lymphographie		
⏱ T 21 Min.	je Sitzung	680	€ 76,61
34 294	Phlebographie		
⏱ T 11 Min.	je Extremität	353	€ 39,77

Nr.		Punkte	EUR
34 295	Zuschlag zu der Gebührenordnungsposition 34 294 für die computergestützte Analyse		
T, 0 Min.		95	€ 10,70
34 296	Phlebographie des Brust- und/oder Bauchraumes		
T, 20 Min.	je Sitzung	780	€ 87,88
34 297	Embolisations- und/oder Sklerosierungsbehandlung von Varikozelen		
T, 18 Min.		903	€ 101,73
34 298	Zuschlag zu der Gebührenordnungsposition 34 291 für die Messung der myokardialen fraktionellen Flussreserve gemäß Nr. 23 der Anlage I „Anerkannte Untersuchungs- oder Behandlungsmethoden" der Richtlinie Methoden vertragsärztliche Versorgung des Gemeinsamen Bundesausschusses		
Q, 8 Min.	einmal im Behandlungsfall	980	€ 110,41

34.3 Computertomographie

34.3.1 Neurocranium und Wirbelsäule

Nr.		Punkte	EUR
34 310	CT-Untersuchung des Neurocraniums		
T, 6 Min.		534	€ 60,16
34 311	CT-Untersuchung von Teilen der Wirbelsäule		
T, 7 Min.	je Wirbelsäulenabschnitt	662	€ 74,58
34 312	Zuschlag zu den Gebührenordnungspositionen 34 310 und 34 311 für die Durchführung von Serien nach intrathekaler Kontrastmittelgabe		
T, 7 Min.		394	€ 44,39

Nr.		Punkte	EUR

34.3.2 Gesichtsschädel, Schädelbasis, Halsweichteile

Nr.	Leistung	Punkte	EUR
34 320	CT-Untersuchung des Gesichtsschädels		
T, 8 Min.		650	€ 73,23
34 321	CT-Untersuchung der Schädelbasis		
T, 7 Min.		561	€ 63,20
34 322	CT-Untersuchung der Halsweichteile		
T, 8 Min.		677	€ 76,27

34.3.3 Thorax

Nr.	Leistung	Punkte	EUR
34 330	CT-Untersuchung des Thorax		
T, 8 Min.		586	€ 66,02

34.3.4 Abdomen, Retroperitoneum, Becken

Nr.	Leistung	Punkte	EUR
34 340	CT-Untersuchung des Oberbauches		
T, 8 Min.		581	€ 65,46
34 341	CT-Untersuchung des gesamten Abdomens		
T, 10 Min.		724	€ 81,57
34 342	CT-Untersuchung des Beckens		
T, 9 Min.		581	€ 65,46
34 343	Zuschlag zu den Gebührenordnungspositionen 34 310, 34 311, 34 320 bis 34 322, 34 330, 34 340 bis 34 342, 34 350 und 34 351 für ergänzende zweite Serie mit Kontrastmitteln		
T, 6 Min.	je Sitzung	431	€ 48,56
34 344	Zuschlag zu den Gebührenordnungspositionen 34 310, 34 311, 34 320 bis 34 322, 34 330, 34 340 bis 34 342, 34 350 und 34 351 für die Anfertigung von dynamischen Serien		
T, 7 Min.		466	€ 52,50

Nr.		Punkte	EUR
34 345	Zuschlag zu den Gebührenordnungspositionen 34 310, 34 311, 34 320 bis 34 322, 34 330 und 34 340 bis 34 342, 34 350 und 34 351 bei primärer Untersuchung mit Kontrastmittel		
⏱ T 4 Min.		216	€ 24,33

34.3.5 Extremitäten, angrenzende Gelenke

34 350	CT-Untersuchung der Extremitäten und/oder deren Teile, mit Ausnahme der in der Gebührenordnungsposition 34 351 genannten Extremitätenteile		
⏱ T 6 Min.		500	€ 56,33
34 351	CT-Untersuchung der Hand, des Fußes und/oder deren Teile		
⏱ T 6 Min.		500	€ 56,33

34.3.6 Bestrahlungsplanung CT

34 360	CT-gesteuerte Untersuchung von Organabschnitten für die Bestrahlungsplanung bei Tele- oder Brachytherapie		
⏱ T 5 Min.		354	€ 39,88

34.4 Magnet-Resonanz-Tomographie

34.4.1 Neurocranium und Wirbelsäule

34 410	MRT-Untersuchung des Neurocraniums		
⏱ T 9 Min.		1053	€ 118,63
34 411	MRT-Untersuchung von Teilen der Wirbelsäule		
⏱ T 9 Min.	je Wirbelsäulenabschnitt	1053	€ 118,63

Nr.		Punkte	EUR

34.4.2 Gesichtsschädel, Schädelbasis, Halsweichteile

Nr.	Leistung	Punkte	EUR
34 420	MRT-Untersuchung des Gesichtsschädels		
T 9 Min.		1053	€ 118,63
34 421	MRT-Untersuchung der Schädelbasis		
T 9 Min.		1053	€ 118,63
34 422	MRT-Untersuchung der Halsweichteile, HWK 1 bis HWK 7		
T 9 Min.		1053	€ 118,63

34.4.3 Thorax

Nr.	Leistung	Punkte	EUR
34 430	MRT-Untersuchung des Thorax		
T 9 Min.		1053	€ 118,63
34 431	MRT-Untersuchung(en) der weiblichen Brustdrüse gemäß der Kernspintomographie-Vereinbarung nach § 135 Abs. 2 SGB V		
T 10 Min.		2007	€ 226,11

34.4.4 Abdomen, Retroperitoneum, Becken

Nr.	Leistung	Punkte	EUR
34 440	MRT-Untersuchung des Oberbauches		
T 9 Min.		1053	€ 118,63
34 441	MRT-Untersuchung des Abdomens		
T 9 Min.		1053	€ 118,63
34 442	MRT-Untersuchung des Beckens		
T 9 Min.		1053	€ 118,63

Nr.		Punkte	EUR

34.4.5 Extremitäten, angrenzende Gelenke

Nr.	Leistung	Punkte	EUR
34 450	MRT-Untersuchung der Extremitäten oder deren Teile, mit Ausnahme der nach der Gebührenordnungsposition 34 451 abzurechnenden Extremitätenteile		
T 9 Min.		1053	€ 118,63
34 451	MRT-Untersuchung der Hand, des Fußes und/oder deren Teile		
T 9 Min.		1053	€ 118,63
34 452	Zuschlag zu den Gebührenordnungspositionen 34 410, 34 411, 34 420 bis 34 422, 34 430, 34 440 bis 34 442, 34 450 und 34 451 für mindestens zwei weitere Sequenzen nach Kontrastmitteleinbringung(en)		
T 7 Min.		380	€ 42,81

34.4.6 Bestrahlungsplanung MRT

Nr.	Leistung	Punkte	EUR
34 460	MRT-gesteuerte Untersuchung von Organabschnitten für die Bestrahlungsplanung bei Tele- oder Brachytherapie		
T 5 Min.		677	€ 76,27

34.4.7 MRT-Angiographien

Nr.	Leistung	Punkte	EUR
34 470	MRT-Angiographie der Hirngefäße gemäß den Qualitätssicherungsvereinbarungen nach § 135 Abs. 2 SGB V		
k.A.		692	€ 77,96
34 475	MRT-Angiographie der Halsgefäße gemäß den Qualitätssicherungsvereinbarungen nach § 135 Abs. 2 SGB V		
k.A.		919	€ 103,54
34 480	MRT-Angiographie der thorakalen Aorta und ihrer Abgänge und/oder ihrer Äste (Truncus brachiocephalicus, A. subclavia, A. carotis communis, A. vertebralis) gemäß den Qualitätssicherungsvereinbarungen nach § 135 Abs. 2 SGB V		
k.A.		919	€ 103,54

Nr.		Punkte	EUR
34 485	MRT-Angiographie der abdominalen Aorta und ihrer Äste 1. Ordnung gemäß den Qualitätssicherungsvereinbarungen nach § 135 Abs. 2 SGB V		
k.A.		919	€ 103,54
34 486	MRT-Angiographie von Venen gemäß den Qualitätssicherungsvereinbarungen nach § 135 Abs. 2 SGB V		
k.A.		919	€ 103,54
34 489	MRT-Angiographie der Becken- und Beinarterien (ohne Fußgefäße) gemäß den Qualitätssicherungsvereinbarungen nach § 135 Abs. 2 SGB V		
k.A.		1842	€ 207,52
34 490	MRT-Angiographie der Armarterien und armversorgenden Arterien und einschließlich/oder Cimino-Shunt (ohne Handgefäße) gemäß den Qualitätssicherungsvereinbarungen nach § 135 Abs. 2 SGB V		
k.A.		919	€ 103,54
34 492	Zuschlag zu der Gebührenordnungsposition 34 470 für weitere Sequenzen nach Kontrastmitteleinbringung(en)		
k.A.		416	€ 46,87

34.5 Nicht vaskuläre interventionelle Maßnahmen

Nr.		Punkte	EUR
34 500	Durchleuchtungsgestützte Intervention bei PTC		
Q 18 Min.	einmal im Behandlungsfall	672	€ 75,71
34 501	Durchleuchtungsgestützte Intervention bei Anlage eines Ösophagus-Stent		
Q 24 Min.	einmal im Behandlungsfall	895	€ 100,83
34 503	Bildwandlergestützte Intervention an der Wirbelsäule		
T 20 Min.	einmal am Behandlungstag	667	€ 75,15
34 504	CT-gesteuerte schmerztherapeutische Intervention(en) bei akutem und/oder chronischem Schmerz nach vorausgegangener interdisziplinärer Diagnostik		
T 20 Min.	einmal am Behandlungstag	968	€ 109,06

Nr.		Punkte	EUR
34 505	CT-gesteuerte Intervention(en)		
T 20 Min.	einmal am Behandlungstag	968	€ 109,06

34.6 Osteodensitometrie

Nr.		Punkte	EUR
34 600	Osteodensitometrische Untersuchung I		
T 2 Min.		268	€ 30,19
34 601	Osteodensitometrische Untersuchung II		
T 2 Min.		268	€ 30,19

34.7 Diagnostische Positronenemissionstomographie (PET), Diagnostische Positronenemissionstomographie mit Computertomographie (PET/CT)

F-18-Fluordesoxyglukose-Positronenemissionstomographie (PET) des Körperstammes mit technischer Bildfusion einer diagnostischen Computertomographie (CT)

einmal im Behandlungsfall

Nr.		Punkte	EUR
34 700	bei Vorliegen von diagnostischen CT-Untersuchungen		
Q 29 Min.		4456	€ 502,02
34 701	mit diagnostischer CT		
Q 57 Min.		5653	€ 636,88

F-18-Fluordesoxyglukose-Positronenemissionstomographie (PET) von Teilen des Körperstammes mit technischer Bildfusion einer diagnostischen Computertomographie (CT)

einmal im Behandlungsfall

Nr.		Punkte	EUR
34 702	bei Vorliegen von diagnostischen CT-Untersuchungen		
Q 22 Min.		3565	€ 401,64
34 703	mit diagnostischer CT		
Q 46 Min.		4523	€ 509,57

Basierend auf einem Punktwert von 11,2662 Ct.

Nr.		Punkte	EUR

34.8 Telekonsiliarische Befundbeurteilungen von Röntgenaufnahmen und CT-Aufnahmen (Telekonsil)

Nr.		Punkte	EUR
34 800	Einholung einer telekonsiliarischen Befundbeurteilung von Röntgen- und/oder CT-Aufnahmen im Zusammenhang mit den Gebührenordnungspositionen 34 210 bis 34 212, 34 220 bis 34 222, 34 230 bis 34 234, 34 237, 34 238, 34 243 bis 34 245, 34 255, 34 270, 34 272, 34 275, 34 310 bis 34 312, 34 320 bis 34 322, 34 330, 34 340 bis 34 344, 34 350 und 34 351, einschließlich der Kosten für die Übermittlung gemäß Anlage 31a zum BMV-Ä		
T 1 Min.	einmal im Behandlungsfall	91	€ 10,25
34 810	Telekonsiliarische Befundbeurteilung von Röntgenaufnahmen nach den Gebührenordnungspositionen 34 210 bis 34 212, 34 220 bis 34 222, 34 230 bis 34 234, 34 237, 34 238, 34 243 bis 34 245, 34 255, 34 270, 34 272 und 34 275, einschließlich der Kosten für die Übermittlung gemäß Anlage 31a zum BMV-Ä		
T 2 Min.	je Konsiliarauftrag	110	€ 12,39
34 820	Telekonsiliarische Befundbeurteilung von CT-Aufnahmen nach den Gebührenordnungspositionen 34 310, 34 311, 34 320, 34 350 und 34 351, einschließlich der Kosten für die Übermittlung gemäß Anlage 31a zum BMV-Ä		
T 7 Min.	je Konsiliarauftrag	276	€ 31,09
34 821	Telekonsiliarische Befundbeurteilung von CT-Aufnahmen nach den Gebührenordnungspositionen 34 312, 34 321, 34 322, 34 330, 34 340 bis 34 344, einschließlich der Kosten für die Übermittlung gemäß Anlage 31a zum BMV-Ä		
T 10 Min.	je Konsiliarauftrag	389	€ 43,83

Nr.		Punkte	EUR

35 Leistungen gemäß der Richtlinie des Gemeinsamen Bundesausschusses über die Durchführung der Psychotherapie (Psychotherapie-Richtlinie)

35.1 Nicht antragspflichtige Leistungen

Nr.	Leistung	Punkte	EUR
35 100	**Differentialdiagnostische Klärung psychosomatischer Krankheitszustände**		
T 15 Min.		193	€ 21,74
35 110	**Verbale Intervention bei psychosomatischen Krankheitszuständen**		
T 15 Min.		193	€ 21,74
35 111	**Übende Interventionen (Autogenes Training, Relaxationsbehandlung nach Jacobson) als Einzelbehandlung**		
T 26 Min.		335	€ 37,74
35 112	**Übende Interventionen (Autogenes Training, Relaxationsbehandlung nach Jacobson) als Gruppenbehandlung bei Erwachsenen**		
T 5 Min.	je Teilnehmer	90	€ 10,14
35 113	**Übende Interventionen (Autogenes Training, Relaxationsbehandlung nach Jacobson) als Gruppenbehandlung bei Kindern und Jugendlichen**		
T 5 Min.	je Teilnehmer	128	€ 14,42
35 120	**Hypnose**		
T 16 Min.		205	€ 23,10
35 130	**Bericht oder Ergänzungsbericht an den Gutachter zum Antrag des Versicherten auf Feststellung der Leistungspflicht für eine Psychotherapie als Kurzzeittherapie 1 oder 2**		
T 23 Min.		296	€ 33,35
35 131	**Bericht oder Ergänzungsbericht an den Gutachter zum Antrag des Versicherten auf Feststellung der Leistungspflicht für eine Psychotherapie als Langzeittherapie**		
T 46 Min.		591	€ 66,58

Basierend auf einem Punktwert von 11,2662 Ct.

Nr.		Punkte	EUR
35 140	**Biographische Anamnese**		
70 Min. T		707	€ 79,65
35 141	**Zuschlag zu der Gebührenordnungsposition 35 140 für die vertiefte Exploration**		
21 Min. T	je Sitzung	257	€ 28,95
35 142	**Zuschlag zu der Gebührenordnungsposition 35 140 für die Erhebung ergänzender neurologischer und psychiatrischer Befunde**		
4 Min. T		75	€ 8,45
35 150	**Probatorische Sitzung**		
70 Min. T	je vollendete 50 Minuten	709	€ 79,88
35 151	**Psychotherapeutische Sprechstunde**		
35 Min. T	je vollendete 25 Minuten	462	€ 52,05
35 152	**Psychotherapeutische Akutbehandlung**		
35 Min. T	je vollendete 25 Minuten	462	€ 52,05
	Komplex für probatorische Sitzungen im Gruppensetting		
	je vollendete 100 Minuten, je Teilnehmer		
35 163	**Probatorische Sitzung mit 3 Teilnehmern**		
38 Min. T		704	€ 79,31
35 164	**Probatorische Sitzung mit 4 Teilnehmern**		
30 Min. T		594	€ 66,92
35 165	**Probatorische Sitzung mit 5 Teilnehmern**		
25 Min. T		528	€ 59,49
35 166	**Probatorische Sitzung mit 6 Teilnehmern**		
22 Min. T		483	€ 54,42

Nr.		Punkte	EUR
35 167	Probatorische Sitzung mit 7 Teilnehmern		
T 19 Min.		451	€ 50,81
35 168	Probatorische Sitzung mit 8 Teilnehmern		
T 18 Min.		428	€ 48,22
35 169	Probatorische Sitzung mit 9 Teilnehmern		
T 16 Min.		409	€ 46,08

Komplex für die Gruppenpsychotherapeutische Grundversorgung (Gruppenbehandlung)

je vollendete 100 Minuten, je Teilnehmer

Nr.		Punkte	EUR
35 173	Gruppenpsychotherapeutische Grundversorgung mit 3 Teilnehmern		
T 38 Min.		916	€ 103,20
35 174	Gruppenpsychotherapeutische Grundversorgung mit 4 Teilnehmern		
T 30 Min.		772	€ 86,98
35 175	Gruppenpsychotherapeutische Grundversorgung mit 5 Teilnehmern		
T 25 Min.		686	€ 77,29
35 176	Gruppenpsychotherapeutische Grundversorgung mit 6 Teilnehmern		
T 22 Min.		628	€ 70,75
35 177	Gruppenpsychotherapeutische Grundversorgung mit 7 Teilnehmern		
T 19 Min.		586	€ 66,02
35 178	Gruppenpsychotherapeutische Grundversorgung mit 8 Teilnehmern		
T 18 Min.		556	€ 62,64

Nr.		Punkte	EUR
35 179	Gruppenpsychotherapeutische Grundversorgung mit 9 Teilnehmern		
T 16 Min.		532	€ 59,94

35.2 Antragspflichtige Leistungen

35.2.1 Einzeltherapien

Nr.		Punkte	EUR
35 401	Tiefenpsychologisch fundierte Psychotherapie (Kurzzeittherapie 1, Einzelbehandlung)		
T 70 Min.	je vollendete 50 Minuten	922	€ 103,87
35 402	Tiefenpsychologisch fundierte Psychotherapie (Kurzzeittherapie 2, Einzelbehandlung)		
T 70 Min.	je vollendete 50 Minuten	922	€ 103,87
35 405	Tiefenpsychologisch fundierte Psychotherapie (Langzeittherapie, Einzelbehandlung)		
T 70 Min.	je vollendete 50 Minuten	922	€ 103,87
35 411	Analytische Psychotherapie (Kurzzeittherapie 1, Einzelbehandlung)		
T 70 Min.	je vollendete 50 Minuten	922	€ 103,87
35 412	Analytische Psychotherapie (Kurzzeittherapie 2, Einzelbehandlung)		
T 70 Min.	je vollendete 50 Minuten	922	€ 103,87
35 415	Analytische Psychotherapie (Langzeittherapie, Einzelbehandlung)		
T 70 Min.	je vollendete 50 Minuten	922	€ 103,87
35 421	Verhaltenstherapie (Kurzzeittherapie 1, Einzelbehandlung)		
T 70 Min.	je vollendete 50 Minuten	922	€ 103,87
35 422	Verhaltenstherapie (Kurzzeittherapie 2, Einzelbehandlung)		
T 70 Min.	je vollendete 50 Minuten	922	€ 103,87

Nr.		Punkte	EUR
35 425	**Verhaltenstherapie (Langzeittherapie, Einzelbehandlung)**		
T 70 Min.	je vollendete 50 Minuten	922	€ 103,87
35 431	**Systemische Therapie (Kurzzeittherapie 1, Einzelbehandlung)**		
T 70 Min.	je vollendete 50 Minuten	922	€ 103,87
35 432	**Systemische Therapie (Kurzzeittherapie 2, Einzelbehandlung)**		
T 70 Min.	je vollendete 50 Minuten	922	€ 103,87
35 435	**Systemische Therapie (Langzeittherapie, Einzelbehandlung)**		
T 70 Min.	je vollendete 50 Minuten	922	€ 103,87

35.2.2 Gruppentherapien

	Komplex für Gruppentherapien (Tiefenpsychologische Therapie, Kurzzeittherapie)		
	je Teilnehmer		
35 503	**Gruppentherapie mit 3 Teilnehmern**		
T 38 Min.		916	€ 103,20
35 504	**Gruppentherapie mit 4 Teilnehmern**		
T 30 Min.		772	€ 86,98
35 505	**Gruppentherapie mit 5 Teilnehmern**		
T 25 Min.		686	€ 77,29
35 506	**Gruppentherapie mit 6 Teilnehmern**		
T 22 Min.		628	€ 70,75

Nr.		Punkte	EUR
35 507	Gruppentherapie mit 7 Teilnehmern		
19 Min. T		586	€ 66,02
35 508	Gruppentherapie mit 8 Teilnehmern		
18 Min. T		556	€ 62,64
35 509	Gruppentherapie mit 9 Teilnehmern		
16 Min. T		532	€ 59,94

Komplex für Gruppentherapien (Tiefenpsychologische Therapie, Langzeittherapie)

je Teilnehmer

Nr.		Punkte	EUR
35 513	Gruppentherapie mit 3 Teilnehmern		
38 Min. T		916	€ 103,20
35 514	Gruppentherapie mit 4 Teilnehmern		
30 Min. T		772	€ 86,98
35 515	Gruppentherapie mit 5 Teilnehmern		
25 Min. T		686	€ 77,29
35 516	Gruppentherapie mit 6 Teilnehmern		
22 Min. T		628	€ 70,75
35 517	Gruppentherapie mit 7 Teilnehmern		
19 Min. T		586	€ 66,02
35 518	Gruppentherapie mit 8 Teilnehmern		
18 Min. T		556	€ 62,64

Nr.		Punkte	EUR
35 519	Gruppentherapie mit 9 Teilnehmern T, 16 Min.	532	€ 59,94

Komplex für Gruppentherapien (Analytische Therapie, Kurzzeittherapie)

je Teilnehmer

Nr.		Punkte	EUR
35 523	Gruppentherapie mit 3 Teilnehmern T, 38 Min.	916	€ 103,20
35 524	Gruppentherapie mit 4 Teilnehmern T, 30 Min.	772	€ 86,98
35 525	Gruppentherapie mit 5 Teilnehmern T, 25 Min.	686	€ 77,29
35 526	Gruppentherapie mit 6 Teilnehmern T, 22 Min.	628	€ 70,75
35 527	Gruppentherapie mit 7 Teilnehmern T, 19 Min.	586	€ 66,02
35 528	Gruppentherapie mit 8 Teilnehmern T, 18 Min.	556	€ 62,64
35 529	Gruppentherapie mit 9 Teilnehmern T, 16 Min.	532	€ 59,94

Nr.		Punkte	EUR
	Komplex für Gruppentherapien (Analytische Therapie, Langzeittherapie)		
	je Teilnehmer		
35 533	**Gruppentherapie mit 3 Teilnehmern**		
T 38 Min.		916	€ 103,20
35 534	**Gruppentherapie mit 4 Teilnehmern**		
T 30 Min.		772	€ 86,98
35 535	**Gruppentherapie mit 5 Teilnehmern**		
T 25 Min.		686	€ 77,29
35 536	**Gruppentherapie mit 6 Teilnehmern**		
T 22 Min.		628	€ 70,75
35 537	**Gruppentherapie mit 7 Teilnehmern**		
T 19 Min.		586	€ 66,02
35 538	**Gruppentherapie mit 8 Teilnehmern**		
T 18 Min.		556	€ 62,64
35 539	**Gruppentherapie mit 9 Teilnehmern**		
T 16 Min.		532	€ 59,94
	Komplex für Gruppentherapien (Verhaltenstherapie, Kurzzeittherapie)		
	je Teilnehmer		
35 543	**Gruppentherapie mit 3 Teilnehmern**		
T 38 Min.		916	€ 103,20

Nr.		Punkte	EUR
35 544	Gruppentherapie mit 4 Teilnehmern T, 30 Min.	772	€ 86,98
35 545	Gruppentherapie mit 5 Teilnehmern T, 25 Min.	686	€ 77,29
35 546	Gruppentherapie mit 6 Teilnehmern T, 22 Min.	628	€ 70,75
35 547	Gruppentherapie mit 7 Teilnehmern T, 19 Min.	586	€ 66,02
35 548	Gruppentherapie mit 8 Teilnehmern T, 18 Min.	556	€ 62,64
35 549	Gruppentherapie mit 9 Teilnehmern T, 16 Min.	532	€ 59,94

Komplex für Gruppentherapien (Verhaltenstherapie, Langzeittherapie)

je Teilnehmer

Nr.		Punkte	EUR
35 553	Gruppentherapie mit 3 Teilnehmern T, 38 Min.	916	€ 103,20
35 554	Gruppentherapie mit 4 Teilnehmern T, 30 Min.	772	€ 86,98
35 555	Gruppentherapie mit 5 Teilnehmern T, 25 Min.	686	€ 77,29

Nr.		Punkte	EUR
35 556	Gruppentherapie mit 6 Teilnehmern		
22 Min.	T	628	€ 70,75
35 557	Gruppentherapie mit 7 Teilnehmern		
19 Min.	T	586	€ 66,02
35 558	Gruppentherapie mit 8 Teilnehmern		
18 Min.	T	556	€ 62,64
35 559	Gruppentherapie mit 9 Teilnehmern		
16 Min.	T	532	€ 59,94

Komplex für Gruppentherapien (Systemische Therapie, Kurzzeittherapie)

je Teilnehmer

Nr.		Punkte	EUR
35 703	Gruppentherapie mit 3 Teilnehmern		
38 Min.	T	916	€ 103,20
35 704	Gruppentherapie mit 4 Teilnehmern		
30 Min.	T	772	€ 86,98
35 705	Gruppentherapie mit 5 Teilnehmern		
25 Min.	T	686	€ 77,29
35 706	Gruppentherapie mit 6 Teilnehmern		
22 Min.	T	628	€ 70,75
35 707	Gruppentherapie mit 7 Teilnehmern		
19 Min.	T	586	€ 66,02

Basierend auf einem Punktwert von 11,2662 Ct.

Nr.		Punkte	EUR
35 708	Gruppentherapie mit 8 Teilnehmern		
18 Min.		556	€ 62,64
35 709	Gruppentherapie mit 9 Teilnehmern		
16 Min.		532	€ 59,94

Komplex für Gruppentherapien (Systemische Therapie, Langzeittherapie)

je Teilnehmer

Nr.		Punkte	EUR
35 713	Gruppentherapie mit 3 Teilnehmern		
38 Min.		916	€ 103,20
35 714	Gruppentherapie mit 4 Teilnehmern		
30 Min.		772	€ 86,98
35 715	Gruppentherapie mit 5 Teilnehmern		
25 Min.		686	€ 77,29
35 716	Gruppentherapie mit 6 Teilnehmern		
22 Min.		628	€ 70,75
35 717	Gruppentherapie mit 7 Teilnehmern		
19 Min.		586	€ 66,02
35 718	Gruppentherapie mit 8 Teilnehmern		
18 Min.		556	€ 62,64
35 719	Gruppentherapie mit 9 Teilnehmern		
16 Min.		532	€ 59,94

Basierend auf einem Punktwert von 11,2662 Ct.

Nr.		Punkte	EUR

35.2.3 Zuschläge

35.2.3.1 Zuschläge gemäß Nr. 2 der Präambel zu Abschnitt 35.2

Nr.	Leistung	Punkte	EUR
35 571	Zuschlag zur Gebührenordnungsposition 30 932 und zu den Gebührenordnungspositionen des Abschnittes 35.2.1 gemäß der Nummer 2 der Präambel zu Abschnitt 35.2		
k.A.		186	€ 20,96
35 572	Zuschlag zu den Gebührenordnungspositionen 30 933, 35 173 bis 35 179 und zu den Gebührenordnungspositionen des Abschnittes 35.2.2 gemäß der Nummer 2 der Präambel zu Abschnitt 35.2		
k.A.		78	€ 8,79
35 573	Zuschlag zu den Gebührenordnungspositionen 35 151 und 35 152 gemäß der Nummer 2 der Präambel zu Abschnitt 35.2		
k.A.		95	€ 10,70

35.2.3.2 Zuschläge für Kurzzeittherapie

Nr.	Leistung	Punkte	EUR
35 591	Zuschlag zu den Gebührenordnungspositionen 35 401, 35 402, 35 411, 35 412, 35 421, 35 422, 35 431 und 35 432,		
k.A.	höchstens 10-mal im Krankheitsfall	139	€ 15,66
35 593	Zuschlag zu den Gebührenordnungspositionen 35 503, 35 523, 35 543 und 35 703,		
k.A.	höchstens 10-mal im Krankheitsfall	138	€ 15,55
35 594	Zuschlag zu den Gebührenordnungspositionen 35 504, 35 524, 35 544 und 35 704,		
k.A.	höchstens 10-mal im Krankheitsfall	116	€ 13,07
35 595	Zuschlag zu den Gebührenordnungspositionen 35 505, 35 525, 35 545 und 35 705,		
k.A.	höchstens 10-mal im Krankheitsfall	103	€ 11,60
35 596	Zuschlag zu den Gebührenordnungspositionen 35 506, 35 526, 35 546 und 35 706,		
k.A.	höchstens 10-mal im Krankheitsfall	95	€ 10,70

Nr.		Punkte	EUR
35 597	Zuschlag zu den Gebührenordnungspositionen 35 507, 35 527, 35 547 und 35 707,		
k.A.	höchstens 10-mal im Krankheitsfall	88	€ 9,91
35 598	Zuschlag zu den Gebührenordnungspositionen 35 508, 35 528, 35 548 und 35 708,		
k.A.	höchstens 10-mal im Krankheitsfall	84	€ 9,46
35 599	Zuschlag zu den Gebührenordnungspositionen 35 509, 35 529, 35 549 und 35 709,		
k.A.	höchstens 10-mal im Krankheitsfall	80	€ 9,01

35.3 Psychodiagnostische Testverfahren

Nr.		Punkte	EUR
35 600	Anwendung und Auswertung standardisierter Testverfahren		
T 2 Min.	je vollendete 5 Minuten	34	€ 3,83
35 601	Anwendung und Auswertung von psychometrischen Testverfahren		
T 2 Min.	je vollendete 5 Minuten	39	€ 4,39
35 602	Anwendung und Auswertung von projektiven Verfahren		
T 4 Min.	je vollendete 5 Minuten	56	€ 6,31

Nr.		Punkte	EUR

36 Belegärztliche Operationen, Anästhesien, postoperative Überwachung und konservativ belegärztlicher Bereich

36.1 Präambel

36.2 Belegärztliche Operationen

36.2.1 Präambel

36.2.2 Definierte operative Eingriffe an der Körperoberfläche

Nr.	Leistung	Punkte	EUR
36 096	Liposuktion bei Lipödem im Stadium III gemäß Nr. 32 der Anlage I „Anerkannte Untersuchungs- oder Behandlungsmethoden“ der Richtlinie Methoden vertragsärztliche Versorgung des Gemeinsamen Bundesausschusses		
T 79 Min.		3822	€ 430,59
36 097	Liposuktion bei Lipödem im Stadium III gemäß Nr. 32 der Anlage I „Anerkannte Untersuchungs- oder Behandlungsmethoden“ der Richtlinie Methoden vertragsärztliche Versorgung des Gemeinsamen Bundesausschusses		
T 116 Min.		4118	€ 463,94
36 098	Zuschlag zur Gebührenordnungsposition 36 096 bei Simultaneingriffen sowie zur Gebührenordnungsposition 36 097		
T 15 Min.	je weitere vollendete 15 Minuten Schnitt-Naht-Zeit	377	€ 42,47
36 101	Dermatochirurgischer Eingriff der Kategorie A1		
T 21 Min.		460	€ 51,82
36 102	Dermatochirurgischer Eingriff der Kategorie A2		
T 32 Min.		829	€ 93,40
36 103	Dermatochirurgischer Eingriff der Kategorie A3		
T 40 Min.		1254	€ 141,28
36 104	Dermatochirurgischer Eingriff der Kategorie A4		
T 51 Min.		1940	€ 218,56

Nr.		Punkte	EUR
36 105	Dermatochirurgischer Eingriff der Kategorie A5		
T 68 Min.		2958	€ 333,25
36 106	Dermatochirurgischer Eingriff der Kategorie A6		
T 79 Min.		3872	€ 436,23
36 107	Dermatochirurgischer Eingriff der Kategorie A7		
T 116 Min.		4192	€ 472,28
36 108	Zuschlag zu den Gebührenordnungspositionen 36 101 bis 36 106 bei Simultaneingriffen sowie zu der Gebührenordnungsposition 36 107		
T 15 Min.	je weitere vollendete 15 Minuten Schnitt-Naht-Zeit	313	€ 35,26
36 111	Eingriff an der Brustdrüse der Kategorie B1		
T 21 Min.		506	€ 57,01
36 112	Eingriff an der Brustdrüse der Kategorie B2		
T 32 Min.		928	€ 104,55
36 113	Eingriff an der Brustdrüse der Kategorie B3		
T 40 Min.		1512	€ 170,34
36 114	Eingriff an der Brustdrüse der Kategorie B4		
T 51 Min.		2385	€ 268,70
36 115	Eingriff an der Brustdrüse der Kategorie B5		
T 68 Min.		3457	€ 389,47
36 116	Eingriff an der Brustdrüse der Kategorie B6		
T 79 Min.		4769	€ 537,29
36 117	Eingriff an der Brustdrüse der Kategorie B7		
T 116 Min.		5243	€ 590,69

Nr.		Punkte	EUR
36 118	Zuschlag zu den Gebührenordnungspositionen 36 111 bis 36 116 bei Simultaneingriffen sowie zur Gebührenordnungsposition 36 117		
T 15 Min.	je weitere vollendete 15 Minuten Schnitt-Naht-Zeit	453	€ 51,04

36.2.3 Definierte operative Eingriffe der Extremitätenchirurgie

Nr.		Punkte	EUR
36 121	Eingriff der Kategorie C1		
T 21 Min.		506	€ 57,01
36 122	Eingriff der Kategorie C2		
T 32 Min.		923	€ 103,99
36 123	Eingriff der Kategorie C3		
T 40 Min.		1468	€ 165,39
36 124	Eingriff der Kategorie C4		
T 51 Min.		2311	€ 260,36
36 125	Eingriff der Kategorie C5		
T 68 Min.		3158	€ 355,79
36 126	Eingriff der Kategorie C6		
T 79 Min.		4219	€ 475,32
36 127	Eingriff der Kategorie C7		
T 116 Min.		5294	€ 596,43
36 128	Zuschlag zu den Gebührenordnungspositionen 36 121 bis 36 126 bei Simultaneingriffen sowie zu der Gebührenordnungsposition 36 127		
T 15 Min.	je weitere vollendete 15 Minuten Schnitt-Naht-Zeit	401	€ 45,18

Nr.		Punkte	EUR

36.2.4 Definierte operative Eingriffe an Knochen und Gelenken

Nr.		Punkte	EUR
36 131	Eingriff an Knochen und Gelenken der Kategorie D1		
T 21 Min.		612	€ 68,95
36 132	Eingriff an Knochen und Gelenken der Kategorie D2		
T 32 Min.		1179	€ 132,83
36 133	Eingriff an Knochen und Gelenken der Kategorie D3		
T 40 Min.		1804	€ 203,24
36 134	Eingriff an Knochen und Gelenken der Kategorie D4		
T 51 Min.		2737	€ 308,36
36 135	Eingriff an Knochen und Gelenken der Kategorie D5		
T 68 Min.		4523	€ 509,57
36 136	Eingriff an Knochen und Gelenken der Kategorie D6		
T 79 Min.		5685	€ 640,48
36 137	Eingriff an Knochen und Gelenken der Kategorie D7		
T 116 Min.		6279	€ 707,40
36 138	Zuschlag zu den Gebührenordnungspositionen 36 131 bis 36 136 bei Simultaneingriffen sowie zu der Gebührenordnungsposition 36 137		
T 15 Min.	je weitere vollendete 15 Minuten Schnitt-Naht-Zeit	449	€ 50,59

36.2.5 Endoskopische Gelenkeingriffe (Arthroskopien)

Nr.		Punkte	EUR
36 141	Endoskopischer Gelenkeingriff (Arthroskopie) der Kategorie E1		
T 21 Min.		751	€ 84,61
36 142	Endoskopischer Gelenkeingriff (Arthroskopie) der Kategorie E2		
T 32 Min.		1169	€ 131,70

Basierend auf einem Punktwert von 11,2662 Ct.

Nr.		Punkte	EUR
36 143	Endoskopischer Gelenkeingriff (Arthroskopie) der Kategorie E3		
T 40 Min.		1752	€ 197,38
36 144	Endoskopischer Gelenkeingriff (Arthroskopie) der Kategorie E4		
T 51 Min.		2820	€ 317,71
36 145	Endoskopischer Gelenkeingriff (Arthroskopie) der Kategorie E5		
T 68 Min.		4069	€ 458,42
36 146	Endoskopischer Gelenkeingriff (Arthroskopie) der Kategorie E6		
T 79 Min.		5345	€ 602,18
36 147	Endoskopischer Gelenkeingriff (Arthroskopie) der Kategorie E7		
T 116 Min.		5761	€ 649,05
36 148	Zuschlag zu den Gebührenordnungspositionen 36 141 bis 36 146 bei Simultaneingriffen sowie zu der Gebührenordnungsposition 36 147		
T 15 Min.	je weitere vollendete 15 Minuten Schnitt-Naht-Zeit	484	€ 54,53

36.2.6 Definierte operative visceralchirurgische Eingriffe

Nr.		Punkte	EUR
36 151	Visceralchirurgischer Eingriff der Kategorie F1		
T 21 Min.		534	€ 60,16
36 152	Visceralchirurgischer Eingriff der Kategorie F2		
T 32 Min.		992	€ 111,76
36 153	Visceralchirurgischer Eingriff der Kategorie F3		
T 40 Min.		1517	€ 170,91
36 154	Visceralchirurgischer Eingriff der Kategorie F4		
T 51 Min.		2230	€ 251,24

Nr.		Punkte	EUR
36 155	Visceralchirurgischer Eingriff der Kategorie F5		
T 68 Min.		3047	€ 343,28
36 156	Visceralchirurgischer Eingriff der Kategorie F6		
T 79 Min.		4406	€ 496,39
36 157	Visceralchirurgischer Eingriff der Kategorie F7		
T 116 Min.		5131	€ 578,07
36 158	Zuschlag zu den Gebührenordnungspositionen 36 151 bis 36 156 bei Simultaneingriffen sowie zu der Gebührenordnungsposition 36 157		
T 15 Min.	je weitere vollendete 15 Minuten Schnitt-Naht-Zeit	408	€ 45,97
36 161	Endoskopischer Visceralchirurgischer Eingriff der Kategorie G1		
T 21 Min.		580	€ 65,34
36 162	Endoskopischer Visceralchirurgischer Eingriff der Kategorie G2		
T 32 Min.		904	€ 101,85
36 163	Endoskopischer Visceralchirurgischer Eingriff der Kategorie G3		
T 40 Min.		1630	€ 183,64
36 164	Endoskopischer Visceralchirurgischer Eingriff der Kategorie G4		
T 51 Min.		2516	€ 283,46
36 165	Endoskopischer Visceralchirurgischer Eingriff der Kategorie G5		
T 68 Min.		3374	€ 380,12
36 166	Endoskopischer Visceralchirurgischer Eingriff der Kategorie G6		
T 79 Min.		5007	€ 564,10

Nr.		Punkte	EUR
36 167	Endoskopischer Visceralchirurgischer Eingriff der Kategorie G7		
T 116 Min.		5391	€ 607,36
36 168	Zuschlag zu den Gebührenordnungspositionen 36 161 bis 36 166 bei Simultaneingriffen und zu der Gebührenordnungsposition 36 167		
T 15 Min.	je weitere vollendete 15 Minuten Schnitt-Naht-Zeit	486	€ 54,75
36 171	Proktologischer Eingriff der Kategorie H1		
T 21 Min.		615	€ 69,29
36 172	Proktologischer Eingriff der Kategorie H2		
T 32 Min.		930	€ 104,78
36 173	Proktologischer Eingriff der Kategorie H3		
T 40 Min.		1321	€ 148,83
36 174	Proktologischer Eingriff der Kategorie H4		
T 51 Min.		1993	€ 224,54
36 175	Proktologischer Eingriff der Kategorie H5		
T 68 Min.		2820	€ 317,71
36 176	Proktologischer Eingriff der Kategorie H6		
T 79 Min.		4010	€ 451,77
36 177	Proktologischer Eingriff der Kategorie H7		
T 116 Min.		5235	€ 589,79
36 178	Zuschlag zu den Gebührenordnungspositionen 36 171 bis 36 176 bei Simultaneingriffen sowie zu der Gebührenordnungsposition 36 177		
T 15 Min.	je weitere vollendete 15 Minuten Schnitt-Naht-Zeit	483	€ 54,42

Nr.		Punkte	EUR

36.2.7 Definierte operative Eingriffe der Thorax- und Gefäßchirurgie

Nr.	Leistung	Punkte	EUR
36 191	Thoraxchirurgischer Eingriff der Kategorie J1		
T, 21 Min.		918	€ 103,42
36 192	Thoraxchirurgischer Eingriff der Kategorie J2		
T, 32 Min.		1464	€ 164,94
36 193	Thoraxchirurgischer Eingriff der Kategorie J3		
T, 40 Min.		1968	€ 221,72
36 194	Thoraxchirurgischer Eingriff der Kategorie J4		
T, 51 Min.		2836	€ 319,51
36 195	Thoraxchirurgischer Eingriff der Kategorie J5		
T, 68 Min.		4095	€ 461,35
36 196	Thoraxchirurgischer Eingriff der Kategorie J6		
T, 79 Min.		5174	€ 582,91
36 197	Thoraxchirurgischer Eingriff der Kategorie J7		
T, 116 Min.		5847	€ 658,73
36 198	Zuschlag zu den Gebührenordnungspositionen 36 191 bis 36 196 bei Simultaneingriffen sowie zu der Gebührenordnungsposition 36 197		
T, 15 Min.	je weitere vollendete 15 Minuten Schnitt-Naht-Zeit	520	€ 58,58
36 201	Eingriff am Gefäßsystem der Kategorie K1		
T, 21 Min.		642	€ 72,33
36 202	Eingriff am Gefäßsystem der Kategorie K2		
T, 32 Min.		1001	€ 112,77
36 203	Eingriff am Gefäßsystem der Kategorie K3		
T, 40 Min.		1388	€ 156,37

Basierend auf einem Punktwert von 11,2662 Ct.

Nr.		Punkte	EUR
36 204	Eingriff am Gefäßsystem der Kategorie K4		
51 Min. T		2242	€ 252,59
36 205	Eingriff am Gefäßsystem der Kategorie K5		
68 Min. T		3170	€ 357,14
36 206	Eingriff am Gefäßsystem der Kategorie K6		
79 Min. T		4530	€ 510,36
36 207	Eingriff am Gefäßsystem der Kategorie K7		
116 Min. T		5260	€ 592,60
36 208	Zuschlag zu den Gebührenordnungspositionen 36 201 bis 36 206 bei Simultaneingriffen und zu der Gebührenordnungsposition 36 207		
15 Min. T	je weitere vollendete 15 Minuten Schnitt-Naht-Zeit	347	€ 39,09
36 211	Eingriff der Kategorie L1		
21 Min. T		760	€ 85,62
36 212	Eingriff der Kategorie L2		
32 Min. T		1112	€ 125,28
36 213	Eingriff der Kategorie L3		
40 Min. T		1528	€ 172,15
36 214	Eingriff der Kategorie L4		
51 Min. T		2249	€ 253,38
36 215	Eingriff der Kategorie L5		
68 Min. T		3476	€ 391,61
36 216	Eingriff der Kategorie L6		
79 Min. T		4408	€ 496,61
36 217	Eingriff der Kategorie L7		
116 Min. T		4749	€ 535,03

Basierend auf einem Punktwert von 11,2662 Ct.

Nr.		Punkte	EUR
36 218	Zuschlag zu den Gebührenordnungspositionen 36 211 bis 36 216 bei Simultaneingriffen und zu der Gebührenordnungsposition 36 217		
T 15 Min.	je weitere vollendete 15 Minuten Schnitt-Naht-Zeit	348	€ 39,21

36.2.8 Definierte operative Eingriffe der Mund-, Kiefer- und Gesichtschirurgie

Nr.		Punkte	EUR
36 221	Eingriff der MKG-Chirurgie der Kategorie M1		
T 21 Min.		463	€ 52,16
36 222	Eingriff der MKG-Chirurgie der Kategorie M2		
T 32 Min.		785	€ 88,44
36 223	Eingriff der MKG-Chirurgie der Kategorie M3		
T 40 Min.		1273	€ 143,42
36 224	Eingriff der MKG-Chirurgie der Kategorie M4		
T 51 Min.		2023	€ 227,92
36 225	Eingriff der MKG-Chirurgie der Kategorie M5		
T 68 Min.		2795	€ 314,89
36 226	Eingriff der MKG-Chirurgie der Kategorie M6		
T 79 Min.		4065	€ 457,97
36 227	Eingriff der MKG-Chirurgie der Kategorie M7		
T 116 Min.		4378	€ 493,23
36 228	Zuschlag zu den Gebührenordnungspositionen 36 221 bis 36 226 bei Simultaneingriffen und zur Gebührenordnungsposition 36 227		
T 15 Min.	je weitere vollendete 15 Minuten Schnitt-Naht-Zeit	308	€ 34,70

Nr.		Punkte	EUR

36.2.9 Definierte operative Eingriffe der HNO-Chirurgie

Nr.	Leistung	Punkte	EUR
36 231	Eingriffe der HNO-Chirurgie der Kategorie N1		
T, 21 Min.		509	€ 57,34
36 232	Eingriffe der HNO-Chirurgie der Kategorie N2		
T, 32 Min.		877	€ 98,80
36 233	Eingriffe der HNO-Chirurgie der Kategorie N3		
T, 40 Min.		1349	€ 151,98
36 234	Eingriffe der HNO-Chirurgie der Kategorie N4		
T, 51 Min.		2134	€ 240,42
36 235	Eingriffe der HNO-Chirurgie der Kategorie N5		
T, 68 Min.		3011	€ 339,23
36 236	Eingriffe der HNO-Chirurgie der Kategorie N6		
T, 79 Min.		3994	€ 449,97
36 237	Eingriffe der HNO-Chirurgie der Kategorie N7		
T, 116 Min.		4668	€ 525,91
36 238	Zuschlag zu den Gebührenordnungspositionen 36 231 bis 36 236 bei Simultaneingriffen und zu der Gebührenordnungsposition 36 237		
T, 15 Min.	je weitere vollendete 15 Minuten Schnitt-Naht-Zeit	352	€ 39,66

36.2.10 Definierte operative Eingriffe der Neurochirurgie

Nr.	Leistung	Punkte	EUR
36 241	Peripherer neurochirurgischer Eingriff der Kategorie O1		
T, 21 Min.		502	€ 56,56
36 242	Peripherer neurochirurgischer Eingriff der Kategorie O2		
T, 32 Min.		863	€ 97,23

Basierend auf einem Punktwert von 11,2662 Ct.

Nr.		Punkte	EUR
36 243	**Peripherer neurochirurgischer Eingriff der Kategorie O3**		
T 40 Min.		1305	€ 147,02
36 244	**Peripherer neurochirurgischer Eingriff der Kategorie O4**		
T 51 Min.		2138	€ 240,87
36 245	**Peripherer neurochirurgischer Eingriff der Kategorie O5**		
T 68 Min.		3101	€ 349,36
36 246	**Peripherer neurochirurgischer Eingriff der Kategorie O6**		
T 79 Min.		4010	€ 451,77
36 247	**Peripherer neurochirurgischer Eingriff der Kategorie O7**		
T 116 Min.		4336	€ 488,50
36 248	**Zuschlag zu den Gebührenordnungspositionen 36 241 bis 36 246 bei Simultaneingriffen und zu der Gebührenordnungsposition 36 247**		
T 15 Min.	je weitere vollendete 15 Minuten Schnitt-Naht-Zeit	345	€ 38,87
36 251	**Zentraler neurochirurgischer Eingriff der Kategorie P1**		
T 21 Min.		801	€ 90,24
36 252	**Zentraler neurochirurgischer Eingriff der Kategorie P2**		
T 32 Min.		1340	€ 150,97
36 253	**Zentraler neurochirurgischer Eingriff der Kategorie P3**		
T 40 Min.		1765	€ 198,85
36 254	**Zentraler neurochirurgischer Eingriff der Kategorie P4**		
T 51 Min.		2574	€ 289,99
36 255	**Zentraler neurochirurgischer Eingriff der Kategorie P5**		
T 68 Min.		3460	€ 389,81
36 256	**Zentraler neurochirurgischer Eingriff der Kategorie P6**		
T 79 Min.		4544	€ 511,94

Nr.		Punkte	EUR
36 257	Zentraler neurochirurgischer Eingriff der Kategorie P7		
⏱ T 116 Min.		4887	€ 550,58
36 258	Zuschlag zu den Gebührenordnungspositionen 36 251 bis 36 256 bei Simultaneingriffen und zur Gebührenordnungsposition 36 257		
⏱ T 15 Min.	je weitere vollendete 15 Minuten Schnitt-Naht-Zeit	419	€ 47,21
36 261	Stereotaktischer neurochirurgischer Eingriff der Kategorie PP1		
⏱ T 21 Min.		1685	€ 189,84
36 262	Stereotaktischer neurochirurgischer Eingriff der Kategorie PP2		
⏱ T 32 Min.		2113	€ 238,05
36 263	Stereotaktischer neurochirurgischer Eingriff der Kategorie PP3		
⏱ T 40 Min.		2587	€ 291,46
36 264	Stereotaktischer neurochirurgischer Eingriff der Kategorie PP4		
⏱ T 51 Min.		3570	€ 402,20
36 265	Stereotaktischer neurochirurgischer Eingriff der Kategorie PP5		
⏱ T 68 Min.		4468	€ 503,37
36 266	Stereotaktischer neurochirurgischer Eingriff der Kategorie PP6		
⏱ T 79 Min.		5432	€ 611,98
36 267	Stereotaktischer neurochirurgischer Eingriff der Kategorie PP7		
⏱ T 116 Min.		5789	€ 652,20
36 268	Zuschlag zu den Gebührenordnungspositionen 36 261 bis 36 266 bei Simultaneingriffen und zu der Gebührenordnungsposition 36 267		
⏱ T 15 Min.	je weitere vollendete 15 Minuten Schnitt-Naht-Zeit	419	€ 47,21

Nr.		Punkte	EUR

36.2.11 Definierte operative Eingriffe an der Niere und dem Urogenitalsystem

Nr.		Punkte	EUR
36 271	Urologischer Eingriff der Kategorie Q1		
T 21 Min.		525	€ 59,15
36 272	Urologischer Eingriff der Kategorie Q2		
T 32 Min.		912	€ 102,75
36 273	Urologischer Eingriff der Kategorie Q3		
T 40 Min.		1575	€ 177,44
36 274	Urologischer Eingriff der Kategorie Q4		
T 51 Min.		2534	€ 285,49
36 275	Urologischer Eingriff der Kategorie Q5		
T 68 Min.		3773	€ 425,07
36 276	Urologischer Eingriff der Kategorie Q6		
T 79 Min.		5232	€ 589,45
36 277	Urologischer Eingriff der Kategorie Q7		
T 116 Min.		5647	€ 636,20
36 278	Zuschlag zu den Gebührenordnungspositionen 36 271 bis 36 276 bei Simultaneingriffen und zu der Gebührenordnungsposition 36 277		
T 15 Min.	je weitere vollendete 15 Minuten Schnitt-Naht-Zeit	516	€ 58,13
36 281	Endoskopischer urologischer Eingriff der Kategorie R1		
T 21 Min.		637	€ 71,77
36 282	Endoskopischer urologischer Eingriff der Kategorie R2		
T 32 Min.		983	€ 110,75
36 283	Endoskopischer urologischer Eingriff der Kategorie R3		
T 40 Min.		1425	€ 160,54

Nr.		Punkte	EUR
36 284	Endoskopischer urologischer Eingriff der Kategorie R4		
T 51 Min.		2170	€ 244,48
36 285	Endoskopischer urologischer Eingriff der Kategorie R5		
T 68 Min.		3515	€ 396,01
36 286	Endoskopischer urologischer Eingriff der Kategorie R6		
T 79 Min.		5191	€ 584,83
36 287	Endoskopischer urologischer Eingriff der Kategorie R7		
T 116 Min.		5591	€ 629,89
36 288	Zuschlag zu den Gebührenordnungspositionen 36 281 bis 36 286 bei Simultaneingriffen und zu der Gebührenordnungsposition 36 287		
T 15 Min.	je weitere vollendete 15 Minuten Schnitt-Naht-Zeit	345	€ 38,87
36 289	Laserendoskopischer urologischer Eingriff der Kategorie RW3		
T 40 Min.		2108	€ 237,49
36 290	Zuschlag zur Gebührenordnungsposition 36 289		
T 15 Min.	je weitere vollendete 15 Minuten Schnitt-Naht-Zeit	364	€ 41,01
36 291	(Endoskopischer) urologischer Eingriff mit Bildwandler der Kategorie RR1		
T 21 Min.		637	€ 71,77
36 292	(Endoskopischer) urologischer Eingriff mit Bildwandler der Kategorie RR2		
T 32 Min.		1174	€ 132,27
36 293	(Endoskopischer) urologischer Eingriff mit Bildwandler der Kategorie RR3		
T 40 Min.		1689	€ 190,29

Basierend auf einem Punktwert von 11,2662 Ct.

Nr.		Punkte	EUR
36 294	(Endoskopischer) urologischer Eingriff mit Bildwandler der Kategorie RR4		
T 51 Min.		2635	€ 296,86
36 295	(Endoskopischer) urologischer Eingriff mit Bildwandler der Kategorie RR5		
T 68 Min.		3522	€ 396,80
36 296	(Endoskopischer) urologischer Eingriff mit Bildwandler der Kategorie RR6		
T 79 Min.		4938	€ 556,32
36 297	(Endoskopischer) urologischer Eingriff mit Bildwandler der Kategorie RR7		
T 116 Min.		4885	€ 550,35
36 298	Zuschlag zu den Gebührenordnungspositionen 36 291 bis 36 296 bei Simultaneingriffen und zu der Gebührenordnungsposition 36 297		
T 15 Min.	je weitere vollendete 15 Minuten Schnitt-Naht-Zeit	396	€ 44,61

36.2.12 Definierte operative Eingriffe der Gynäkologie

Nr.		Punkte	EUR
36 301	Gynäkologischer Eingriff der Kategorie S1		
T 21 Min.		479	€ 53,97
36 302	Gynäkologischer Eingriff der Kategorie S2		
T 32 Min.		797	€ 89,79
36 303	Gynäkologischer Eingriff der Kategorie S3		
T 40 Min.		1379	€ 155,36
36 304	Gynäkologischer Eingriff der Kategorie S4		
T 51 Min.		1979	€ 222,96
36 305	Gynäkologischer Eingriff der Kategorie S5		
T 68 Min.		2859	€ 322,10

Nr.		Punkte	EUR
36 306	Gynäkologischer Eingriff der Kategorie S6		
T 79 Min.		3796	€ 427,66
36 307	Gynäkologischer Eingriff der Kategorie S7		
T 116 Min.		4350	€ 490,08
36 308	Zuschlag zu den Gebührenordnungspositionen 36 301 bis 36 306 bei Simultaneingriffen und zu der Gebührenordnungsposition 36 307		
T 15 Min.	je weitere vollendete 15 Minuten Schnitt-Naht-Zeit	283	€ 31,88
36 311	Endoskopischer gynäkologischer Eingriff der Kategorie T1		
T 21 Min.		626	€ 70,53
36 312	Endoskopischer gynäkologischer Eingriff der Kategorie T2		
T 32 Min.		1163	€ 131,03
36 313	Endoskopischer gynäkologischer Eingriff der Kategorie T3		
T 40 Min.		1770	€ 199,41
36 314	Endoskopischer gynäkologischer Eingriff der Kategorie T4		
T 51 Min.		2741	€ 308,81
36 315	Endoskopischer gynäkologischer Eingriff der Kategorie T5		
T 68 Min.		3664	€ 412,79
36 316	Endoskopischer gynäkologischer Eingriff der Kategorie T6		
T 79 Min.		4459	€ 502,36
36 317	Endoskopischer gynäkologischer Eingriff der Kategorie T7		
T 116 Min.		4795	€ 540,21
36 318	Zuschlag zu den Gebührenordnungspositionen 36 311 bis 36 316 bei Simultaneingriffen und zu der Gebührenordnungsposition 36 317		
T 15 Min.	je weitere vollendete 15 Minuten Schnitt-Naht-Zeit	410	€ 46,19

Nr.		Punkte	EUR

36.2.13 Definierte operative Eingriffe der Ophthalmochirurgie

Nr.		Punkte	EUR
36 321	Extraocularer Eingriff der Kategorie U1		
T 21 Min.		488	€ 54,98
36 322	Extraocularer Eingriff der Kategorie U2		
T 32 Min.		863	€ 97,23
36 323	Extraocularer Eingriff der Kategorie U3		
T 40 Min.		1296	€ 146,01
36 324	Extraocularer Eingriff der Kategorie U4		
T 51 Min.		1941	€ 218,68
36 325	Extraocularer Eingriff der Kategorie U5		
T 68 Min.		2649	€ 298,44
36 326	Extraocularer Eingriff der Kategorie U6		
T 79 Min.		3649	€ 411,10
36 327	Extraocularer Eingriff der Kategorie U7		
T 116 Min.		4028	€ 453,80
36 328	Zuschlag zu den Gebührenordnungspositionen 36 321 bis 36 326 bei Simultaneingriffen und zu der Gebührenordnungsposition 36 327		
T 15 Min.	je weitere vollendete 15 Minuten Schnitt-Naht-Zeit	299	€ 33,69
36 331	Intraocularer Eingriff der Kategorie V1		
T 21 Min.		817	€ 92,04
36 332	Intraocularer Eingriff der Kategorie V2		
T 32 Min.		1119	€ 126,07
36 333	Intraocularer Eingriff der Kategorie V3		
T 40 Min.		1537	€ 173,16

Nr.		Punkte	EUR
36 334	Intraocularer Eingriff der Kategorie V4		
T 51 Min.		2463	€ 277,49
36 335	Intraocularer Eingriff der Kategorie V5		
T 68 Min.		3324	€ 374,49
36 336	Intraocularer Eingriff der Kategorie V6		
T 79 Min.		4343	€ 489,29
36 337	Intraocularer Eingriff der Kategorie V7		
T 116 Min.		4686	€ 527,93
36 338	Zuschlag zu den Gebührenordnungspositionen 36 331 bis 36 336 bei Simultaneingriffen und zu der Gebührenordnungsposition 36 337		
T 15 Min.	je weitere vollendete 15 Minuten Schnitt-Naht-Zeit	380	€ 42,81
36 341	Laserchirurgischer Eingriff der Kategorie W1		
T 21 Min.		410	€ 46,19
36 342	Laserchirurgischer Eingriff der Kategorie W2		
T 32 Min.		674	€ 75,93
36 343	Laserchirurgischer Eingriff der Kategorie W3		
T 40 Min.		921	€ 103,76
36 344	Laserchirurgischer Eingriff der Kategorie W4		
T 51 Min.		1388	€ 156,37
36 345	Laserchirurgischer Eingriff der Kategorie W5		
T 68 Min.		1917	€ 215,97
36 346	Laserchirurgischer Eingriff der Kategorie W6		
T 79 Min.		2633	€ 296,64
36 347	Laserchirurgischer Eingriff der Kategorie W7		
T 116 Min.		2843	€ 320,30

Nr.		Punkte	EUR
36 348	Zuschlag zu den Gebührenordnungspositionen 36 341 bis 36 346 bei Simultaneingriffen und zu der Gebührenordnungsposition 36 347		
T 15 Min.	je weitere vollendete 15 Minuten Schnitt-Naht-Zeit	244	€ 27,49
36 350	Intraocularer Eingriff der Kategorie X1		
T 20 Min.		1761	€ 198,40
36 351	Intraocularer Eingriff der Kategorie X2		
T 31 Min.		1976	€ 222,62
36 358	Zuschlag zu den Gebührenordnungspositionen 36 350 und 36 351 bei Simultaneingriffen		
T 15 Min.	je weitere vollendete 15 Minuten Schnitt-Naht-Zeit	380	€ 42,81
36 364	Eingriff der Kategorie YY4: Hornhautvernetzung mit Riboflavin gemäß Nr. 27 Anlage I der Richtlinie Methoden vertragsärztliche Versorgung des Gemeinsamen Bundesausschusses		
T 51 Min.	je Auge	1784	€ 200,99
36 371	Intraocularer Eingriff der Kategorie Z1: Intravitreale Medikamenteneingabe am rechten Auge gemäß der Qualitätssicherungsvereinbarung nach § 135 Abs. 2 SGB V		
T 21 Min.		807	€ 90,92
36 372	Intraocularer Eingriff der Kategorie Z1: Intravitreale Medikamenteneingabe am linken Auge gemäß der Qualitätssicherungsvereinbarung nach § 135 Abs. 2 SGB V		
T 21 Min.		807	€ 90,92
36 373	Intraocularer Eingriff der Kategorie Z9: Intravitreale Medikamenteneingabe an beiden Augen gemäß der Qualitätssicherungsvereinbarung nach § 135 Abs. 2 SGB V		
T 28 Min.		1065	€ 119,99

36.2.14 Vakuumversiegelungstherapie gemäß Nr. 33 Anlage I „Anerkannte Untersuchungs- oder Behandlungsmethoden“ der Richtlinie Methoden vertragsärztliche Versorgung des Gemeinsamen Bundesausschusses

Nr.	Leistung	Punkte	EUR
36 401	Zuschlag zu einem Eingriff des Abschnitts 36.2 für die Anlage eines Systems zur Vakuumversiegelung zum intendierten primären Wundverschluss gemäß Nr. 33 der Anlage I „Anerkannte Untersuchungs- oder Behandlungsmethoden“ der Richtlinie Methoden vertragsärztliche Versorgung des Gemeinsamen Bundesausschusses		
k.A.	einmal am Behandlungstag	64	€ 7,21

36.3 Postoperative Überwachungskomplexe nach Erbringung der Leistungen des Abschnitts 36.2

36.3.1 Präambel

36.3.2 Postoperative Überwachungskomplexe nach Erbringung einer Leistung des Abschnittes 36.2

Nr.	Leistung	Punkte	EUR
36 501	Postoperative Überwachung im Anschluss an Biopsien von Muskeln, Weichteilen und Nerven der Kategorie C1 (Nr. 36 121) oder einer Leistung entsprechend den Gebührenordnungspositionen 36 341 oder 36 342		
T 1 Min.		16	€ 1,80
36 502	Postoperative Überwachung im Anschluss an die Erbringung einer Leistung entsprechend den Gebührenordnungspositionen 36 101, 36 111, 36 121, 36 131, 36 141, 36 221, 36 231, 36 241, 36 271, 36 281, 36 301, 36 321, 36 331, 36 350, 36 371, 36 372 oder 36 373 (außer Biopsieleistungen der Kategorie C1)		
T 1 Min.		29	€ 3,27
36 503	Postoperative Überwachung im Anschluss an die Erbringung einer Leistung entsprechend den Gebührenordnungspositionen 36 102, 36 112, 36 122, 36 132, 36 142, 36 151, 36 152, 36 161, 36 162, 36 171, 36 172, 36 201, 36 202, 36 211, 36 212, 36 222, 36 232, 36 242, 36 272, 36 282, 36 291, 36 292, 36 302, 36 311, 36 312, 36 322, 36 332 oder 36 351		
T 1 Min.		58	€ 6,53

Nr.		Punkte	EUR
36 504	Postoperative Überwachung im Anschluss an die Erbringung einer Leistung entsprechend den Gebührenordnungspositionen 36 103, 36 104, 36 113, 36 114, 36 123, 36 124, 36 133, 36 134, 36 143, 36 144, 36 191, 36 192, 36 223, 36 224, 36 232, 36 233, 36 234, 36 243, 36 244, 36 251, 36 252, 36 261, 36 262, 36 323, 36 324, 36 333, 36 334, 36 343 oder 36 344		
T 1 Min.		80	€ 9,01
36 505	Postoperative Überwachung im Anschluss an die Erbringung einer Leistung entsprechend den Gebührenordnungspositionen 36 105, 36 115, 36 125, 36 135, 36 145, 36 153, 36 154, 36 163, 36 164, 36 173, 36 174, 36 203, 36 204, 36 213, 36 214, 36 225, 36 235, 36 245, 36 273, 36 274, 36 283, 36 284, 36 289, 36 293, 36 294, 36 303, 36 304, 36 313, 36 314, 36 325, 36 335 oder 36 345		
T 2 Min.		113	€ 12,73
36 506	Postoperative Überwachung im Anschluss an die Erbringung einer Leistung entsprechend den Gebührenordnungspositionen 36 096, 36 106, 36 116, 36 126, 36 136, 36 146, 36 155, 36 165, 36 175, 36 205, 36 215, 36 226, 36 236, 36 246, 36 275, 36 285, 36 295, 36 305, 36 315, 36 326, 36 336 oder 36 346		
T 2 Min.		161	€ 18,14
36 507	Postoperative Überwachung im Anschluss an die Erbringung einer Leistung entsprechend den Gebührenordnungspositionen 36 097, 36 107, 36 117, 36 127, 36 137, 36 147, 36 156, 36 157, 36 166, 36 167, 36 176, 36 177, 36 206, 36 207, 36 216, 36 217, 36 227, 36 237, 36 247, 36 276, 36 277, 36 286, 36 287, 36 296, 36 297, 36 306, 36 307, 36 316, 36 317, 36 327, 36 337 oder 36347		
T 3 Min.		214	€ 24,11

Nr.		Punkte	EUR

36.5 Anästhesien im Zusammenhang mit der Erbringung von Leistungen des Abschnitts 36.2

36.5.1 Präambel

36.5.2 Regionalanästhesien durch den Operateur

36 800 Regionalanästhesie durch den Operateur, der einen belegärztlichen Eingriff nach Abschnitt 36.2 erbringt

T 15 Min. | 256 | € 28,84

Hinweis:

Nur Plexus Brachialis, 3-in-1-Block oder regionale venöse Anästhesie einer Extremität

36 801 Retrobulbäre und/oder parabulbäre und/oder peribulbäre Anästhesie durch den Operateur, der einen belegärztlichen Eingriff der Kategorie U, V, W oder X entsprechend Anhang 2 erbringt

T 4 Min. | 105 | € 11,83

36 802 Tumeszenzlokalanästhesie durch den Operateur, der einen belegärztlichen Eingriff nach den Gebührenordnungspositionen 36 096 und 36 097 entsprechend Anhang 2 durchführt

T 48 Min. | 1619 | € 182,40

36.5.3 Anästhesien im Zusammenhang mit der Erbringung von Leistungen des Abschnitts 36.2

36 820 Leitungsanästhesie eines Nerven oder Ganglions an der Schädelbasis

T 8 Min. | 145 | € 16,34

Nr.		Punkte	EUR
36 821	Anästhesie und/oder Narkose, im Rahmen der Durchführung von Leistungen entsprechend einer der Gebührenordnungspositionen 36 101, 36 111, 36 121, 36 131, 36 141, 36 151, 36 161, 36 171, 36 191, 36 201, 36 211, 36 221, 36 231, 36 241, 36 251, 36 261, 36 271, 36 281, 36 291, 36 301, 36 311, 36 321, 36 331, 36 341, 36 371 bis 36 373 einschließlich der prä- und postanästhesiologischen Rüstzeiten, mittels eines oder mehrerer der nachfolgend genannten Verfahren: – Plexusanästhesie und/oder – Spinal- und/oder Periduralanästhesie und/oder – Intravenöse regionale Anästhesie einer Extremität und/oder – Narkose mit Maske, Larynxmaske und/oder endotracheale Intubation einschließlich Kapnometrie		
T 32 Min.		575	€ 64,78
36 822	Anästhesie und/oder Narkose, im Rahmen der Durchführung von Leistungen entsprechend den Gebührenordnungspositionen 36 102, 36 112, 36 122, 36 132, 36 142, 36 152, 36 162, 36 172, 36 192, 36 202, 36 212, 36 222, 36 232, 36 242, 36 252, 36 262, 36 272, 36 282, 36 292, 36 302, 36 312, 36 322, 36 332 oder 36 342 einschließlich der prä- und postanästhesiologischen Rüstzeiten, mittels eines oder mehrerer der nachfolgend genannten Verfahren: – Plexusanästhesie und/oder – Spinal- und/oder Periduralanästhesie und/oder – Intravenöse regionale Anästhesie einer Extremität und/oder – Narkose mit Maske, Larynxmaske und/oder endotracheale Intubation einschließlich Kapnometrie		
T 47 Min.		807	€ 90,92
36 823	Anästhesie und/oder Narkose, im Rahmen der Durchführung von Leistungen entsprechend den Gebührenordnungspositionen 36 103, 36 113, 36 123, 36 133, 36 143, 36 153, 36 163, 36 173, 36 193, 36 203, 36 213, 36 223, 36 233, 36 243, 36 253, 36 263, 36 273, 36 283, 36 289, 36 293, 36 303, 36 313, 36 323, 36 333 oder 36 343, einschließlich der prä- und postanästhesiologischen Rüstzeiten, mittels eines oder mehrerer der nachfolgend genannten Verfahren: – Plexusanästhesie und/oder – Spinal- und/oder Periduralanästhesie und/oder – Intravenöse regionale Anästhesie einer Extremität und/oder – Narkose mit Maske, Larynxmaske und/oder endotracheale Intubation einschließlich Kapnometrie		
T 62 Min.		1045	€ 117,73

Nr.		Punkte	EUR
36 824	Anästhesie und/oder Narkose, im Rahmen der Durchführung von Leistungen entsprechend den Gebührenordnungspositionen 36 104, 36 114, 36 124, 36 134, 36 144, 36 154, 36 164, 36 174, 36 194, 36 204, 36 214, 36 224, 36 234, 36 244, 36 254, 36 264, 36 274, 36 284, 36 294, 36 304, 36 314, 36 324, 36 334 oder 36 344, einschließlich der prä- und postanästhesiologischen Rüstzeiten, mittels eines oder mehrerer der nachfolgend genannten Verfahren: – Plexusanästhesie und/oder – Spinal- und/oder Periduralanästhesie und/oder – Intravenöse regionale Anästhesie einer Extremität und/oder – Narkose mit Maske, Larynxmaske und/oder endotracheale Intubation einschließlich Kapnometrie		
T 77 Min.		1280	€ 144,21
36 825	Anästhesie und/oder Narkose, im Rahmen der Durchführung von Leistungen entsprechend den Gebührenordnungspositionen 36 105, 36 115, 36 125, 36 135, 36 145, 36 155, 36 165, 36 175, 36 195, 36 205, 36 215, 36 225, 36 235, 36 245, 36 255, 36 265, 36 275, 36 285, 36 295, 36 305, 36 315, 36 325, 36 335 oder 36 345, einschließlich der prä- und postanästhesiologischen Rüstzeiten, mittels eines oder mehrerer der nachfolgend genannten Verfahren: – Plexusanästhesie und/oder – Spinal- und/oder Periduralanästhesie und/oder – Intravenöse regionale Anästhesie einer Extremität und/oder – Narkose mit Maske, Larynxmaske und/oder endotracheale Intubation einschließlich Kapnometrie		
T 93 Min.		1751	€ 197,27
36 826	Anästhesie und/oder Narkose, im Rahmen der Durchführung von Leistungen entsprechend den Gebührenordnungspositionen 36 096, 36 106, 36 116, 36 126, 36 136, 36 146, 36 156, 36 166, 36 176, 36 196, 36 206, 36 216, 36 226, 36 236, 36 246, 36 256, 36 266, 36 276, 36 286, 36 296, 36 306, 36 316, 36 326, 36 336 oder 36 346 einschließlich der prä- und postanästhesiologischen Rüstzeiten, mittels eines oder mehrerer der nachfolgend genannten Verfahren: – Plexusanästhesie und/oder – Spinal- und/oder Periduralanästhesie und/oder – Intravenöse regionale Anästhesie einer Extremität und/oder – Narkose mit Maske, Larynxmaske und/oder endotracheale Intubation einschließlich Kapnometrie		
T 108 Min.		2126	€ 239,52

Nr.		Punkte	EUR
36 827	Anästhesie und/oder Narkose, im Rahmen der Durchführung von Leistungen entsprechend den Gebührenordnungspositionen 36 097, 36 107, 36 117, 36 127, 36 137, 36 147, 36 157, 36 167, 36 177, 36 197, 36 207, 36 217, 36 227, 36 237, 36 247, 36 257, 36 267, 36 277, 36 287, 36 297, 36 307, 36 317, 36 327, 36 337 oder 36 347, einschließlich der prä- und postanästhesiologischen Rüstzeiten, mittels eines oder mehrerer der nachfolgend genannten Verfahren: – Plexusanästhesie und/oder – Spinal- und/oder Periduralanästhesie und/oder – Intravenöse regionale Anästhesie einer Extremität und/oder – Narkose mit Maske, Larynxmaske und/oder endotracheale Intubation einschließlich Kapnometrie		
T 122 Min.		2222	€ 250,33
36 828	Zuschlag zu den Gebührenordnungspositionen 36 821 bis 36 826 bei Simultaneingriffen sowie zu der Gebührenordnungsposition 36 827 bei Fortsetzung einer Anästhesie und/oder Narkose für jeweils vollendete 15 Minuten Schnitt-Naht-Zeit		
T 15 Min.	je weitere vollendete 15 Minuten Schnitt-Naht-Zeit	235	€ 26,48
36 829	Zuschlag zur Gebührenordnungsposition 36 823 bei Fortsetzung einer Anästhesie und/oder Narkose für jeweils vollendete 15 Minuten Schnitt-Naht-Zeit bei Verlängerung eines Eingriffs nach der Gebührenordnungsposition 36 289 entsprechend dem Zuschlag nach der Gebührenordnungsposition 36 290		
T 15 Min.	je weitere vollendete 15 Minuten Schnitt-Naht-Zeit	235	€ 26,48
36 840	Patientenadaptiertes Narkosemanagement im Zusammenhang mit einem operativen Eingriff nach der Gebührenordnungsposition 36 350		
Q 27 Min.		290	€ 32,67
36 841	Patientenadaptiertes Narkosemanagement im Zusammenhang mit einem operativen Eingriff nach der Gebührenordnungsposition 36 351		
Q 39 Min.		478	€ 53,85

Nr.		Punkte	EUR

36.6 Belegärztlich konservativer Bereich

36.6.1 Präambel

36.6.2 Konservativ-belegärztliche Strukturpauschalen

Nr.		Punkte	EUR
36 861	Strukturpauschale bei der Behandlung eines Patienten entsprechend den Bestimmungen der Präambel 36.1 Nr. 2 bei einer Verweildauer von bis zu 13 Tagen,		
k.A.	je Behandlungstag, höchstens 10-mal während eines stationären Aufenthaltes	83	€ 9,35
36 867	Strukturpauschale bei der Behandlung eines Patienten entsprechend den Bestimmungen der Präambel 36.1 Nr. 2 bei einer Verweildauer von mehr als 13 Tagen,		
k.A.	einmal je stationärem Aufenthalt	1086	€ 122,35

36.6.3 Nicht operativ-belegärztliche Gebührenordnungspositionen

Nr.		Punkte	EUR
36 881	Pneumologischer Komplex/Bodyplethysmographie		
Q 3 Min.		221	€ 24,90
36 882	Kardiologischer Komplex/Untersuchung mittels Einschwemmkatheter		
Q 12 Min.		371	€ 41,80
36 883	Zuschlag zu den Gebührenordnungspositionen 33 070 bis 33 073 für die Laufband-Ergometrie		
T 1 Min.		61	€ 6,87
36 884	Bestimmung des Säurebasenhaushalts und Blutgasanalyse		
T 2 Min.		60	€ 6,76

Nr.		Punkte	EUR

37 Versorgung gemäß Anlage 27 und 30 zum Bundesmantelvertrag-Ärzte (BMV-Ä) und der Vereinbarung nach § 132g Abs. 3 SGB V

37.1 Präambel

37.2 Kooperations- und Koordinationsleistungen gemäß Anlage 27 zum BMV-Ä

Nr.	Leistung	Punkte	EUR
37 100	**Zuschlag zur Versichertenpauschale oder Grundpauschale für die Betreuung von Patienten gemäß Bestimmung Nr. 1 zum Abschnitt 37.2 und gemäß Anlage 27 zum BMV-Ä**		
k.A.	einmal im Behandlungsfall	125	€ 14,08
37 102	**Zuschlag zu den Gebührenordnungspositionen 01 410 oder 01 413 für die Betreuung von Patienten gemäß Bestimmung Nr. 1 zum Abschnitt 37.2 und gemäß Anlage 27 zum BMV-Ä**		
k.A.	einmal im Behandlungsfall	125	€ 14,08
37 105	**Zuschlag zur Versichertenpauschale oder Grundpauschale für den koordinierenden Vertragsarzt gemäß Anlage 27 zum BMV-Ä**		
k.A.	einmal im Behandlungsfall	275	€ 30,98
37 113	**Zuschlag zur Gebührenordnungsposition 01 413 für den Besuch eines Patienten in einem Pflegeheim, mit dem ein Kooperationsvertrag nach § 119b SGB V besteht, der die Anforderungen der Anlage 27 zum BMV-Ä erfüllt**		
k.A.		106	€ 11,94
37 120	**Fallkonferenz gemäß Anlage 27 zum BMV-Ä**		
k.A.		86	€ 9,69

Nr.		Punkte	EUR

37.3 Besonders qualifizierte und koordinierte palliativmedizinische Versorgung gemäß Anlage 30 zum BMV-Ä

Nr.		Punkte	EUR
37 300	Palliativmedizinische Ersterhebung des Patientenstatus inkl. Behandlungspläne gemäß § 5 Abs. 1 der Anlage 30 zum BMV-Ä		
k.A.	einmal im Krankheitsfall	392	€ 44,16
37 302	Zuschlag zur Versicherten- oder Grundpauschale für den koordinierenden Vertragsarzt gemäß § 4 Abs. 1 Satz 1 der Anlage 30 zum BMV-Ä		
k.A.	einmal im Behandlungsfall	275	€ 30,98
37 305	Zuschlag zu den Gebührenordnungspositionen 01 410 und 01 413 für die besonders qualifizierte und koordinierte palliativmedizinische Versorgung eines Patienten gemäß Anlage 30 zum BMV-Ä in der Häuslichkeit		
T 12 Min.	je vollendete 15 Minuten	124	€ 13,97
37 306	Zuschlag zu den Gebührenordnungspositionen 01 411, 01 412 und 01 415 für die besonders qualifizierte und koordinierte palliativmedizinische Versorgung eines Patienten gemäß Anlage 30 zum BMV-Ä in der Häuslichkeit		
k.A.	je Besuch	124	€ 13,97
37 314	Pauschale für die konsiliarische Erörterung und Beurteilung komplexer medizinischer Fragestellungen durch einen konsiliarisch tätigen Arzt mit der Zusatzweiterbildung Palliativmedizin im Rahmen der besonders qualifizierten und koordinierten palliativmedizinischen Versorgung eines Patienten gemäß Anlage 30 zum BMV-Ä,		
k.A.	einmal im Behandlungsfall	106	€ 11,94
37 317	Zuschlag zur Gebührenordnungsposition 37 302 für die Erreichbarkeit und Besuchsbereitschaft in kritischen Phasen		
k.A.	einmal im Krankheitsfall	1425	€ 160,54
37 318	Telefonische Beratung von mindestens 5 Minuten Dauer im Rahmen der besonders qualifizierten und koordinierten palliativmedizinischen Versorgung gemäß Anlage 30 zum BMV-Ä bei Inanspruchnahme zwischen 19:00 und 7:00 Uhr und ganztägig an Samstagen, Sonntagen, gesetzlichen Feiertagen und am 24.12. und 31.12.		
T 4 Min.	je Telefonat	213	€ 24,00

Basierend auf einem Punktwert von 11,2662 Ct.

Nr.		Punkte	EUR
37 320	Fallkonferenz gemäß Anlage 30 zum BMV-Ä		
k.A.		86	€ 9,69

37.4 Versorgungsplanung gemäß der Vereinbarung nach § 132g Abs. 3 SGB V

37 400	Zusatzpauschale für die Beteiligung an der Beratung eines Patienten in Zusammenarbeit mit dem Berater gemäß der Vereinbarung nach § 132g Abs. 3 SGB V		
k.A.	einmal im Behandlungsfall	100	€ 11,27

38 Delegationsfähige Leistungen

38.1 Präambel

38.2 Ärztlich angeordnete Hilfeleistungen von Praxismitarbeitern

38 100	Gebührenordnungsposition einschl. Wegekosten – entfernungsunabhängig – für das Aufsuchen eines Patienten durch einen vom behandelnden Arzt beauftragten angestellten Mitarbeiter der Arztpraxis zur Verrichtung medizinisch notwendiger delegierbarer Leistungen,		
k.A.	je Sitzung	76	€ 8,56
38 105	Gebührenordnungsposition einschl. Wegekosten – entfernungsunabhängig – für das Aufsuchen eines weiteren Patienten derselben sozialen Gemeinschaft (auch z. B. Alten- oder Pflegeheim) in unmittelbarem zeitlichen Zusammenhang mit dem Aufsuchen eines Patienten nach der Gebührenordnungsposition 38 100,		
k.A.	je Sitzung	39	€ 4,39

38.3 Ärztlich angeordnete Hilfeleistungen von qualifizierten nichtärztlichen Praxisassistenten

38 200 Zuschlag zu der Gebührenordnungsposition 38 100 für den Besuch und die Betreuung durch einen qualifizierten nichtärztlichen Praxisassistenten in Alten- oder Pflegeheimen oder anderen beschützenden Einrichtungen

k.A.	je Sitzung	90	€ 10,14

38 202 Zuschlag zu der Gebührenordnungsposition 38 100 für den Besuch und die Betreuung durch einen qualifizierten nichtärztlichen Praxisassistenten in der Häuslichkeit des Patienten

k.A.	je Sitzung	90	€ 10,14

38 205 Zuschlag zu der Gebührenordnungsposition 38 105 für den Besuch und die Betreuung eines weiteren Patienten durch einen qualifizierten nichtärztlichen Praxisassistenten in Alten- oder Pflegeheimen oder anderen beschützenden Einrichtungen

k.A.	je Sitzung	83	€ 9,35

38 207 Zuschlag zu der Gebührenordnungsposition 38 105 für den Besuch und die Betreuung eines weiteren Patienten durch einen qualifizierten nichtärztlichen Praxisassistenten in der Häuslichkeit

k.A.	je Sitzung	83	€ 9,35

V Kostenpauschalen

40 Kostenpauschalen

40.1 Präambel

40.2 nicht besetzt

40.3 Kostenpauschalen für Versandmaterial, Versandgefäße usw. sowie für die Versendung bzw. den Transport von Untersuchungsmaterial, Röntgenaufnahmen und Filmfolien

40100 Kostenpauschale für Versandmaterial, Versandgefäße usw. sowie für die Versendung bzw. den Transport von Untersuchungsmaterial, ggf. auch von infektiösem Untersuchungsmaterial, einschl. der Kosten für die Übermittlung von Untersuchungsergebnissen der

- Laboratoriumsdiagnostik, ggf. einschl. der Kosten für die Übermittlung der Gebührenordnungspositionen und der Höhe der Kosten überwiesener kurativ-ambulanter Auftragsleistungen des Abschnitts 32.3
- Histologie
- Zytologie
- Zytogenetik und Molekulargenetik

einmal im Behandlungsfall — € 2,60

40104 Kostenpauschale für Versandmaterial sowie für die Versendung bzw. den Transport von Röntgenaufnahmen und/oder Filmfolien mit dokumentierten Untersuchungsergebnissen bildgebender Verfahren,

je Versand — € 5,10

40106 Kostenpauschale für Versandmaterial sowie für die Versendung bzw. den Transport von Langzeit-EKG-Datenträgern,

je Versand — € 1,50

40.4 Kostenpauschale für die Versendung bzw. den Transport von Briefen und/oder schriftlichen Unterlagen, Kostenpauschale für Telefax

40110 Kostenpauschale für die Versendung bzw. den Transport eines Briefes und/oder von schriftlichen Unterlagen

€ 0,81

Nr.		EUR
40 111	Kostenpauschale für die Übermittlung eines Telefaxes	€ 0,05
40 128	Kostenpauschale für die postalische Versendung einer mittels Stylesheet erzeugten papiergebundenen Arbeitsunfähigkeitsbescheinigung gemäß § 4 Absatz 4.1.2 Anlage 2b BMV-Ä an den Patienten bei Patientenkontakt im Rahmen einer Videosprechstunde gemäß § 4 Absatz 5 der Arbeitsunfähigkeits-Richtlinie des Gemeinsamen Bundesausschusses	€ 0,81
40 129	Kostenpauschale für die postalische Versendung einer Bescheinigung gemäß Muster 21 an den Patienten bzw. die Bezugsperson bei Patientenkontakt im Rahmen einer Videosprechstunde	€ 0,81
40 130	Kostenpauschale für die postalische Versendung einer mittels Stylesheet erzeugten papiergebundenen Arbeitsunfähigkeitsbescheinigung an die Krankenkasse des Patienten gemäß § 4 Absatz 4.1.4 Anlage 2b BMV-Ä	€ 0,81
40 131	Kostenpauschale für die postalische Versendung einer mittels Stylesheet erzeugten papiergebundenen Arbeitsunfähigkeitsbescheinigung an den Patienten gemäß § 4 Absatz 4.1.2 Anlage 2b BMV-Ä im Zusammenhang mit der Durchführung einer Besuchsleistung entsprechend den Gebührenordnungspositionen 01 410, 01 411, 01 412, 01 413, 01 415 und 01 418	€ 0,81

40.5 Kostenpauschalen für Krankheitsbericht, Kurplan, Testbriefchen, Bezug von Harnstoff oder Mifepriston, Einmalsklerosierungsnadeln, zystoskopische Injektionsnadeln, -kanülen oder -katheter, Schweißtest

40 142	Kostenpauschale für Leistungen entsprechend der Gebührenordnungspositionen 01 620, 01 621 oder 01 622, bei Abfassung in freier Form, wenn vereinbarte Vordrucke nicht verwendet werden können, je Seite	€ 1,50

Nr.		EUR
40 152	Kostenpauschale für ein ausgegebenes Testbriefchen für den Nachweis von Albumin im Stuhl, wenn die Leistung entsprechend der Gebührenordnungsposition 32 041 nicht erbracht werden konnte	€ 1,50
40 154	Kostenpauschale bei Durchführung der Leistung entsprechend der Gebührenordnungsposition 02 400 für den Bezug des ^{13}C-Harnstoffs gemäß Nr. 7 der Allgemeinen Bestimmungen	€ 25,60
40 156	Kostenpauschale bei Durchführung eines medikamentös ausgelösten Schwangerschaftsabbruchs entsprechend der Leistung nach der Gebührenordnungsposition 01 906 für den Bezug von Mifepriston	€ 89,25
40 157	Kostenpauschale bei Durchführung eines Schweißtests entsprechend der Gebührenordnungsposition 04 535 unter Nutzung eines Iontophorese- und Schweißsammelsystems	€ 33,00
40 160	Kostenpauschale bei Durchführung einer interventionellen endoskopischen Untersuchung des Gastrointestinaltraktes entsprechend der Gebührenordnungspositionen 01 741, 13 401, 13 421 oder 13 422 für die beim Eingriff eingesetzte(n) Einmalsklerosierungsnadel(n)	€ 15,00
40 161	Kostenpauschale bei Durchführung einer transurethralen Therapie mit Botulinumtoxin entsprechend den Gebührenordnungspositionen 08 312 und 26 316 für den/die beim Eingriff eingesetzte(n) zystoskopische(n) Injektionsnadel(n), -kanüle(n) oder -katheter	€ 45,00
40 165	Kostenpauschale bei Durchführung der Liposuktion beim Lipödem Stadium III entsprechend den Gebührenordnungspositionen 31 096 und 31 097 für die beim Eingriff eingesetzte(n) Absaugkanüle(n)	€ 72,00
40 167	Kostenpauschale bei Durchführung einer FeNO-Messung zur Indikationsstellung einer Therapie mit Dupilumab entsprechend den Gebührenordnungspositionen 04 538 oder 13 678 für das Mundstück (und ggf. Sensor)	€ 7,84

Nr.		EUR

40.6 Leistungsbezogene Kostenpauschalen bei Herzkatheteruntersuchungen und koronaren Rekanalisationsbehandlungen

40 300 **Kostenpauschale für die Durchführung der Leistung entsprechend der Gebührenordnungsposition 34 291**

€ 181,50

40 301 **Kostenpauschale für die Durchführung der Leistung entsprechend der Gebührenordnungsposition 34 298**

€ 660,00

40 302 **Kostenpauschale für die Durchführung einer PTCA an einem Gefäß, ggf. einschl. Stent entsprechend der Gebührenordnungsposition 34 292**

€ 1058,40

40 304 **Kostenpauschale für die Durchführung einer PTCA an mehreren Gefäßen, ggf. einschl. Stents entsprechend der Gebührenordnungsposition 34 292, zusätzlich zur Sachkostenpauschale Nr. 40 302**

€ 690,20

40 306 **Kostenpauschale im Zusammenhang mit der Durchführung der Leistung entsprechend der Gebührenordnungsposition 34 291 für die Qualitätssicherung gemäß der Richtlinie des Gemeinsamen Bundesausschusses nach § 136 Abs. 1 Satz 1 Nr. 1 SGB V zur datengestützten einrichtungsübergreifenden Qualitätssicherung (DeQS-RL) für das Verfahren 1: Perkutane Koronarintervention (PCI) und Koronarangiographie**

€ 2,50

40.7 Leistungsbezogene Kostenpauschalen bei Allergie-Testungen

40 350 **Kostenpauschale für die Sachkosten im Zusammenhang mit der Durchführung der Leistung entsprechend der Gebührenordnungsposition 30 110**

€ 16,14

Nr.		EUR
40 351	Kostenpauschale für die Sachkosten im Zusammenhang mit der Durchführung von Leistungen entsprechend den Gebührenordnungspositionen 13 250, 13 258 und 30 111 oder sofern im Rahmen der Versichertenpauschale 03 000 oder 04 000 eine allergologische Basisdiagnostik mittels Pricktest erfolgt	€ 5,50

40.8 Leistungsbezogene Kostenpauschalen für interventionelle Eingriffe

40 454	Kostenpauschale für sämtliche Sachkosten im Zusammenhang mit der Erbringung der Gebührenordnungsposition 34 274 mit Ausnahme der im Zuschlag nach der Nr. 40 455 enthaltenen Markierungsclips, je Seite	€ 320,00
40 455	Zuschlag zu der Kostenpauschale nach der Nr. 40 454 für die Verwendung von Markierungsclips, je Seite	€ 100,00

40.9 Leistungsbezogene Kostenpauschalen für Hochfrequenzdiathermieschlingen, Probenentnahmezangen, Endo-/Hämoclips inkl. Endo-/Hämo-Clipapplikatoren

40 460	Kostenpauschale im Zusammenhang mit der Durchführung der Leistung entsprechend der Gebührenordnungspositionen 01 742, 04 515, 04 520, 08 334, 13 260, 13 401, 13 402, 13 423 und 30 601 bei Verwendung einer Einmal-Hochfrequenzdiathermieschlinge für eine Polypektomie oder eine Mukosektomie	€ 12,00
40 461	Kostenpauschale im Zusammenhang mit der Durchführung der Leistung entsprechend der Gebührenordnungspositionen 01 741, 04 511, 04 514, 08 311, 09 315, 09 317, 13 400, 13 421, 13 422, 13 430, 13 662, 26 310 und 26 311 bei Verwendung einer Einmal-Probenentnahmezange	€ 8,00

Nr.		EUR
40 462	**Kostenpauschale im Zusammenhang mit der Durchführung der Leistung entsprechend der Gebührenordnungspositionen 01 742, 04 511, 13 400 und 13 423 bei Verwendung eines Clips inkl. Einmal-Endo-/Hämo-Clipapplikator,** je **Clip**	**€ 20,80**

40.10 Leistungsbezogene Kostenpauschalen für Radionuklide

Nr.		EUR
40 500	Kostenpauschale für die Sachkosten im Zusammenhang mit der Durchführung von Leistungen entsprechend den Gebührenordnungspositionen **17 310 oder 17 320** bei Verwendung von **Tc-99m-Pertechnetat (Schilddrüse)**	**€ 3,20**
40 502	Kostenpauschale für die Sachkosten im Zusammenhang mit der Durchführung der Leistungen entsprechend der Gebührenordnungspositionen **17 310 oder 17 311** bei Verwendung von **Tc-99m-Phosphonaten (Knochen/Skelett)**	**€ 33,69**
40 504	Kostenpauschale für die Sachkosten im Zusammenhang mit der Durchführung der Leistung entsprechend der Gebührenordnungsposition **17 310** bei Verwendung von **Tc-99m-Makroaggregaten (Lunge)**	**€ 22,31**
40 506	Kostenpauschale für die Sachkosten im Zusammenhang mit der Durchführung der Leistung entsprechend der Gebührenordnungsposition **17 310** bei Verwendung von **Tc-99m-Aerosol (Lunge)**	**€ 123,12**
40 508	Kostenpauschale für die Sachkosten im Zusammenhang mit der Durchführung der Leistung entsprechend der Gebührenordnungsposition **17 310** bei Verwendung von **Tc-99m-HMPAO, Tc-99m-ECD (Hirn)**	**€ 208,81**
40 510	Kostenpauschale für die Sachkosten im Zusammenhang mit der Durchführung der Leistungen entsprechend der Gebührenordnungsposition **17 310 oder 17 340** bei Verwendung von **Tc-99m-DMSA, Tc-99m-DTPA (Niere)**	**€ 33,85**

Nr.		EUR
40 512	Kostenpauschale für die Sachkosten im Zusammenhang mit der Durchführung der Leistung entsprechend der Gebührenordnungsposition **17 310** bei Verwendung von **Tc-99m-DTPA (Hirn)**	€ 78,53
40 514	Kostenpauschale für die Sachkosten im Zusammenhang mit der Durchführung der Leistung entsprechend der Gebührenordnungsposition **17 340** bei Verwendung von **Tc-99m-MAG3 (Niere)**	€ 83,57
40 516	Kostenpauschale für die Sachkosten im Zusammenhang mit der Durchführung der Leistungen entsprechend den Gebührenordnungspositionen **17 310** oder **17 351** bei Verwendung von **Tc-99m-Kolloid (Leber)**	€ 57,41
40 518	Kostenpauschale für die Sachkosten im Zusammenhang mit der Durchführung der Leistung entsprechend der Gebührenordnungsposition **17 351** bei Verwendung von **TC-99m-IDA-Verbindungen (Galle)**	€ 34,94
40 520	Kostenpauschale für die Sachkosten im Zusammenhang mit der Durchführung der Leistungen entsprechend der Gebührenordnungspositionen **17 310, 17 330 und 17 331** bei Verwendung von **Tc-99m-markierten Perfusionsmarkern (Herz, Schilddrüse)**	€ 77,84
40 522	Kostenpauschale für die Sachkosten im Zusammenhang mit der Durchführung der Leistungen entsprechend der Gebührenordnungspositionen **17 332, 17 333 und 17 350** bei Verwendung von **Tc-99m-markierten Eigenerythrozyten (Herz, Leber, abdominale Blutungssuche)**	€ 56,98
40 524	Kostenpauschale für die Sachkosten im Zusammenhang mit der Durchführung der Leistungen entsprechend der Gebührenordnungspositionen **17 310 oder 17 311** bei Verwendung von **Tc-99m-markierten Liganden (Tumorlokalisation)**	€ 373,81

Nr.		EUR
40 526	Kostenpauschale für die Sachkosten im Zusammenhang mit der Durchführung der Leistungen entsprechend der Gebührenordnungspositionen **17 310, 17 311 oder 17 350** bei Verwendung von **Tc-99m-markierten Antikörpern (Knochenmark, Entzündungslokalisation)**	€ 383,55
40 528	Kostenpauschale für die Sachkosten im Zusammenhang mit der Durchführung der Leistungen entsprechend der Gebührenordnungspositionen **17 310 oder 17 311** bei Verwendung von **Tc-99m-markierten Mikro-/Nanokolloiden (Lymphknotendiagnostik)**	€ 66,14
40 530	Kostenpauschale für die Sachkosten im Zusammenhang mit der Durchführung der Leistung entsprechend der Gebührenordnungspositionen **17 351** bei Verwendung einer **Tc-99m-markierten Testmahlzeit (gastrointestinale Motilität)**	€ 32,48
40 532	Kostenpauschale für die Sachkosten im Zusammenhang mit der Durchführung der Leistungen entsprechend der Gebührenordnungspositionen **17 310, 17 330 oder 17 331** bei Verwendung von **Tl-201-Cl (Myokard)**	€ 70,00
40 534	Kostenpauschale für die Sachkosten im Zusammenhang mit der Durchführung der Leistung entsprechend der Gebührenordnungsposition **17 310** bei Verwendung von **J-123 (Schilddrüse)**	€ 95,00
40 536	Kostenpauschale für die Sachkosten im Zusammenhang mit der Durchführung der Leistung entsprechend der Gebührenordnungspositionen **17 310** oder **17 311** bei Verwendung von **J-123 MIBG (chromaffine Tumoren/Nebennierenmark)**	€ 350,00
40 538	Kostenpauschale für die Sachkosten im Zusammenhang mit der Durchführung der Leistung entsprechend der Gebührenordnungsposition **17 310** bei Verwendung von **J-123-FP-CIT (M. Parkinson, Demenz vom Lewy-Körperchen-Typ [DLB])**	€ 830,00

Nr.		EUR
40 540	Kostenpauschale für die Sachkosten im Zusammenhang mit der Durchführung der Leistung entsprechend der Gebührenordnungsposition **17 321** bei Verwendung von **J-131 (Schilddrüse)**	€ 10,00
40 546	Kostenpauschale für die Sachkosten im Zusammenhang mit der Durchführung der Leistung entsprechend der Gebührenordnungsposition **17 372** bei Verwendung von **J-131 MIBG**	€ 1784,00
40 548	Kostenpauschale für die Sachkosten im Zusammenhang mit der Durchführung der Leistung entsprechend der Gebührenordnungsposition **17 350** bei Verwendung von **In-111-Oxinat (Zellmarkierung)**	€ 140,00
40 550	Kostenpauschale für die Sachkosten im Zusammenhang mit der Durchführung der Leistungen entsprechend der Gebührenordnungspositionen **17 310 oder 17 311** bei Verwendung von **In-111-Okteotid (Somatostatinrezeptor-Diagnostik)**	€ 766,00
40 551	Kostenpauschale für die Sachkosten im Zusammenhang mit der Durchführung der Leistungen entsprechend der Gebührenordnungspositionen **17 310** oder **17 311** bei Verwendung von **Tc-99m-Tektrotyd (Somatostatinrezeptor-Diagnostik)**	€ 860,41
40 552	Kostenpauschale für die Sachkosten im Zusammenhang mit der Durchführung der Leistungen entsprechend der Gebührenordnungspositionen **17 310 oder 17 311** bei Verwendung von **In-111-DTPA**	€ 304,70
40 554	Kostenpauschale für die Sachkosten im Zusammenhang mit der Durchführung der Leistung entsprechend der Gebührenordnungsposition **17 351** bei Verwendung von **Se-75-SeHCAT (Gallensäuren)**	€ 474,75
40 556	Kostenpauschale für die Sachkosten im Zusammenhang mit der Durchführung der Leistung entsprechend der Gebührenordnungspositionen **17 371 oder 17 373** bei Verwendung von **Y-90-Colloid (Radiosynoviorthese)**	€ 100,00

Nr.		EUR
40 558	Kostenpauschale für die Sachkosten im Zusammenhang mit der Durchführung der Leistung entsprechend der Gebührenordnungspositionen **17 371 oder 17 373** bei Verwendung von **Re-186-Colloid (Radiosynoviorthese)**	€ 125,00
40 560	Kostenpauschale für die Sachkosten im Zusammenhang mit der Durchführung der Leistung entsprechend der Gebührenordnungsposition **17 371** bei Verwendung von **Er-169-Colloid (Radiosynoviorthese)**	€ 95,00
40 562	Kostenpauschale für die Sachkosten im Zusammenhang mit der Erbringung der Leistung entsprechend der Gebührenordnungsposition **17 372** zur Therapie von **Knochenmetastasen mit Radioisotopen**	€ 1355,00
40 568	Kostenpauschale für die Sachkosten im Zusammenhang mit der Durchführung der Leistung entsprechend der Gebührenordnungsposition **17 340** bei Verwendung von **J-123-Hippuran (Niere)**	€ 143,00
40 576	Kostenpauschale für die Sachkosten im Zusammenhang mit der Durchführung der Leistung entsprechend der Gebührenordnungsposition **17 310** bei Verwendung von **radioaktiv markierten Gasen (Lunge)**	€ 350,00
40 580	Kostenpauschale für die Sachkosten im Zusammenhang mit der Durchführung der Leistung entsprechend der Gebührenordnungspositionen **25 331, 25 332 oder 25 333** bei Verwendung von **Ir-192**	€ 320,00
40 582	Kostenpauschale für die Sachkosten, die im Rahmen des Umgangs, der Beschaffung und Lagerung sowie der Materialverwaltung, der Abfallbeseitigung und Entsorgung gemäß Strahlenschutzverordnung (StrlSchV) sowie dem Gesetz über den Verkehr mit Arzneimitteln (AMG) im Zusammenhang mit der Erbringung der Leistung entsprechend der Gebührenordnungsposition 17 372 bei Verwendung von **Radium-223-dichlorid** entstehen **je Injektion**	€ 65,00

Nr.		EUR
40 584	Kostenpauschale für die Sachkosten im Zusammenhang mit der Durchführung der Leistungen entsprechend der Gebührenordnungspositionen **34 700 bis 34 703** bei Verwendung von **F-18-Fluorodesoxyglukose**	€ 255,00

40.11 Leistungsbezogene Kostenpauschalen für ophthalmologische Eingriffe

40 680	Kostenpauschale für die Sachkosten im Zusammenhang mit der Erbringung der Leistung entsprechend der Gebührenordnungsposition **31 362**	€ 513,00
40 681	Kostenpauschale für Riboflavin im Zusammenhang mit der Erbringung einer Leistung entsprechend der Gebührenordnungsposition **31 364**	€ 92,53

40.12 Kostenpauschalen für Sachkosten im Zusammenhang mit der Kryokonservierung von Ei- oder Samenzellen oder Keimzellgewebe

40 700	**Kostenpauschale für Lagerung gemäß Kryo-RL,** **einmal im Behandlungsfall**	€ 68,00
40 701	**Zuschlag zur Kostenpauschale 40 700 für die Lagerung unter Quarantänebedingungen,** **einmal im Behandlungsfall**	€ 10,00

40.13 Leistungsbezogene Kostenpauschalen für endoskopische Gelenkeingriffe inklusive Arthroskopielösungen

40 750	Kostenpauschale für die Sachkosten in Zusammenhang mit der Durchführung von endoskopischen Gelenkeingriffen (Arthroskopien) entsprechend der Gebührenordnungspositionen **31 141 und 31 142**	€ 122,00

Nr.		EUR
40 752	Kostenpauschale für die Sachkosten in Zusammenhang mit der Durchführung von endoskopischen Gelenkeingriffen (Arthroskopien) entsprechend der Gebührenordnungspositionen **31 143 und 31 144**	€ 200,00
40 754	Kostenpauschale für die Sachkosten in Zusammenhang mit der Durchführung von endoskopischen Gelenkeingriffen (Arthroskopien) entsprechend der Gebührenordnungspositionen **31 145 bis 31 147**	€ 333,00

40.14 Leistungsbezogene Kostenpauschalen für Sach- und Dienstleistungen bei Behandlung mit renalen Ersatzverfahren und extrakorporalen Blutreinigungsverfahren

Nr.		EUR
40 815	**Kostenpauschale für Sachkosten bei Durchführung von Hämodialysen einschl. Sonderverfahren (z. B. Hämofiltration, Hämodiafiltration) bei Patienten bis zum vollendeten 18. Lebensjahr mit einer dialysepflichtigen Nierenerkrankung bei Dialysen am Wohnort,**	
	je durchgeführter Dialyse	**€ 627,00**
40 816	**Kostenpauschale für Sachkosten bei Durchführung von Peritonealdialysen bei Patienten bis zum vollendeten 18. Lebensjahr mit einer dialysepflichtigen Nierenerkrankung,**	
	je Behandlungswoche	**€ 830,00**
40 817	**Kostenpauschale für Sachkosten bei Durchführung von Peritonealdialysen bei Patienten bis zum vollendeten 18. Lebensjahr mit einer dialysepflichtigen Nierenerkrankung bei Dialysen am Wohnort, die nicht mindestens 4 von 7 Peritonealdialysetage in der Behandlungswoche umfassen,**	
	je durchgeführter Dialyse, höchstens dreimal in der Kalenderwoche	**€ 118,60**
40 818	**Kostenpauschale für Sachkosten bei Durchführung von Hämodialysen einschl. Sonderverfahren (z. B. Hämofiltration, Hämodiafiltration) bei Patienten bis zum vollendeten 18. Lebensjahr mit einer dialysepflichtigen Nierenerkrankung bei einer Feriendialyse während des Ferienaufenthalts am Ferienort, bei Dialyse wegen beruflich bedingter oder sonstiger Abwesenheit vom Wohnort,**	
	je durchgeführter Dialyse	**€ 658,40**

Nr.		EUR
40 819	Kostenpauschale für Sachkosten bei Durchführung von Peritonealdialysen bei Patienten bis zum vollendeten 18. Lebensjahr mit einer dialysepflichtigen Nierenerkrankung bei einer Feriendialyse während des Ferienaufenthalts am Ferienort, bei Dialyse wegen beruflich bedingter oder sonstiger Abwesenheit vom Wohnort,	
	je durchgeführter Dialyse, höchstens dreimal in der Kalenderwoche	€ 124,50
40 823	Kostenpauschale für Sachkosten bei Durchführung von Hämodialysen als Zentrums- bzw. Praxisdialyse oder zentralisierte Heimdialyse, einschl. Sonderverfahren (z. B. Hämofiltration, Hämodiafiltration), bei Versicherten ab dem vollendeten 18. Lebensjahr mit einer dialysepflichtigen Nierenerkrankung,	
	je Behandlungswoche	
	Die Kostenpauschale nach der Gebührenordnungsposition 40 823 wird in Abhängigkeit von der Anzahl der Dialysewochen der Betriebsstätte/Nebenbetriebsstätte im abgerechneten Quartal bewertet. Hierbei sind Nr. 2 und Nr. 3 der Bestimmungen des Abschnitts 40.14 zu beachten.	
	Bewertung der Kostenpauschale (Preisstufe 1)	€ 485,80
	Bewertung der Kostenpauschale (Preisstufe 2)	€ 466,30
	Bewertung der Kostenpauschale (Preisstufe 3)	€ 417,50
	Bewertung der Kostenpauschale (Preisstufe 4)	€ 398,00
40 824	Kostenpauschale für Sachkosten bei Durchführung von Hämodialysen als Zentrums- bzw. Praxisdialyse oder zentralisierte Heimdialyse, einschl. Sonderverfahren (z. B. Hämofiltration, Hämodiafiltration), bei Versicherten ab dem vollendeten 18. Lebensjahr mit einer dialysepflichtigen Nierenerkrankung bei Dialysen am Wohnort, die nicht mindestens dreimal in der Behandlungswoche durchgeführt werden können,	
	je durchgeführter Dialyse, höchstens zweimal in der Kalenderwoche	
	Die Kostenpauschale nach der Gebührenordnungsposition 40 824 wird in Abhängigkeit von der Anzahl der Dialysewochen der Betriebsstätte/Nebenbetriebsstätte im abgerechneten Quartal bewertet. Hierbei sind Nr. 2 und Nr. 3 der Bestimmungen des Abschnitts 40.14 zu beachten.	

Nr.		EUR
	Bewertung der Kostenpauschale (Preisstufe 1)	€ 161,90
	Bewertung der Kostenpauschale (Preisstufe 2)	€ 155,40
	Bewertung der Kostenpauschale (Preisstufe 3)	€ 139,20
	Bewertung der Kostenpauschale (Preisstufe 4)	€ 132,70
40 825	Kostenpauschale für Sachkosten bei Durchführung von Peritonealdialysen (z. B. CAPD, CCPD, IPD) oder Heimhämodialysen, bei Versicherten ab dem vollendeten 18. Lebensjahr mit einer dialysepflichtigen Nierenerkrankung,	
	je Behandlungswoche	€ 505,40
40 826	Kostenpauschale für Sachkosten bei Durchführung von Peritonealdialysen als CAPD bzw. CCPD, bei Versicherten ab dem vollendeten 18. Lebensjahr mit einer dialysepflichtigen Nierenerkrankung bei Dialysen am Wohnort, die nicht mindestens 4 von 7 Peritonealdialysetage in der Behandlungswoche umfassen,	
	je durchgeführter Dialyse, höchstens dreimal in der Kalenderwoche	€ 72,20
40 827	Kostenpauschale für Sachkosten bei Durchführung von intermittierenden Peritonealdialysen (IPD) oder Heimhämodialysen, bei Versicherten ab dem vollendeten 18. Lebensjahr mit einer dialysepflichtigen Nierenerkrankung bei Dialysen am Wohnort, die nicht mindestens dreimal in der Behandlungswoche durchgeführt werden können,	
	je durchgeführter Dialyse, höchstens zweimal in der Kalenderwoche	€ 168,50
40 828	Kostenpauschale für Sachkosten bei Durchführung von Hämo- oder Peritonealdialysen, als Zentrums- bzw. Praxisdialyse, Heimdialyse oder zentralisierte Heimdialyse, einschl. Sonderverfahren (z. B. Hämofiltration, Hämodiafiltration), bei Versicherten ab dem vollendeten 18. Lebensjahr mit einer dialysepflichtigen Nierenerkrankung, bei einer Feriendialyse während des Ferienaufenthalts am Ferienort, bei Dialyse wegen beruflich oder sonstiger Abwesenheit vom Wohnort,	
	je durchgeführter Dialyse, höchstens zweimal in der Kalenderwoche	€ 174,70
40 829	Zuschlag zu der Kostenpauschale nach den Nrn. 40 823 oder 40 825 bei Versicherten ab dem vollendeten 59. Lebensjahr bis zum vollendeten 69. Lebensjahr	€ 10,00

Nr.		EUR
40 830	Zuschlag zu der Kostenpauschale nach den Nrn. 40 824, 40 826 und 40 827 bei Versicherten ab dem vollendeten 59. Lebensjahr bis zum vollendeten 69. Lebensjahr	€ 3,30
40 831	Zuschlag zu der Kostenpauschale nach den Nrn. 40 823 oder 40 825 bei Versicherten ab dem vollendeten 69. Lebensjahr bis zum vollendeten 79. Lebensjahr	€ 20,00
40 832	Zuschlag zu der Kostenpauschale nach den Nrn. 40 824, 40 826 und 40 827 bei Versicherten ab dem vollendeten 69. Lebensjahr bis zum vollendeten 79. Lebensjahr	€ 6,70
40 833	Zuschlag zu der Kostenpauschale nach den Nrn. 40 823 oder 40 825 bei Versicherten ab dem vollendeten 79. Lebensjahr	€ 30,00
40 834	Zuschlag zu der Kostenpauschale nach den Nrn. 40 824, 40 826 und 40 827 bei Versicherten ab dem vollendeten 79. Lebensjahr	€ 10,00
40 835	Zuschlag zu der Kostenpauschale nach den Nrn. 40 816 40 823 oder 40 825 für die Infektionsdialyse (bei Patienten mit Infektionserkrankungen mit Problemkeimen gemäß der mit der Kommission für Krankenhaushygiene und Infektionsprävention beim Robert Koch-Institut [KRINKO] abgestimmten Hygieneleitlinie als Ergänzung zum Dialysestandard)	€ 90,00
40 836	Zuschlag zu der Kostenpauschale nach den Nrn. 40 815, 40 817, 40 818, 40 819, 40 824, 40 826 bis 40 828 für die Infektionsdialyse (bei Patienten mit Infektionserkrankungen mit Problemkeimen gemäß der mit der Kommission für Krankenhaushygiene und Infektionsprävention beim Robert Koch-Institut [KRINKO] abgestimmten Hygieneleitlinie als Ergänzung zum Dialysestandard), je durchgeführter Dialyse, höchstens zweimal in der Kalenderwoche	€ 30,00
40 837	Zuschlag zu der Kostenpauschale nach den Nrn. 40 816 oder 40 825 für die intermittierende Peritonealdialyse (IPD)	€ 300,00

Nr.		EUR
40 838	Zuschlag zu der Kostenpauschale nach den Nrn. 40 817, 40 819, 40 827 oder 40 828 für die intermittierende Peritonealdialyse (IPD),	
	je durchgeführter Dialyse, höchstens zweimal in der Kalenderwoche	€ 100,00

40.15 nicht besetzt

40.16 Leistungsbezogene Kostenpauschalen im Rahmen der Früherkennung von Brustkrebs durch Mammographie-Screening gemäß den Richtlinien des Gemeinsamen Bundesausschusses (Mammographie-Screening-Programm)

Nr.		EUR
40 850	Kostenpauschale für Sachkosten bei Durchführung der Leistung entsprechend der Gebührenordnungsposition 01 750	€ 5,85
40 852	Kostenpauschale für die ggf. erforderliche Teilnahme an Fallkonferenzen im Zusammenhang mit der Durchführung der Leistungen entsprechend der Gebührenordnungspositionen 01 752, 01 756 und 01 758 oder Kostenpauschale für die Versendung bzw. den Transport von Röntgenaufnahmen und/oder Filmfolien	€ 0,51
40 854	Kostenpauschale für sämtliche Sachkosten im Zusammenhang mit der Erbringung der Leistung entsprechend der Gebührenordnungsposition 01 759 mit Ausnahme der im Zuschlag nach der Nr. 40 855 enthaltenen Markierungsclips,	
	je Seite	€ 320,00
40 855	Zuschlag zu der Kostenpauschale nach der Nr. 40 854 für die Verwendung von Markierungsclips,	
	je Seite	€ 100,00

Nr.		EUR

40.17 Leistungsbezogene Kostenpauschalen für Sachkosten bei der Vakuumversiegelungstherapie

40 900	Kostenpauschale für die Sachkosten im Zusammenhang mit der Durchführung der Leistung entsprechend der Gebührenordnungsposition 31 401,	
	je durchgeführter Leistung	€ 430,67
40 901	Kostenpauschale für die Sachkosten im Zusammenhang mit der Durchführung der Leistung entsprechend der Gebührenordnungsposition 02 314 bei einer Wundfläche bis einschließlich 20 cm²,	
	je durchgeführter Leistung, höchstens dreimal in der Kalenderwoche	€ 65,49
40 902	Kostenpauschale für die Sachkosten im Zusammenhang mit der Durchführung der Leistung entsprechend der Gebührenordnungsposition 02 314 bei einer Wundfläche > 20 cm²,	
	je durchgeführter Leistung, höchstens dreimal in der Kalenderwoche	€ 71,39
40 903	Kostenpauschale für die Vakuumpumpe im Zusammenhang mit der Durchführung der Leistung entsprechend der Gebührenordnungsposition 02 314,	
	je Kalendertag	€ 47,54

Nr.		Punkte	EUR

VII Ambulante spezialfachärztliche Versorgung (ASV)

50 Anlagenspezifische Gebührenordnungspositionen der ambulanten spezialfachärztlichen Versorgung (ASV)

50.1 Präambel

50 100 Prüfung des Farbsinns

54	€ 6,08

50 110 Molekularbiologische Schnellresistenztestung (MDR-TB) des Mycobacterium tuberculosis-Complex (MTC) nur bei molekularbiologischem Nachweis von MTC und/oder mikroskopischem Nachweis von Mykobakterien in diesem Direktmaterial

€ 82,03

50 111 Weiterführende molekularbiologische Schnellresistenztestung (XDR-TB) des Mycobacterium tuberculosis-Complex (MTC) nur bei Nachweis einer Resistenz entsprechend der Gebührenordnungsposition 50 110 in diesem Direktmaterial

€ 99,40

50 112 Quantitative Bestimmung einer in-vitro Interferon-gamma Freisetzung nach ex-vivo Stimulation mit Antigenen (mindestens ESAT-6 und CFP-10) spezifisch für Mycobacterium tuberculosis-complex (außer BCG) bei

- positivem Tuberkulin-Hauttest zum Ausschluss einer Kreuzreaktion mit BCG,
- negativem Tuberkulin-Hauttest und Verdacht auf eine Tuberkuloseinfektion bei Anergie

€ 58,00

Nr.		Punkte	EUR

50.4 Diagnostische und therapeutische Gebührenordnungspositionen gemäß der Richtlinie des Gemeinsamen Bundesausschusses über die ambulante spezialfachärztliche Versorgung nach § 116b SGB V: Anlage 1.1 b) Rheumatologische Erkrankungen Erwachsene und Rheumatologische Erkrankungen Kinder und Jugendliche

Nr.	Leistung	Punkte	EUR
50 400	**Zusatzpauschale für die Überleitung eines Jugendlichen mit rheumatologischer Erkrankung in die Erwachsenenmedizin**		
	je vollendete 10 Minuten Arzt-Patienten-Kontaktzeit, bis zu fünfmal im Laufe von vier Kalendervierteljahren	110	€ 12,39
50 401	**Zusatzpauschale für die Integration eines Patienten mit rheumatologischer Erkrankung in die Erwachsenenmedizin**		
	je vollendete 10 Minuten, bis zu fünfmal im Laufe von vier Kalendervierteljahren	90	€ 10,14

50.5 Diagnostische und therapeutische Gebührenordnungspositionen gemäß der Richtlinie des Gemeinsamen Bundesausschusses über die ambulante spezialfachärztliche Versorgung nach § 116b SGB V: Anlage 2 c) Hämophilie

Nr.	Leistung	Punkte	EUR
	Grundpauschale		
	einmal im Behandlungsfall		
50 510	für Versicherte bis zum vollendeten 5. Lebensjahr	256	€ 28,84
50 511	für Versicherte ab Beginn des 6. bis zum vollendeten 59. Lebensjahr	314	€ 35,38
50 512	für Versicherte ab Beginn des 60. Lebensjahres	330	€ 37,18

Basierend auf einem Punktwert von 11,2662 Ct.

Nr.		Punkte	EUR

51 Anlagenübergreifende Gebührenordnungspositionen der ambulanten spezialfachärztlichen Versorgung (ASV)

51.1 Strukturpauschalen in der ambulanten spezialfachärztlichen Versorgung (ASV)

Nr.	Leistung	Punkte	EUR
51 010	**Vorhaltung der Rufbereitschaft im Notfall**		
	einmal im Kalendervierteljahr je Patient	230	€ 25,91
51 011	**Pauschale für die Erfüllung der Anforderungen gem. § 10 Abs. 3 Buchstabe c) der ASV-Richtlinie – Qualitätskonferenzen**		
	einmal im Kalendervierteljahr je Patient	15	€ 1,69

51.2 Allgemeine Gebührenordnungspositionen

Nr.	Leistung	Punkte	EUR
51 020	**Erstellen eines Medikationsplans gemäß § 5 Abs. 3 ASV-RL**		
	einmal in vier Kalendervierteljahren	39	€ 4,39
51 021	**Anpassung des Medikationsplans und/oder des elektronischen Medikationsplans gemäß § 5 Abs. 3 ASV-RL**		
	einmal im Behandlungsfall	8	€ 0,90

51.3 Psychotherapeutische Leistungen

Nr.	Leistung	Punkte	EUR
51 030	**Psychotherapeutisches Gespräch als Einzelbehandlung**		
	je vollendete 10 Minuten	154	€ 17,35
51 032	**Psychotherapeutisches Gespräch als Gruppenbehandlung bei Erwachsenen**		
	je Teilnehmer, je vollendete 40 Minuten	166	€ 18,70
51 033	**Psychotherapeutisches Gespräch als Gruppenbehandlung bei Kindern und Jugendlichen**		
	je Teilnehmer, je vollendete 25 Minuten	166	€ 18,70

Basierend auf einem Punktwert von 11,2662 Ct.

Nr.		Punkte	EUR

51.4 Gebührenordnungspositionen für die Behandlung von onkologischen Erkrankungen

51 040	Zusatzpauschale für die Behandlung und/oder Betreuung eines Patienten mit einer gesicherten onkologischen Erkrankung bei laufender onkologischer Therapie		
	einmal im Kalendervierteljahr	191	€ 21,52
51 041	Vorstellung eines Patienten in einer interdisziplinären Tumorkonferenz durch ein Mitglied des Kernteams		
	einmal im Kalendervierteljahr	201	€ 22,65

51.5 Augenärztliche Gebührenordnungspositionen

51 050	Augenärztliche Leistungen		
	einmal im Kalendervierteljahr	122	€ 13,74

VIII Ausschließlich im Rahmen von Erprobungsverfahren gemäß § 137e SGB V berechnungsfähige Gebührenordnungspositionen

60 Allgemeine Regelungen zu Erprobungsverfahren gemäß § 137e SGB V

60.1 Kosten

60.1.1 Nicht gesondert berechnungsfähige Kosten

60.1.2 Gesondert berechnungsfähige Kosten

60.1.2.1 Sprechstundenbedarf/Kontrastmittel

60.1.2.2 Gesondert berechnungsfähige Sachkosten

Nr.		Punkte	EUR

61 Spezifische Regelungen zu Erprobungsverfahren gemäß § 137e SGB V

61.1 Erprobungs-Richtlinie „Liposuktion“

61.1.1 Präambel

61.1.2 Spezifische Leistungen

61.1.2.1 Gebührenordnungspositionen bei Durchführung einer Liposuktion nach Kategorie AA6

Nr.	Leistung	Punkte	EUR
61 010	Liposuktion im Rahmen der Erprobung der Liposuktion zur Behandlung des Lipödems einmal im Kalendervierteljahr je Patient	6037	€ 680,14
61 011	Zuschlag zur Gebührenordnungsposition 61 010 bei Simultaneingriffen je weitere vollendete 15 Minuten Schnitt-Naht-Zeit	612	€ 68,95
61 012	Postoperative Überwachung im Anschluss an die Erbringung einer Leistung entsprechend der Gebührenordnungsposition 61 010	1492	€ 168,09
61 013	Postoperative Behandlung nach der Erbringung einer Leistung entsprechend der Gebührenordnungsposition 61 010 bei Erbringung durch den Operateur einmalig im Zeitraum von 21 Tagen nach Erbringung der Leistung entsprechend der Gebührenordnungsposition 61 010	294	€ 33,12
61 014	Tumeszenzlokalanästhesie durch den Operateur bei einem Eingriff nach der Gebührenordnungsposition 61 010	2592	€ 292,02

Nr.		Punkte	EUR
61 015	Anästhesie und/oder Narkose, im Rahmen der Durchführung von Leistungen entsprechend der Gebührenordnungsposition 61 010 einschließlich der prä- und postanästhesiologischen Rüstzeiten, mittels eines oder mehrerer der nachfolgend genannten Verfahren: – Plexusanästhesie und/oder – Spinal- und/oder Periduralanästhesie und/oder – Intravenöse regionale Anästhesie einer Extremität und/oder – Narkose mit Maske, Larynxmaske und/oder endotracheale Intubation einschließlich Kapnometrie	2857	€ 321,88
61 016	Kostenpauschale für den Sprechstundenbedarf im Zusammenhang mit der Durchführung der Leistungen aus Abschnitt 61.1.2.1		€ 79,61
61 017	Kostenpauschale bei Durchführung der Liposuktion beim Lipödem entsprechend der Gebührenordnungsposition 61 010 für die beim Eingriff eingesetzte(n) Absaugkanüle(n)		€ 72,00
61 018	Pauschale für Begleitleistungen und Auftragsleistungen in Zusammenhang mit Leistungen des Abschnitts 61.1.2.1	700	€ 78,86

61.1.2.2 Gebührenordnungspositionen bei Durchführung einer Liposuktion nach Kategorie AA7

Nr.		Punkte	EUR
61 020	Liposuktion im Rahmen der Erprobung der Liposuktion zur Behandlung des Lipödems	6444	€ 725,99
61 021	Zuschlag zur Gebührenordnungsposition 61 020 je weitere vollendete 15 Minuten Schnitt-Naht-Zeit	612	€ 68,95
61 022	Postoperative Überwachung im Anschluss an die Erbringung der Leistung entsprechend der Gebührenordnungsposition 61 020	1979	€ 222,96

Nr.		Punkte	EUR
61 023	Postoperative Behandlung nach der Erbringung der Leistung entsprechend der Gebührenordnungsposition 61 020 bei Erbringung durch den Operateur		
	einmalig im Zeitraum von 21 Tagen nach Erbringung der Leistung entsprechend der Gebührenordnungsposition 61 020	294	€ 33,12
61 024	Tumeszenzlokalanästhesie durch den Operateur bei einem Eingriff nach der Gebührenordnungsposition 61 020		
		2592	€ 292,02
61 025	Anästhesie und/oder Narkose, im Rahmen der Durchführung von Leistungen entsprechend der Gebührenordnungsposition 61 020 einschließlich der prä- und postanästhesiologischen Rüstzeiten, mittels eines oder mehrerer der nachfolgend genannten Verfahren:		
	– Plexusanästhesie und/oder – Spinal- und/oder Periduralanästhesie und/oder – Intravenöse regionale Anästhesie einer Extremität und/oder – Narkose mit Maske, Larynxmaske und/oder endotracheale Intubation einschließlich Kapnometrie		
		2974	€ 335,06
61 026	Zuschlag zur Gebührenordnungsposition 61 025 bei Fortsetzung einer Anästhesie und/oder Narkose für jeweils vollendete 15 Minuten Schnitt-Naht-Zeit		
	je weitere vollendete 15 Minuten Schnitt-Naht-Zeit	286	€ 32,22
61 027	Kostenpauschale für den Sprechstundenbedarf im Zusammenhang mit der Durchführung der Leistungen aus Abschnitt 61.1.2.2		
			€ 86,27
61 028	Kostenpauschale bei Durchführung der Liposuktion beim Lipödem entsprechend der Gebührenordnungsposition 61 020 für die beim Eingriff eingesetzte(n) Absaugkanüle(n)		
			€ 72,00
61 029	Pauschale für Begleitleistungen und Auftragsleistungen in Zusammenhang mit Leistungen des Abschnitts 61.1.2.2		
		700	€ 78,86

Nr.		Punkte	EUR

61.2 Erprobungs-Richtlinie „Tonsillotomie“

61.2.1 Präambel

61.2.2 Spezifische Leistungen

61.2.2.1 Gebührenordnungspositionen bei Durchführung einer Tonsillotomie gemäß Kategorie N2

61 030 Tonsillotomie gemäß Kategorie N2

1593 | € 179,47

61 031 Postoperative Überwachung im Anschluss an die Erbringung der Leistung entsprechend der Gebührenordnungsposition 61 030

743 | € 83,71

61 032 Postoperative Behandlung nach der Erbringung einer Leistung entsprechend der Gebührenordnungsposition 61 030 bei Erbringung durch den Operateur

einmalig im Zeitraum von 21 Tagen nach Erbringung der Leistung entsprechend der Gebührenordnungsposition 61 030 | 230 | € 25,91

61 033 Anästhesie und/oder Narkose, im Rahmen der Durchführung von Leistungen entsprechend der Gebührenordnungsposition 61 030 einschließlich der prä- und postanästhesiologischen Rüstzeiten, mittels eines oder mehrerer der nachfolgend genannten Verfahren:

- Plexusanästhesie und/oder
- Spinal- und/oder Periduralanästhesie und/oder
- Intravenöse regionale Anästhesie einer Extremität und/oder
- Narkose mit Maske, Larynxmaske und/oder endotracheale Intubation einschließlich Kapnometrie

1257 | € 141,62

61 034 Kostenpauschale für den Sprechstundenbedarf im Zusammenhang mit der Durchführung der Leistungen aus Abschnitt 61.2.2.1

€ 30,48

61 035 Pauschale für Begleitleistungen und Auftragsleistungen in Zusammenhang mit Leistungen des Abschnitts 61.2.2.1

800 | € 90,13

Basierend auf einem Punktwert von 11,2662 Ct.

Nr.		Punkte	EUR

61.2.2.2 Gebührenordnungspositionen bei Durchführung einer Tonsillotomie mit Adenotomie gemäß Kategorie N3

61 040 **Tonsillotomie mit Adenotomie gemäß Kategorie N3**

		Punkte	EUR
		2318	€ 261,15

61 041 **Postoperative Überwachung im Anschluss an die Erbringung der Leistung entsprechend der Gebührenordnungsposition 61 040**

		Punkte	EUR
		743	€ 83,71

61 042 **Postoperative Behandlung nach der Erbringung einer Leistung entsprechend der Gebührenordnungsposition 61 040 bei Erbringung durch den Operateur**

		Punkte	EUR
	einmalig im Zeitraum von 21 Tagen nach Erbringung der Leistung entsprechend der Gebührenordnungsposition 61 040	230	€ 25,91

61 043 **Anästhesie und/oder Narkose, im Rahmen der Durchführung von Leistungen entsprechend der Gebührenordnungsposition 61 040 einschließlich der prä- und postanästhesiologischen Rüstzeiten, mittels eines oder mehrerer der nachfolgend genannten Verfahren:**

- Plexusanästhesie und/oder
- Spinal- und/oder Periduralanästhesie und/oder
- Intravenöse regionale Anästhesie einer Extremität und/oder
- Narkose mit Maske, Larynxmaske und/oder endotracheale Intubation einschließlich Kapnometrie

		Punkte	EUR
		1542	€ 173,72

61 044 **Kostenpauschale für den Sprechstundenbedarf im Zusammenhang mit der Durchführung der Leistungen aus Abschnitt 61.2.2.2**

		Punkte	EUR
			€ 37,13

61 045 **Pauschale für Begleitleistungen und Auftragsleistungen in Zusammenhang mit Leistungen des Abschnitts 61.2.2.2**

		Punkte	EUR
		800	€ 90,13

Nr.		Punkte	EUR

61.3 Erprobungs-Richtlinie „MRgFUS-TUF“

61.3.1 Präambel

61.3.2 Spezifische Leistungen

Nr.	Leistung	Punkte	EUR
61 050	Voruntersuchung im Rahmen der Erprobungs-Richtlinie MRgFUS-TUF inklusive der notwendigen bildgebenden Verfahren	1700	€ 191,53
61 051	Magnetresonanztomographie-gesteuerte hochfokussierte Ultraschalltherapie zur Behandlung des Uterusmyoms im Rahmen der Erprobungs-Richtlinie MRgFUS-TUF	33000	€ 3717,85
61 052	Nachuntersuchung(en) im Rahmen der Erprobungs-Richtlinie MRgFUS-TUF inklusive der notwendigen bildgebenden Verfahren	3000	€ 337,99

61.4 Erprobungs-Richtlinie „MM-pul-art-Druck-Herzinsuff“

61.4.1 Präambel

61.4.2 Spezifische Leistungen

Nr.	Leistung	Punkte	EUR
61 060	Pauschale für die Nachsorge von Patienten der Interventionsgruppe im Rahmen der Erp-RL-MM-pul-art-Druck-Herzinsuff in der 1.–8. Woche nach Implantation eines PA-Drucksensors	2500	€ 281,65
61 061	Pauschale für die Nachsorge von Patienten der Interventionsgruppe im Rahmen der Erp-RL-MM-pul-art-Druck-Herzinsuff in der 9.–52. Woche nach Implantation eines PA-Drucksensors	7000	€ 788,63
61 062	Pauschale für die Versorgung von Patienten der Kontrollgruppe im Rahmen der Erp-RL-MM-pul-art-Druck-Herzinsuff in der 1.–52. Woche	2400	€ 270,39

Basierend auf einem Punktwert von 11,2662 Ct.

Nr.		Punkte	EUR
61 063	Pauschale für die Nachsorge von Patienten der Interventionsgruppe der Erp-RL-MM-pul-art-Druck-Herzinsuff ab der 53. Woche nach Implantation eines PA-Drucksensors bis zur Sicherstellung oder zum Ausschluss der Vergütung im Rahmen der vertragsärztlichen Versorgung gemäß § 7 Erp-RL-MM-pul-art-Druck-Herzinsuff, einmal im Kalendervierteljahr	1200	€ 135,19
61 064	Pauschale für Auftragsleistungen der Abschnitte 12.2 und 32.2.3 im Rahmen der Erp-RL-MM-pul-art-Druck-Herzinsuff	1057	€ 119,08

61.5 Erprobungs-Richtlinie „Amyloid-PET"

61.5.1 Präambel

61.5.2 Spezifische Leistungen

Nr.		Punkte	EUR
61 070	Pauschale für die Amyloid-Positronenemissionstomographie im Rahmen der Erprobungsrichtlinie Amyloid-PET	3653	€ 411,55
61 071	Kostenpauschale für den Sprechstundenbedarf im Zusammenhang mit der Durchführung der Leistungen aus Abschnitt 61.5.2		€ 6,10

61.6 Erprobungs-Richtlinie „Transkorneale Elektrostimulation bei RP"

61.6.1 Präambel

61.6.2 Spezifische Leistungen

Nr.		Punkte	EUR
61 080	Voruntersuchung im Rahmen der TES-RP Erp-RL	1100	€ 123,93
61 081	Pauschale für die Trainingsphase im Rahmen der TES-RP Erp-RL inklusive der Untersuchungen	2900	€ 326,72

Nr.		Punkte	EUR
61 082	Pauschale für Visite nach der Trainingsphase im Rahmen der TES-RP Erp-RL,		
	je Visite	1100	€ 123,93
61 083	Kostenpauschale für den Sprechstundenbedarf im Zusammenhang mit der Durchführung der Leistungen aus Abschnitt 61.6.2		
			€ 8,12
61 084	Pauschale für Begleitleistungen und Auftragsleistungen im Zusammenhang mit Leistungen aus Abschnitt 61.6.2		
			€ 25,00

61.7 Erprobungs-Richtlinie „CAM-vordere-Kreuzbandruptur“

61.7.1 Präambel

61.7.2 Spezifische Leistungen

Nr.		Punkte	EUR
61 090	Voruntersuchung im Rahmen der Erp-RL-CAM-vordere-Kreuzbandruptur		
		212	€ 23,88
61 091	Nachuntersuchung im Rahmen der Erp-RL-CAM-vordere-Kreuzbandruptur		
		178	€ 20,05
61 092	Kostenpauschale für den Sprechstundenbedarf im Zusammenhang mit der Durchführung der Leistungen aus Abschnitt 61.7.2		
			€ 1,42

Nr.		EUR

Leistungen außerhalb des EBM

Onkologie-Vereinbarung

86 510	**Behandlung florider Hämoblastosen entsprechend § 1 Abs. 2d und e gemäß Vereinbarung über die qualifizierte ambulante Versorgung krebskranker Patienten „Onkologie-Vereinbarung“**	
	einmal je Behandlungsfall	**€ *)**
86 512	**Behandlung solider Tumore entsprechend § 1 Abs. 2a–c unter tumorspezifischer Therapie oder Active Surveillance**) gemäß Vereinbarung über die qualifizierte ambulante Versorgung krebskranker Patienten „Onkologie-Vereinbarung“**	
	einmal je Behandlungsfall	**€ *)**
86 514	**Zuschlag zu den Kostenpauschalen 86 510 und 86 512 für die intrakavitär applizierte medikamentöse Tumortherapie gemäß Vereinbarung über die qualifizierte ambulante Versorgung krebskranker Patienten „Onkologie-Vereinbarung“**	
	einmal je Behandlungsfall	**€ *)**
86 516	**Zuschlag zu den Kostenpauschalen 86 510 und 86 512 für die intravasal applizierte medikamentöse Tumortherapie gemäß Vereinbarung über die qualifizierte ambulante Versorgung krebskranker Patienten „Onkologie-Vereinbarung“**	
	einmal je Behandlungsfall	**€ *)**
86 518	**Zuschlag zu den Kostenpauschalen 86 510 und 86 512 für die Palliativversorgung gemäß Vereinbarung über die qualifizierte ambulante Versorgung krebskranker Patienten „Onkologie-Vereinbarung“**	
	einmal je Behandlungsfall	**€ *)**

*) Wird regional von der jeweiligen KV ermittelt.

**) Die Überwachungsstrategie „Active Surveillance“ ist nur beim Prostatakarzinom berechnungsfähig und erfolgt gemäß AWMF S3-Leitlinie Prostatakarzinom.

86 520	**Zuschlag zu den Kostenpauschalen 86 510 und 86 512 für die orale medikamentöse Tumortherapie gemäß Vereinbarung über die qualifizierte ambulante Versorgung krebskranker Patienten „Onkologie-Vereinbarung“**	
	einmal je Behandlungsfall	**€ *)**

Hinweis:

Nicht bei einer ausschließlich hormonell bzw. antihormonell wirkenden adjuvanten Therapie (ATC-Klasse L02-Endokrine-Therapie) und nur unter Angabe des/der verwendeten Medikaments/Medikamente. Im Behandlungsfall nicht neben 86 514, 86 516 und 86 518.

*) Wird regional von der jeweiligen KV ermittelt.

Notizen

Notizen

Notizen

Notizen

Notizen

Notizen